Trauma

Série CMIB - Clínicas de Medicina Intensiva Brasileira

- Volume Choque Circulatório
- Volume Gestão, Qualidade e Segurança em UTI
- Volume Terapia Nutricional no Paciente Grave
- Volume *Delirium* no Paciente Grave
- Volume Cuidados Perioperatórios no Paciente Cirúrgico de Alto Risco
- Volume Ecografia em Terapia Intensiva e na Medicina de Urgência
- Volume Sepse, 2ª Edição
- Volume Fisiologia e Farmacologia Aplicada à Medicina Intensiva: Estudo Baseado em Casos Clínicos
- Volume Cuidados Paliativos, Comunicação e Humanização em UTI
- Volume Cardiointensivismo
- Volume Doenças Cerebrovasculares
- Volume Ecografia em Terapia Intensiva e na Medicina de Emergência, 2ª Edição
- Volume Gestão, Qualidade e Segurança em UTI, 2ª Edição
- Volume Trauma

CMIB – Clínicas de Medicina Intensiva Brasileira

EDITOR

Marcos Antonio Cavalcanti Gallindo

Ano 28 – volume 32 – 2023

Trauma

EDITORAS DO VOLUME

Mirella Cristine de Oliveira

Fernanda Baeumle Reese

AMIB
ASSOCIAÇÃO DE MEDICINA INTENSIVA BRASILEIRA

Atheneu
Rio de Janeiro • São Paulo
2024

EDITORA ATHENEU

São Paulo — Rua Maria Paula, 123 – 13° andar – Conjuntos 133 e134
Tel.: (11) 2858-8750
E-mail: atheneu@atheneu.com.br

Rio de Janeiro — Rua Bambina, 74
Tel.: (21) 3094-1295
E-mail: atheneu@atheneu.com.br

CAPA: Paulo Verardo
PRODUÇÃO EDITORIAL: MWS Design

CIP-BRASIL. CATALOGAÇÃO NA PUBLICAÇÃO
SINDICATO NACIONAL DOS EDITORES DE LIVROS, RJ

T699

Trauma / editoras Mirella Cristine de Oliveira, Fernanda Baeumle Reese ; Marcos Antonio Cavalcanti Gallindo. - 1. ed. - Rio de Janeiro : Atheneu, 2024.
il. ; 24 cm. (CMIB - Clínicas de Medicina Intensiva Brasileira)

Inclui bibliografia e índice
ISBN 978-65-5586-785-5

1. Traumatologia. 2. Tratamento intensivo. I. Oliveira, Mirella Cristine de. II. Reese, Fernanda Baeumle. III. Gallindo, Marcos Antonio Cavalcanti. IV. Série.

23-86272 CDD: 617.1026
CDU: 616-001.1

Gabriela Faray Ferreira Lopes - Bibliotecária - CRB-7/6643

21/09/2023 26/09/2023

Oliveira MC, Reese FB.
Série Clínicas de Medicina Intensiva Brasileira – Trauma

Editoras

Mirella Cristine de Oliveira

Residência em Clínica Médica pela Universidade Federal do Paraná - UFPR. Residência em Nefrologia pela UFPR. Título de Especialista em Medicina Intensiva pela Associação de Medicina Intensiva Brasileira - AMIB. MBA em Gestão em Saúde pela Universidade de São Paulo - USP. Presidente do Comitê de Trauma da AMIB. Vice-Diretora do Centro de Estudos e Pesquisas em Emergências Médicas e Terapia Intensiva - Curitiba/PR.

Fernanda Baeumle Reese

Médica Intensivista Titulada pela Associação de Medicina Intensiva Brasileira - AMIB. Preceptora do Programa de Especialização e de Residência Médica em Medicina Intensiva - PEMI/AMIB e MEC/AMB. Professora da Faculdade de Medicina Pequeno Príncipe e da Universidade Positivo. Membro do Comitê de Trauma da AMIB. Tesoureira da SOTIPA. Coordenadora das UTIs do Complexo Hospitalar do Trabalhador, Curitiba/PR. Mestre em Clínica-cirúrgica pela Universidade Federal do Paraná (UFPR).

Colaboradores

Álvaro Réa Neto

Graduação em Medicina pela Universidade Federal do Paraná – UFPR (1982). Mestrado em Medicina Interna pela UFPR (1987). Título de Especialista em Terapia Intensiva (1999). Professor do Departamento de Clínica Médica da UFPR. Conselheiro da World Federation of Societies of Intensive and Critical Care Medicine – WFSICCM. Diretor do Centro de Estudos e Pesquisas em Terapia Intensiva – CEPETI, Curitiba/PR.

Brenno Cardoso Gomes

Residência em Clínica Médica e Medicina Intensiva pela Universidade Federal do Paraná – UFPR. Mestrado em Medicina Interna pela UFPR. Professor do Departamento de Medicina Integrada da UFPR. Professor do Departamento de Clínica Médica da Universidade Positivo. Chefe da UTI do Hospital da Polícia Militar do Paraná – HPM-PR.

Caroline Uliana Rossi

Médica Intensivista pela Associação de Medicina Intensiva Brasileira – AMIB. Pós-Graduação em Neurointensivismo Adulto pelo Hospital Sírio-Libanês – HSL. Mestrada em Medicina Interna e Ciências da Saúde pela Universidade Federal do Paraná – UFPR. Coordenadora Médica da UTI do Instituto de Neurologia de Curitiba – INC.

Fernando Saurin

Médico Formado pela Faculdade Evangélica Mackenzie do Paraná - 2019. Especializando do 3º ano PEMI - CEPETI (Curitiba/PR) - 2021-2024.

Francisco Eduardo Silva

Mestre em Saúde Baseada em Evidência pela Escola Paulista de Medicina da Universidade Federal de São Paulo – EPM/Unifesp. Titular do Colégio Brasileiro de Cirurgiões – CBC. Professor Assistente de Cirurgia da Universidade Federal do Rio de Janeiro – UFRJ. Cirurgião Geral e do Trauma do Hospital Estadual Alberto Torres – HEAT.

Francisco Ricardo Marques Lobo

Professor Adjunto da Disciplina de Anestesiologia da Faculdade de Medicina de São José do Rio Preto – FAMERP. Responsável por Serviço de Anestesiologia em Transporte Hepático.

João Manoel Silva Junior

Médico PhD em Ciências Médicas pela Faculdade de Medicina da Universidade de São Paulo – FMUSP. Diretor do Departamento de Anestesiologia do Hospital do Servidor Público Estadual de São Paulo – IAMSPE. Médico Intensivista do Hospital Israelita Albert Einstein – HIAE. Médico Intensivista da Divisão de Anestesiologia do Instituto Central do Hospital das Clínicas da Faculdade de Medicina da Universidade de São Paulo – IC-HCFMUSP.

João Raphael Zanlorensi Glir
Médico Intensivista Titulado pela Associação de Medicina Intensiva Brasileira – AMIB. Médico nas UTIs do Hospital do Trabalhador e do Hospital Santa Casa de Misericórdia de Curitiba – HSCMC.

Jorge Luiz da Rocha Paranhos
Coordenador da Unidade de Neuroemergências, da UTI da Santa Casa de Neuroemergências e da UTI da Santa Casa de Misericórdia de São João Del Rei. Título de Especialista em Neurocirurgia pela Sociedade Brasileira de Neurocirurgia – SBN. Título de Especialista em Medicina Intensiva pela Associação de Medicina Intensiva Brasileira – AMIB e Especialista em Medicina de Emergência pela Associação Brasileira de Medicina Diagnóstica – ABRAMED. Presidente da Sociedade Mineira de Terapia Intensiva – Somiti (2020/2024). Presidente da SMNC 2020/2022. Presidente do Capítulo de Trauma e Medicina Intensiva da Federación Latinoamericana de Neurocirugia – FLANC (2012/2018). Presidente do Departamento de Neurointensivismo da SBN (2006/2018).

Jorge Luiz dos Santos Valiatti
Mestre e Doutor em Ciências pela Escola Paulista de Medicina da Universidade Federal de São Paulo – EPM/Unifesp. Pós-doutorado pela Faculdade de Medicina de Botucatu da Universidade Estadual Paulista "Júlio de Mesquita Filho" – FMB-Unesp. Professor do Curso de Medicina do Centro Universitário Padre Albino – UNIFIPA. Coordenador das UTIs Adulto dos Hospitais Padre Albino e do Hospital Escola Emílio Carlos de Catanduva/SP.

Lívia Pereira Miranda Prado
Anestesiologista da Sociedade Brasileira de Anestesiologia – SBA. Título Superior de Anestesiologia – TSA/SBA. Corresponsável CET H.B.Funfarme-S.J.Rio Preto. Mestre em Ciências da Saúde pela Faculdade de Medicina de São José do Rio Preto – FAMERP.

Lorena Lopes Pinheiro da Silva
Médica Anestesiologista pelo Hospital do Servidor Público Estadual de São Paulo – IAMSPE.

Lorena Macedo
Médica Intensivista Titulada pela Associação de Medicina Intensiva Brasileira – AMIB. Pós-Graduada em Medicina Intensiva pela Pontifícia Universidade Católica do Paraná – PUCPR. Preceptora da Universidade Positivo.

Luana Alves Tannous
Médica Intensivista Titulada pela Associação de Medicina Intensiva Brasileira – AMIB. Professora da Universidade Positivo/Cruzeiro do Sul. Responsável Técnica pelo Central de Transplantes do Estado do Paraná.

Luíz Fernando Andrade de Carvalho
Título de Especialista em Pediatria e Medicina Intensiva Pediátrica pela Associação de Medicina Intensiva Brasileira – AMIB e pela Sociedade Brasileira de Pediatria – SBP. Mestrado em Pediatria pela Universidade Federal de Minas Gerais – UFMG. Coordenador da UTI Pediátrica do Complexo Hospitalar de Urgência da FHEMIG (Hospital Infantil João Paulo II e Hospital João XXIII). Coordenador da UTI Pediátrica do Hospital Mater Dei Contorno – Belo Horizonte/MG.

Luiza Lange Albino
Graduada em Medicina pela Pontifícia Universidade Católica do Paraná – PUCPR (2009–20014). Especialização em Clínica Médica pela Sociedade Brasileira de Clínica Médica – SBCM/Hospital Sugisawa–Fujicare (2015-2017). Especialização em Medicina Intensiva pela Associação de Medicina Intensiva Brasileira – AMIB e pelo Centro de Estudos e de Pesquisas em Terapia Intensiva AMIB/Cepeti (2018-2020).

Marcos Antonio Cavalcanti Gallindo

Médico Especialista em Medicina Intensiva pela Associação de Medicina Intensiva Brasileira - AMIB/AMB. Coordenador da UTI do Hospital Agamenon Magalhães, Recife/PE. Intensivista Diarista no CTI do Hospital Santa Joana, Recife/PE, UnitedHealth Group (UHG) do Americas Serviços Médicos. Intensivista Diarista da UTI do 6º Egas no Real Hospital Português, Recife/PE.

Maria Laura Barbin Lucas

Anestesiologista da Sociedade Brasileira de Anestesiologia - SBA. Anestesiologista Assistente da Equipe de Cirurgia Cardíaca do Hospital de Base de São José do Rio Preto. Instrutora dos Cursos de Suporte Avançado de Vida em Cardiologia - ACLS e do Pediatric Advanced Life Support - PALS.

Mariana B. Cosentino

Médica Intensivista Titulada pela Associação de Medicina Intensiva Brasileira - AMIB. Residência Médica em Medicina Intensiva no Hospital do Trabalhador/PR. Residência Médica em Clínica Médica na Secretaria Municipal de Saúde de São José dos Pinhais/PR. Pós-Graduação em Emergências Clínicas na Pontifícia Universidade Católica do Paraná - PUCPR.

Pedro Henrique Rigotti Soares

Médico Rotineiro da UTI do Hospital Nossa Senhora da Conceição - Porto Alegre/RS. Professor de Clínica Médica na Faculdade de Medicina da Unisinos. Mestre em Neurociências pela Universidade Federal do Rio Grande do Sul - UFRGS.

Rafael Alexandre de Oliveira Deucher

Médico Intensivista. Professor do Curso de Medicina da Universidade Federal do Paraná - UFPR. Coordenador da UTI do Hospital Santa Casa de Misericórdia de Curitiba - HSCMC.

Raquel Lira Torres

Médica pela Faculdade de Ciências Médicas de Minas Gerais - FCM-MG. Pediatra pelo Hospital das Clínicas da Universidade Federal de Minas Gerais - UFMG. Intensivista Pediátrica pelo Hospital Infantil João Paulo II da Fundação Hospitalar do Estado de Minas Gerais - FHEMIG. Plantonista das UTIs Pediátricas do Complexo Hospitalar de Urgência da Rede FHEMIG e do Hospital Mater Dei.

Ricardo Lima

Professor Associado do Departamento de Cirurgia da Universidade Federal do Estado do Rio de Janeiro - UFRJ. Professor Responsável pela Disciplina de Medicina Intensiva da Universidade Federal do Estado do Rio de Janeiro - UNIRIO. Coordenador da UTI do Hospital Samaritano RJ.

Roberta Muriel Longo Roepke

Médica Intensivista pelo Hospital das Clínicas da Faculdade de Medicina da Universidade de São Paulo - HC-FMUSP. Titulada pela Associação de Medicina Intensiva Brasileira - AMIB. Intensivista Diarista da UTI de Trauma e Emergência Cirúrgica do HC-FMUSP. Intensivista da UTI A.C.Camargo Cancer Center. Doutoranda do Programa de Pós-graduação de Anestesiologia, Ciências Cirúrgicas e Medicina Perioperatória da FMUSP.

Roseny dos Reis Rodrigues

Anestesista e Intensivista. Título Superior em Anestesiologia pela Sociedade Brasileira de Anestesiologia - SBA. Título de Especialista em Medicina Intensiva pela Associação de Medicina Intensiva Brasileira - AMIB. Doutorado e Pós-doutorado pela Universidade de São Paulo - USP.

Sérgio Nemer

Fisioterapeuta, Doutor em Pneumologia pela Universidade de São Paulo – USP. Especialista em Neurofisiologia, Fisioterapia Respiratória e Neurológica. Professor do Curso de Pós-graduação de Fisioterapia em Terapia Intensiva da Rede D'or São Luiz.

Soraya Luiza Campos Silva

Médica Graduada pela Universidade Federal de Minas Gerais – UFMG. Pediatra pelo Hospital das Clínicas da Universidade Federal de Minas Gerais – HC-UFMG. Intensivista Pediátrica pelo Hospital Infantil João Paulo II da Fundação Hospitalar do Estado de Minas Gerais – FHEMIG. Médica Assistente das UTIs Pediátricas do Hospital João XXIII e Rede Mater Dei de Saúde Médica Horizontal da UTI Pediátrica do Hospital Vera Cruz e Médica de Borda da Unimed Aeromédica.

Taís Costa Bignoto

Médica Intensivista da UTI do Hospital Israelita Albert Einstein. Médica Diarista da UTI do Instituto de Ortopedia e Traumatologia do Hospital das Clínicas da Faculdade de Medicina da Universidade de São Paulo – HC-FMUSP.

Ulisses de Oliveira Melo

Médico Intensivista Membro Titular da Associação de Medicina Intensiva Brasileira – AMIB. Coordenador do Centro de Terapia Intensiva do Hospital Estadual Alberto Torres – HEAT.

Viviane Cordeiro Veiga

Gerente Executiva das Áreas Críticas da A Beneficência Portuguesa de São Paulo – BP. Presidente da Sociedade Paulista Terapia Intensiva – Sopati (Gestão 2022/2023). Presidente do Comitê de Analgesia, Sedação e Delirium da Associação de Medicina Intensiva Brasileira – AMIB (Gestão 2022/2023). Mestrado e Doutorado pela Universidade Estadual de Campinas – Unicamp.

Wellingson Silva Paiva

Professor Livre-Docente da Divisão de Neurocirurgia do Hospital das Clínicas da Faculdade de Medicina da Universidade de São Paulo – HC-FMUSP. Supervisor da Neurocirurgia de Emergência do HCFMUSP. Presidente do Capítulo de Trauma da Federação Latino-americana de Neurocirurgia e da Sociedade Brasileira de Neurocirurgia.

Agradecimentos

À Associação de Medicina Intensiva Brasileira (AMIB), pelo convite, pela confiança, parceria e incentivo ao longo de todo o processo de elaboração deste livro.

Aos colaboradores, pelo aceite do convite e por dedicarem-se intensamente à escrita e ao compartilhamento de seus conhecimentos.

Aos nossos mestres e professores, assim como àqueles que sempre nos incentivaram em nossa jornada profissional no exercício da Medicina Intensiva.

Aos amigos, parentes, familiares e cônjuges que nos apoiam e incentivam incondicionalmente em nossa luta diária no exercício dessa especialidade.

Aos colegas de trabalho de todas as equipes e aos colegas de profissão que seguem firmes na busca por segurança e qualidade no atendimento aos pacientes.

À Editora Atheneu, pelo profissionalismo e competência.

Prefácio

Todos os anos, milhões de pessoas morrem de acidentes de trânsito, violência e outras causas de ferimentos. Um número ainda maior sofre alguma incapacidade ao longo da vida, em geral com perdas econômicas significativas. A maior parte dessa carga de mortes e incapacidade ocorre em países de baixa e média renda. O alarmante número de vidas perdidas, os enormes custos do tratamento e a extensão da incapacidade mostram que o trauma se tornou um problema de saúde pública com profundas repercussões em toda a sociedade.

O trauma representa um problema complexo que envolve o comprometimento de vários sistemas e órgãos, além de complexas interações de diferentes mecanismos fisiopatológicos. Múltiplos fatores, sejam individuais ou externos, podem complicar ainda mais o curso clínico. A prevenção de acidentes é, sem dúvida, a medida mais importante. Com o fortalecimento dos sistemas de atendimento ao trauma, incluindo atendimento pré-hospitalar, transporte, atendimento inicial em departamentos de emergência, atendimento hospitalar definitivo e reabilitação de longo prazo para reintegração à vida ativa, milhões de vidas podem ser salvas. A melhoria dos processos e cuidados nas unidades de terapia intensiva, onde os pacientes mais graves passam a maior parte de sua estadia hospitalar, depende em grande parte do avanço do conhecimento científico.

Com a Associação de Medicina Intensiva Brasileira (AMIB) e a Editora Atheneu, sob a coordenação do editor Série Clínicas de Medicina Intensiva Brasileira, Marcos Antonio Cavalcanti Gallindo e das editoras desta obra, Mirella Cristine de Oliveira e Fernanda Baeumle Reese, temos o privilégio de apresentar mais uma edição de sucesso da Série Clínicas de Medicina Intensiva Brasileira. Esta edição reuniu grandes nomes da medicina intensiva, emergência, anestesiologia e traumatologia para discutir e recomendar as melhores práticas que certamente terão impacto na morbimortalidade e na qualidade de vida de nossos pacientes.

Por fim, é uma honra prefaciar este livro sobre trauma, no qual tantos colegas brilhantes, obstinados em compartilhar seus conhecimentos, se reuniram para dar vida a esta obra singular. Congratulo também os leitores que buscam se preparar para os desafios diários do cuidado de seus pacientes, buscando incessantemente os avanços científicos e as melhores evidências em benefício de seus pacientes.

Suzana Margareth Lobo
Professora Livre-Docente e Chefe do Serviço de Terapia Intensiva – Faculdade de Medicina – FAMERP e Hospital de Base- São José do Rio Preto – Brasil
Membro do Conselho Consultivo da Associação Medicina Intensiva Brasileira (AMIB)
Presidente da AMIB – gestão 2020-2021
Membro do Comitê Científico BRICnet

Apresentação

É com grande alegria que a Associação de Medicina Intensiva Brasileira (AMIB) em parceria com a Editora Atheneu apresenta mais um volume da sua série de sucesso: Série CMIB -Clínicas de Medicina Intensiva Brasileira. Trata-se do volume *Trauma*, cujas editoras são as queridas amigas Mirella Cristine de Oliveira e Fernanda Baeumle Reese, ambas com formação e extensa experiência no tema. As editoras montaram toda a estrutura deste volume e recrutaram uma equipe muito experiente de autores para entregar uma obra fundamental para o intensivista.

Iniciamos com uma abordagem sobre a resposta neuroendócrina e metabólica ao trauma. Seguimos com os capítulos que abordam o choque hemorrágico e orientam a reposição volêmica nesse contexto. A coagulopatia associada ao trauma é tema dos capítulos subsequentes, assim como o uso do ácido tranexâmico e orientações sobre a reversão dos novos anticoagulantes. Não ficam de fora a monitorização hemodinâmica, o manejo de drogas vasoativas no paciente politraumatizado e o uso do balão endovascular de oclusão da aorta no trauma, com suas peculiaridades. Seguimos com a abordagem das vias aéreas no trauma, o tórax instável e a contusão pulmonar. Os pacientes com trauma cranioencefálico têm destaque nos capítulos que abordam, também, a ventilação mecânica e a monitorização multimodal nesta situação. Temos ainda capítulos abordando a embolia gordurosa traumática, a hipertensão intra-abdominal e a síndrome compartimental no trauma. O papel do intensivista é destacado na abordagem do controle de danos e na prevenção e manejo da inflamação pós-traumática e disfunções orgânicas. As editoras finalizam com o uso da oxigenação por membrana extracorpórea (ECMO) em pacientes politraumatizados e abordam, ainda, os aspectos relacionados à qualidade na assistência ao politraumatizado.

Esperamos que este volume seja um guia prático e possa ajudar os intensivistas brasileiros no manejo adequado dos pacientes vítimas de trauma, situação cada vez mais frequente em nossas UTIs.

Desejamos uma excelente leitura!

Marcos Antonio Cavalcanti Gallindo

Sumário

1

Resposta Neuroendócrina e Metabólica ao Trauma

Luana Alves Tannous

O trauma é responsável por 10% dos óbitos e 16% das sequelas ao redor do mundo - percentuais consideravelmente maiores do que a soma da malária, tuberculose e HIV/AIDS. Os acidentes de trânsito são a principal causa, afetando sobretudo os pacientes jovens. Outros tipos de trauma podem afetar indivíduos de todas as faixas etárias.[1-3]

A ação do trauma sobre o organismo provoca efeitos imediatos e tardios. Os primeiros são marcados por lesões teciduais e em órgãos específicos afetados pelo traumatismo.[4,5] Sem assistência médica, a maioria dos pacientes com graves lesões corporais morreria em decorrência do sangramento. No entanto, graças aos avanços dos cuidados médicos nas últimas décadas (incluindo controle cirúrgico do sangramento, uso de hemocomponentes, controle da perfusão e terapias antifibrinolíticas), a hemorragia e a coagulopatia após um trauma significativo passaram a ser mais controladas. Entretanto, a maioria dos sobreviventes de uma hemorragia maciça acaba desenvolvendo falência múltipla de órgãos, frequentemente acompanhada de sepse.[1] Essas complicações decorrem dos efeitos tardios do trauma, que se caracterizam por alterações circulatórias e metabólicas, além do comprometimento de órgãos distantes da região traumatizada.[4]

Em circunstâncias normais, a resposta metabólica à lesão representa uma reação adaptativa e benéfica por parte do hospedeiro, direcionada para a regulação precisa do meio interno. No entanto, se as lesões persistirem ou se um evento secundário ocorrer, a resposta metabólica se torna destrutiva, levando a uma perda maciça de tecido do hospedeiro e comprometimento funcional dos sistemas orgânicos.[4] Além disso, essa resposta sistêmica não apenas intensifica a lesão orgânica inicial causada pelo choque, como enfraquece a capacidade do corpo de combate infecções. Esse processo aumenta o risco de sepse, que, por sua vez, desencadeia um ciclo vicioso de inflamação, imunoparesia, liberação hormonal e infecção (Figura 1.1).

Resposta neuroendócrina ao trauma

A resposta orgânica ao trauma, seja esse cirúrgico ou acidental, inclui a ação de hormônios como catecolaminas, corticosteroides e glucagon (Tabela 1.1). Logo após a lesão, ocorre a liberação hormonal para manter a estabilidade hemodinâmica, regular a pressão arterial e o fluxo sanguíneo, além de restaurar a homeostasia (Figura 1.2).[5]

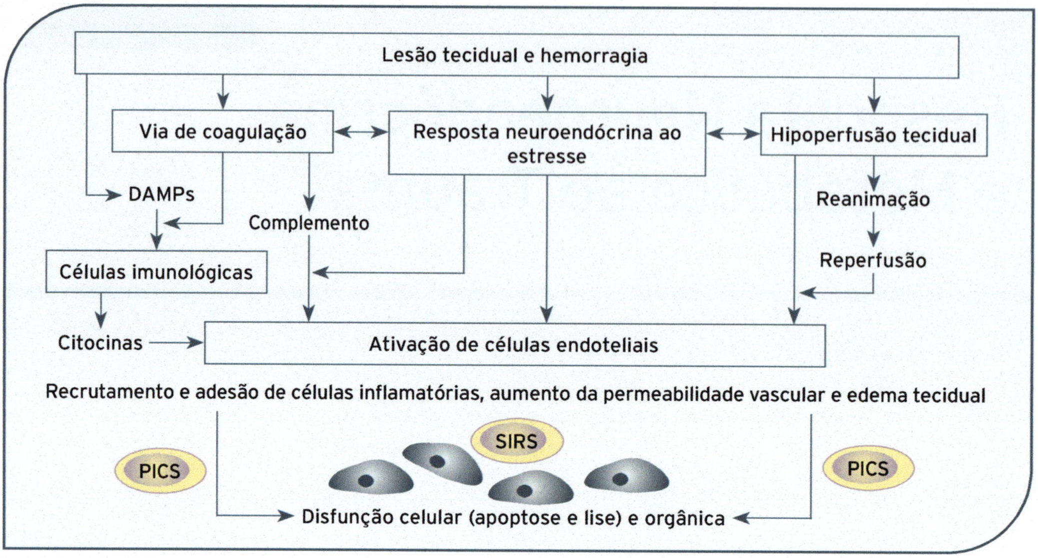

Figura 1.1. Vias de lesão tecidual e dano orgânico após o trauma. Lesão tecidual e hemorragia podem levar à síndrome da resposta inflamatória sistêmica (SIRS), que, se persistente, pode levar à falência múltipla de órgãos. A perda da integridade endotelial pode resultar em hipoperfusão, ativação da coagulação e vias neuroendócrinas, com alteração de fatores humorais e celulares em sítios distantes do local original da lesão. DAMPs = moléculas associadas ao dano; PICS = inflamação persistente, imunossupressão e síndrome catabólica. (Fonte: Adaptada de Lancet 2014;384:1455-65.)

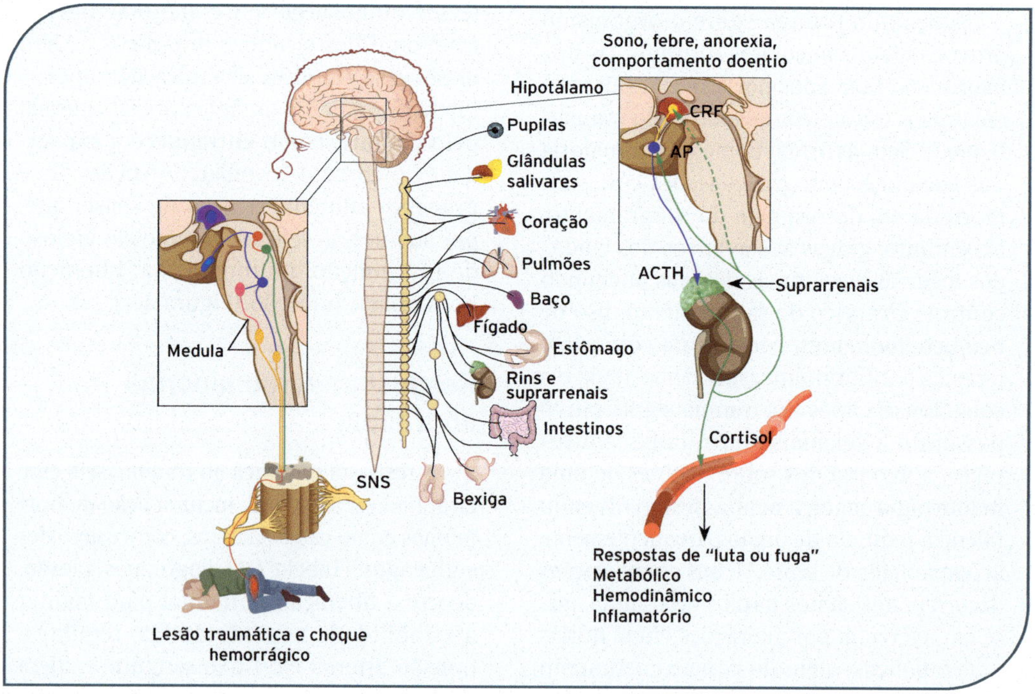

Figura 1.2. Resposta neuroendócrina. (Fonte: Desenvolvida por autoria.)

TABELA 1.1 PARTICIPAÇÃO DOS HORMÔNIOS NA RESPOSTA DO TRAUMA

Catecolaminas	Cortisol	Glucagon	Insulina	Aldosterona	Hormônio antidiurético	Hormônio do crescimento
Estimula: • Produção de lactato • Glicólise • Glicogenólise • Glicogênese • Liberação de aminoácidos • Liberação de ácidos graxos • Hipófise produz mais ACTH • Contratilidade cardíaca • Vasoconstrição • Broncodilatação Inibe: • Síntese proteica • Secreção de insulina	• Mobiliza aminoácido dos músculos • Estimula glicogênese • Inibe síntese proteica • Inibe lipogênese	Estimula: • Glicogenólise • Glicogênese • Lipólise • Hiperglicemia • Vasodilatação • Débito cardíaco Inibe: • Insulina	• Secreção e ação inibidas pelas catecolaminas • Aumenta excreção urinária • Meia-vida diminuída	Estimula: • Eliminação de potássio • Retenção de sódio • Retenção de água • Aumento de volemia • Reabsorção de bicarbonato	Secreção elevasse 50 × Estimula: • Reabsorção de água • Vasoconstrição esplâcnica • Gliconeogênese hepática	• Inibição de insulina • Aumento da glicemia • Estimulação da lipólise • Potenciação das catecolaminas • Acúmulo de nitrogênio • Anabolismo proteico • Catabolismo lipídico e glicídico

Fonte: Autoria própria.

A prioridade é a manutenção da perfusão orgânica e o suprimento energético aos órgãos vitais. Para isso, o foco é na mobilização de fontes energéticas, conservação do volume intravascular e minimização das perdas sanguíneas.[6]

Cortisol

O cortisol é um hormônio com ação sistêmica que age na mobilização de estoques de energia.[6] Estimula a proteólise a partir do músculo esquelético, além da gliconeogênese hepática. Enquanto há inibição da captação de aminoácidos e síntese proteica.[5]

Há elevação da concentração sanguínea do cortisol logo após lesão por trauma, acompanhado do aumento do hormônio corticotrófico (ACTH) por ativação do eixo hipotálamo-hipófise-suprarrenal, além de uma redução da quebra do cortisol mediada por enzimas metabolizadoras, com pico entre 4 e 12 horas. Conforme o grau de extensão da lesão, maior será o nível sanguíneo e o período em que permanecerá elevado.[5-7]

Em pacientes com uso crônico de corticosteroides não é observado aumento do nível sérico desses hormônios em casos de trauma; nesse caso, frequentemente, apresentam quadro clínico de hipotensão e choque.[5]

Catecolaminas

Um estímulo hipotalâmico resulta em um aumento do disparo do sistema nervoso simpático, resultando na liberação de norepinefrina - 20% e epinefrina - 80%, as catecolaminas endógenas, na corrente sanguínea. São os hormônios de ação do sistema nervoso simpático, levando o organismo a uma "reação de alerta" a estímulos como, por exemplo, o trauma.[4,6]

Causam diversos efeitos sistêmicos e hemodinâmicos no metabolismo. Do ponto de vista metabólico, sob a influência de catecolaminas, há estímulo a glicólise hepática, glicogenólise e gliconeogênese, além do aumento da produção de lactato. Por ação desses hormônios, há liberação de aminoácidos do tecido muscular, aumento da lipólise e liberação de ácidos graxos na corrente sanguínea. Ocorre também a depressão de secreção de insulina e aumento dos níveis de ACTH.

Hemodinamicamente, por ação em receptores alfa e beta, há estímulo cardíaco e vasoconstrição como consequência.[5,6]

Glucagon

Liberado pelas células alfa do pâncreas, tem sua secreção estimulada por estímulo do sistema nervoso simpático e hipoglicemia. Na fase aguda do trauma, tem ação na glicogenólise e gliconeogênese hepática, além de estímulo à lipólise, que gera a liberação de ácidos graxos livres e glicerol.[5,8]

Insulina

Liberada pelas células beta do pâncreas, sofre inibição da sua ação por efeito das catecolaminas. Há aumento da excreção urinária, causando mais perda do que degradação desse hormônio.[5]

A hipoinsulinemia leva a uma tendência à manutenção de elevada glicemia em pacientes traumatizados, levando a uma condição semelhante a diabetes, ou na piora do quadro naqueles previamente diabéticos.[5]

Após o período agudo, a redução da insulina, associada à alteração dos demais hormônios, leva à mobilização e ao aumento dos níveis plasmáticos de glicose, aminoácidos e proteínas.[5,6]

Aldosterona

Como consequência da perda volêmica, diversos mecanismos compensatórios são ativados, como o sistema renina-angiotensina-aldosterona e liberação de ADH pela hipófise posterior.[6]

Liberada pelo córtex da suprarrenal, sua ação no sistema renal leva à reabsorção de sódio que contribui para a retenção hídrica, aumentando a volemia. Também contribui para a redução dos níveis plasmáticos de potássio e hidrogênio, e reabsorção de bicarbonato.[5,6]

Hormônio antidiurético (HAD)

Liberado pela neuro-hipófise, ou hipófise posterior,[6] tem ação osmorreguladora que promove a reabsorção de líquido livre nos túbulos distais e coletores renais, além de ação vasoativa promovendo vasoconstrição esplâncnica e metabólica estimulando gliconeogênese hepática.[5,6]

Hormônio do crescimento

A hipoglicemia decorrente de jejum, a redução de ácidos graxos e os aminoácidos e níveis aumentados de ACTH pós-trauma levam a um aumento da secreção do hormônio de crescimento. Sob ação desse há aumento da glicemia, elevação de ácidos graxos séricos, aumento da lipólise, potenciação das catecolaminas e acúmulo de nitrogênio. No metabolismo proteico, estimula a síntese, por outro lado, promove a quebra de carboidratos e lipídios.[8]

Hormônios tireoidianos

A lesão decorrente de um trauma provoca um aumento dos níveis séricos de T3, uma ação metabólica capaz de gerar aumento no consumo de oxigênio e na produção de calor. Isso ocorre por causa do aumento na oxigenação da glicólise, gliconeogênese, glicogenólise, proteólise e lipólise.[5,9,10]

Sob ação desses hormônios, a taxa metabólica e a temperatura corporal estão aumentadas, além do estímulo à absorção de carboidratos no intestino, estímulo ao sistema nervoso central e periférico. Também aumentam o número e a afinidade de receptores beta-adrenérgicos, levando a aumento da sensibilidade às catecolaminas no coração.[8]

Resposta inflamatória ao trauma

A resposta imunológica ao trauma começa 30 minutos após a agressão e é caracterizada pela ativação imediata dos monócitos, com o consequente encadeamento da cascata de complemento, ativando neutrófilos e macrófagos. Essa ativação provoca o aumento da síntese e a liberação de vários mediadores inflamatórios, chamados citocinas (Figura 1.3).[1,11,14]

Citocinas são um grupo de proteínas de baixo peso molecular que incluem interleucinas e interferons. São produzidas tanto pelas células endoteliais do local da lesão quanto por diversas células imunes do organismo, exercendo importantes efeitos na resposta ao trauma.

As citocinas têm um papel importante na mediação da inflamação e da imunidade. Facilitam a ativação e a proliferação de polimorfonucleares, promovendo assim a secreção de outras citocinas:

- À citocinas de ação pró-inflamatória: IL-1, IL-6, IL-8 e o fator de necrose tumoral α (TNF-α).
- À citocinas anti-inflamatórias: IL-4, IL-10, IL-11, IL-13, fator de crescimento transformador.

As que desempenham os papéis mais importantes na regulação da resposta metabólica ao trauma são: TNF-α, interleucina-1 (IL-1), interleucina-2 (IL-2), interleucina-6 (IL-6) e interferon (IFN). Esses polipeptídios produzidos pelo organismo em resposta ao trauma ou à necrose tecidual, bacteriemia ou endotoxemia induzem respostas adaptativas e respostas adversas, consequentemente, há uma regulação positiva de outras proteínas de fase aguda, incluindo fibrinogênio, radicais livres de oxigênio e proteases, bem como metabólitos do ácido araquidônico, incluindo tromboxanos e prostaglandinas.

O resultado dessa primeira fase do trauma tecidual é a formação de trombos, acúmulo de neutrófilos no local da lesão e ativação de

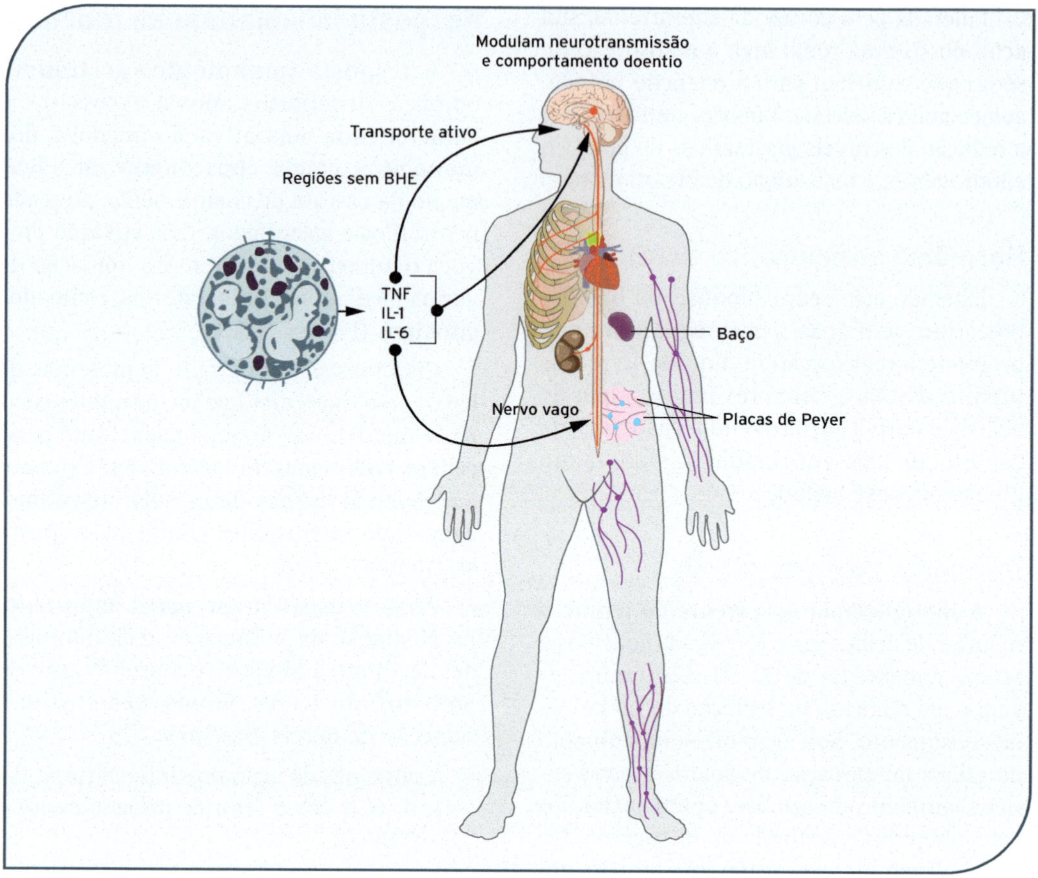

Figura 1.3. Resposta neuroendócrina e inflamatória. (Fonte: Desenvolvida por autoria.)

células mediadas e vias imunológicas humorais. Esses processos visam limitar mais danos aos tecidos e promover reparos, havendo um delicado equilíbrio entre essas vias. Quanto maior a lesão produzida pelo trauma, maior a produção de citocinas. Respostas adversas como hipotensão e disfunção de órgãos também podem ocorrer. Lesões teciduais e necrose produzidas por alta concentração de TNF-α ocorrem por seus efeitos na microcirculação, que produzem intensa inflamação, isquemia e necrose hemorrágica. O TNF-α é considerado o mediador primário dos efeitos sistêmicos da endotoxina, produzindo anorexia, febre, taquipneia, taquicardia e hipotensão.[1,11,14]

Uma síndrome de resposta inflamatória sistêmica (SIRS) geralmente segue a lesão traumática e é o resultado da ativação deste sistema imunológico inato. O propósito dessa resposta inflamatória é limitar mais danos, limpar detritos e promover a cura; porém, segundo alguns trabalhos, a presença de uma resposta inflamatória sistêmica importante na admissão está associada a prognóstico ruim após o trauma.[13]

O grau de ativação do sistema imunológico está relacionado com a concentração de citocinas produzidas. A concentração de citocinas é aumentada logo após a agressão e pode permanecer elevada por vários dias. Níveis elevados de citocinas em pacientes feridos também estão associados à maior taxa de mortalidade, um aumento da incidência de síndrome de disfunção de múltiplos órgãos e taxas mais altas de sepse. Essas condições são responsáveis por muitas das mortes tardias que ocorrem após o trauma, e a incidência de disfunção de múltiplos órgãos pós-traumática foi relatada em 61%, sendo considerada a maior complicação do trauma. A base fisiopatológica para essas condições é atribuída à disfunção imune.[11]

No pós-operatório e em decorrência do trauma acidental, fraturas e choque hemorrágico, podem acontecer algumas alterações das funções imunológicas, como linfopenia, diminuição da proliferação das células B e T, diminuição da atividade das células natural *killer*, aumento da IL-6, aumentando assim o risco de complicações sépticas após o choque que se segue.[12]

A ativação da imunidade inata é o resultado do dano tecidual. Tecidos lesionados liberam moléculas endógenas, chamadas alarminas, que interagem com células imunes para iniciar a resposta inflamatória tanto inata quanto adaptativa. Essas moléculas podem ser liberadas quando a célula morre, ou por células sentinelas estimuladas.[11,14]

As alarminas são multifuncionais e apresentam potente atividade antimicrobiana. Elas podem recrutar e ativar células do sistema imune inato e, indiretamente, promover respostas imunes adquiridas. Muitas moléculas com composição diferente podem funcionar como alarminas, podendo-se citar como exemplo as defensinas, catelicidinas, a neuritixima (derivada de eosinófilos), e a proteína HMGB1, além de outras moléculas como quimiocinas, e citocinas. Todas elas são liberadas em resposta ao dano tecidual e desempenham papel importante na imunidade inata e reparação tecidual.[11,14]

Atualmente, a HMGB1 (Proteína do Grupo 1 de Alta Mobilidade – *High Mobility Group Box* 1) é a única molécula alarmina com robustas evidências pré-clínicas de liberação após lesão e um *link* direto com a inflamação. Também tem sido implicada no desenvolvimento de sequelas na forma de lesão intestinal, pulmonar e hepática. Agentes terapêuticos para bloquear o receptor HMGB1 e suas interações estão atualmente em desenvolvimento.[11,15] Outra molécula estudada é o mtDNA considerado uma alarmina. Níveis elevados de mtDNA plasmáticos foram relatados após o trauma, porém a relação com carga de lesão, resultado clínico e inflamação ainda não foi demonstrada. A identificação de alarminas do trauma e das vias moleculares que desencadeiam a resposta imune podem proporcionar oportunidades para o desenvolvimento de agentes terapêuticos capazes de modular a resposta e melhorar os resultados.[11,15]

O sistema imunológico contém uma série de *feedback loops* para restaurar a homeostase. A SIRS está associada a uma resposta anti-inflamatória compensatória caracterizada por níveis elevados de citocinas anti-inflamatórias (p. ex., interleucina 10 e fator de crescimento transformador-β) e antagonistas de citocinas (p. ex., interleucina 1Ra). Dependendo do saldo entre fatores pró-inflamatórios e anti-inflamatórios, a resposta pode retornar à linha de base ou progredir, gerando uma inflamação persistente, imunossupressão e síndrome do catabolismo (PICS) com risco aumentado de disfunção multiorgânica e sepse. O risco de tal resposta inflamatória sustentada aumenta com a idade para uma determinada gravidade de trauma.

Paradoxalmente, a imunidade inespecífica aumentada na SIRS é acompanhada pela supressão da capacidade do corpo para estruturar uma defesa contra patógenos invasores. O resultado é um aumento da suscetibilidade a infecções e sepse, com os microrganismos invasores estimulando ainda mais a imunidade celular via padrões moleculares associados a patógenos (p. ex., lipopolissacarídio). Um ciclo vicioso se inicia, com SIRS resultando em inflamação e imunoparesia, o que, por sua vez, leva à sepse com mais inflamação e risco de disfunção múltipla de órgãos (Figura 1.4).[12,13] A resposta inflamatória também inclui a ativação rápida do sistema complemento – a

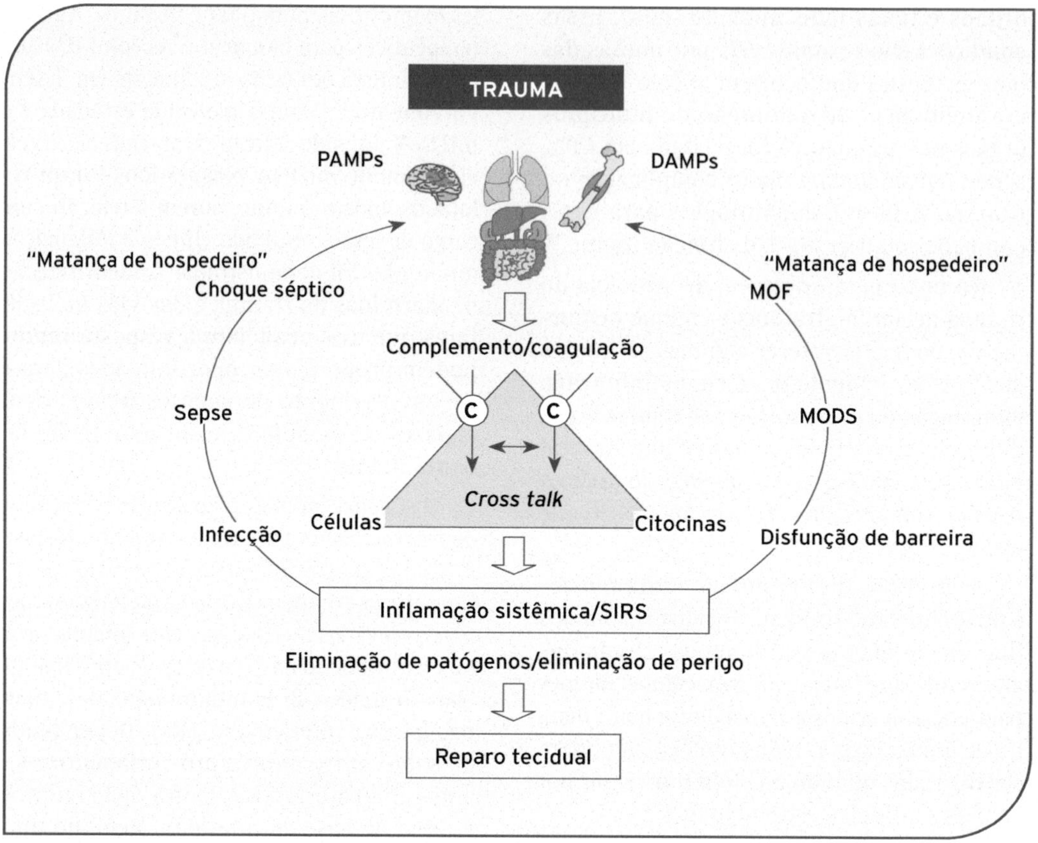

Figura 1.4. Ativação precoce induzida por trauma do sistema de complemento e coagulação e sistemas de *crosstalking*, resultando na "morte" de patógenos e na eliminação de moléculas perigosas. PAMPs = padrões moleculares associados a patógenos; DAMPs = padrões moleculares associados ao perigo; SIRS = síndrome da resposta inflamatória sistêmica; MODS = síndrome de disfunção de múltiplos órgãos; MOF = falência múltipla de órgãos.[12]

ativação inicial é seguida pelo consumo e um desequilíbrio subsequente nos componentes da cascata de complemento, um dos muitos fatores que reduzem a capacidade do corpo em se defender contra microrganismos.[1,12]

Hemostasia e inflamação

De acordo com a teoria da coagulação baseada em células, plaquetas ativadas fornecem uma superfície que promove interação de fatores de coagulação no desenvolvimento de um coágulo. Plaquetas ativadas por trauma e coagulação liberam mediadores pró-inflamatórios que estimulam o sistema imunológico, promovendo, assim, SIRS. A ativação do sistema imunológico aumenta a atividade plaquetária, gerando um ciclo de autoperpetuação. As plaquetas formam agregados plaquetários que são ativadores potentes das células imunes e causam danos às células endoteliais.

As plaquetas e neutrófilos também são as principais fontes de microvesículas e exossomos, que expressam marcadores de superfície e podem conter várias moléculas (incluindo citocinas, miRNA, metabólitos e lipídios) que propagam a SIRS. Essas moléculas podem ser alvos úteis para o tratamento.

Os elementos humorais das vias de coagulação e complemento atuam juntos, iniciando a resposta inflamatória com C3a, C5a e fibrina, todos conhecidos por serem quimioatraentes de neutrófilos.

A plasmina, uma importante molécula antifibrinolítica, também estimula a cascata de complemento.[1,12]

Conclusão

A resposta do organismo ao trauma é complexa, abrangendo mecanismos imunológicos e hormonais, em um processo de tentativa de hemostasia e defesa. Dependendo, possivelmente, de determinação genética, isso pode evoluir para um processo inflamatório prolongado, resultando em lesões nos órgãos e tecidos que poderão ocasionar falência múltipla e óbito.

Referências bibliográficas

1. Lord MJ et al. The systemic immune response to trauma: an overview of pathophysiology and treatment. Lancet 2014;384:1455-65.
2. WHO. Global health estimates 2014 summary tables: deaths by cause, age and sex, 2000-2012. http://www.who.int/healthinfo/global_burden_disease/estimates/en/index1.html.
3. WHO. Violence and injuries: the facts. Geneva, Switzerland: World. Health Organization, 2010.
4. Melo REVA, Victor CMA, Silva MBL, Luna LA, Firmo ACB, Melo MMVA. Resposta hormonal no paciente politraumatizado. International Journal of Dentistry 2005;4(1):31-6.
5. Medeiros AC, Dantas-Filho AMD. Resposta metabólica ao trauma. J Surg Cl Res 2017;8(1):56-76.
6. Hastings J, Krepska A, Rodenburg O. The metabolic and endocrine response to trauma. Anaesthesia & Intensive Care Medicine 2014 Sep.;15(9):432-5.
7. Boonen E, Vervenne H, Meersseman P, Andrew R et al. Reduced cortisol metabolism during critical illness. N Engl J Med 2013 Apr.; 368(16):1477-88. DOI: 10.1056/NEJMoa1214969.
8. Desborough JP. The stress response to trauma and surgery. British Journal of Anaesthesia 2000;85(1):109-17.
9. Filho AB, Suen VMM, Martins MA, Coletto FA, Marson F. Monitorização da resposta orgânica ao trauma e à sepse. Medicina Ribeirão Preto. 2001;34:5-17.
10. Desborough JP. Physiological responses to surgery and trauma. In: Hemmings HC Jr, Hopkins PM, eds. Foundations of anaesthesia. London: Mosby, 1999. p. 713-20.
11. Manson J, Thiemermann C and Brohi K. Trauma alarmins as activators of damage-induced inflammation. British Journal of Surgery 2012;99(Suppl 1):12-20.
12. Lang MH, Kovtun A, Ignatius A. The role of complement in trauma and fracture healing. Semin Immunol 2013 Feb.;25(1):73-8. http://dx.doi.org/10.1016/j.smim.2013.05.006 Open access under CC BY-NC-ND license.
13. Bochicchio et al. Systemic inflammatory response syndrome score at admission independently predicts infection in blunt trauma patients. J Trauma. 2001;50:817-20.
14. Pugin J. How tissue injury alarms the immune system and causes a systemic inflammatory response syndrome. Annals of Intensive Care 2012;2:27.
15. Scaffi di P, Misteli T, Bianchi ME. Release of chromatin protein HMGB1 by necrotic cells triggers inflammation. Nature 2002;418:191-5.

2

Inflamação Pós-traumática e Disfunção de Órgão

Roberta Muriel Longo Roepke

Resposta imune ao trauma

O politraumatismo afeta as barreiras fisiológicas do corpo, sejam macrobarreiras como a pele ou microbarreiras como as membranas celulares.

As lesões por traumatismo causam liberação de moléculas próprias classificadas como DAMPs (*damage-associated molecular patterns*, do inglês), como ATP, HMGB-1, matricriptinas, *cold-inducible RNA-binding protein* (CRIPs), histonas e DNA mitocondrial, além de moléculas não próprias classificadas como PAMPs (*pathogen-associated molecular patterns*, do inglês), associadas a agentes infecciosos como bactérias, vírus e fungos. Essas moléculas DAMPs e PAMPs liberadas são detectadas pelos sistemas de coagulação e complemento e também ativam a sinalização de leucócitos via PRR (*pattern-recognition receptors*, do inglês), ativando a resposta imune inata.

Essa resposta imune inata ao trauma tem objetivo de ativar mecanismos de reparo de células e tecidos e parece inclusive seguir padrões específicos de acordo com o tipo de lesão traumática ocorrida. A tradução desses mecanismos é idealmente uma resposta balanceada entre pró-inflamatória e anti-inflamatória, incluindo liberação de citocinas (principalmente L-6, IL-8, IL-1Ra e IL-10) e espécies reativas de oxigênio. Essa resposta também é capaz de ativar o sistema de coagulação como estratégia de conter hemorragia.[1]

Entretanto, se a lesão traumática inicial for muito potente, essa resposta inflamatória imune inata pode tornar-se desbalanceada. Essa resposta exacerbada inclui a desregulação de sistemas em cascata (p. ex., levando à coagulopatia e complementopatia induzida pelo trauma) e mudança da resposta imune para função de imunossupressão.

A resposta inflamatória pode tornar-se incontrolável, com danos às bombas Na-K-ATPases e consequente disfunção eletrofisiológica difusa das membranas celulares, levando a novas quebras de microbarreiras, acúmulo de metabólitos e favorecendo a invasão de bactérias, que por sua vez levam a liberação de mais DAMPs e PAMPs, levando a um ciclo vicioso de ativação da resposta imune.

Existem alguns fatores que podem modular a resposta imune inata ao trauma, entre eles a idade, o sexo, a ocorrência de infecções nosocomiais, as condições imunossupressoras prévias, além de alterações epigenéticas predisponentes e do microbioma do paciente.

Importância clínica e evolução para disfunção orgânica

A manifestação clínica dessa resposta imune desbalanceada na fase aguda do trauma (até 14 dias) é o desenvolvimento de infecção, sepse e disfunção de múltiplos órgãos (DMOS) precoce. Já nas fases mais tardias (>14 dias do trauma), os pacientes que sobrevivem à fase aguda podem melhorar e não evoluir com DMOS tardia. No entanto, é frequente a ocorrência da síndrome de inflamação, imunossupressão e catabolismo persistente (*persistent inflammation-immunosuppression catabolism syndrome*, PICS, do inglês). Esse estado de supressão imune e metabólica é caracterizado por catabolismo proteico elevado e respostas inatas e adaptativas imunossupressoras, levando a prejuízo na cicatrização, infecção, aumento de morbidade e mortalidade.[2]

O reconhecimento de que a síndrome de resposta inflamatória sistêmica (*systemic inflammatory response syndrome*, SIRS, do inglês), já previamente descrita como secundária à infecção/sepse e como causa de evolução para disfunção orgânica, poderia ocorrer na ausência de infecção se deu no início dos anos 2000,[3] com a descrição de que a lesão tecidual poderia levar à liberação de mediadores chamados DAMPs, capazes de estimular a resposta imune inata.

Na década de 1990, foi descrito um modelo clássico de desenvolvimento de disfunção orgânica relacionado ao trauma em duas fases. A primeira fase – *one/first hit* – parecia ser secundária à resposta inflamatória do próprio trauma, seguida pelo *two/second hit*, secundário à amplificação da resposta inicial através de outros fatores (p. ex., broncoaspiração, transfusão de hemocomponen-

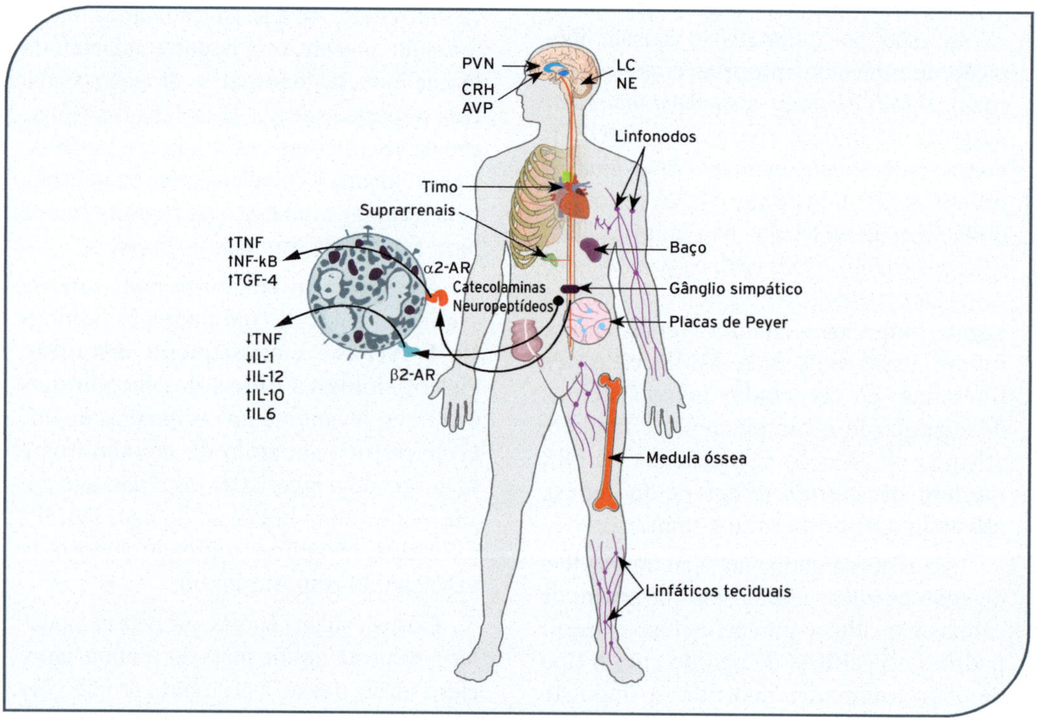

Figura 2.1. Resposta inflamatória. (Fonte: Adaptada de Desborough JP. Physiological responses to surgery and trauma. In: Hemmings HC Jr, Hopkins PM, eds. Foundations of anaesthesia. London: Mosby, 1999. p. 713-20.)

tes, intervenções cirúrgicas). A persistência de resposta inflamatória poderia levar à imunossupressão e favorecer infecções, que pareciam precipitar DMOS tardia após 7 a 10 dias do trauma.[2,4]

Após os anos 2000, houve também grande evolução de evidência científica no manejo do paciente crítico em geral, com adoção de práticas como ventilação mecânica protetora, uso mais restritivo de hemocomponentes, nutrição enteral precoce, despertar diário de sedação contínua, manejo de fluidos mais restritivo, entre tantas outras. Essas melhorias contribuíram para diminuir a DMOS também nos pacientes de trauma. Ainda assim, a DMOS precoce por trauma ainda é frequente, com incidência de até 25-30% em algumas coortes, dependendo dos critérios de inclusão.[4-6]

A dificuldade de diferenciação entre a resposta inflamatória precoce exuberante pelo trauma levando à disfunção orgânica e a ocorrência muitas vezes sobreposta de infecção é frequente e desafiadora. A indicação de antibioticoterapia empírica não deve ser baseada apenas no desenvolvimento precoce de DMOS. Uma nova piora inflamatória e/ou aparecimento de novas disfunções na fase de imunoparalisia, mais evidente a partir de 5 dias de doença crítica principalmente, deve levantar a suspeita de infecção. Nessa fase predominam as infecções relacionadas à assistência à saúde, entre elas a mais comum sendo a pneumonia.

Implicações terapêuticas potenciais

Do ponto de vista de manejo clínico, é fundamental que seja reestabelecido o equilíbrio dessa resposta imune o mais rápido possível. Estratégias clínicas como a cirurgia de controle de danos e técnicas minimamente invasivas, por exemplo, tem por objetivo reduzir ou inibir o ciclo vicioso de liberação de DAMPs e PAMPs por dano tecidual que também pode ocorrer pela própria intervenção cirúrgica terapêutica.

Os pacientes politraumatizados que sobrevivem às primeiras 24-48 horas entram em uma fase de profunda imunossupressão e catabolismo, sendo que a maioria das mortes nesse período já não é relacionada diretamente ao trauma, mas sim às complicações inflamatórias, como DMOS e sepse nosocomial. Portanto, intervenções terapêuticas direcionadas a prevenir ou corrigir a imunidade inata poderiam levar a melhor prognóstico nesses pacientes.

Estudos clínicos testaram intervenções imunomoduladoras em trauma, incluindo glucanos, anticorpo anti-L-selectina, hidrocortisona, prostaglandina E1, aprotinina, imunoglobulina, interferon-γ, imunonutrição e probióticos. Embora alguns tenham demonstrado melhora de parâmetros da função imune, não há no momento evidência consistente de melhora de desfechos clínicos como infecção e mortalidade para os pacientes com trauma.[7,8]

Corticosteroides

O papel de corticosteroides na resposta inflamatória pós-traumática tem sido investigado há décadas, especialmente em degeneração neuronal. Os principais usos inicialmente eram em traumatismo cranioencefálico e raquimedular.

Estudo randomizado multicêntrico CRASH testou a pulsoterapia com metilprednisolona por 48 horas ou placebo em pacientes com traumatismo cranioencefálico. O resultado refutou o pensamento vigente na época, demonstrando que os pacientes tratados com corticoide tiveram aumento de mortalidade precoce em 14 dias, além de maior mortalidade e piores desfechos funcionais em 6 meses. Por ser um estudo pragmático, o mecanismo responsável pelo aumento de mortalidade não é claro.[9,10]

Entre pacientes críticos com trauma, a deficiência de corticosteroides (*critical illness-related corticosteroid insufficiency,*

CIRCI, do inglês) é comum e associada à dependência prolongada de vasopressores e piores desfechos clínicos.[11]

O estudo randomizado multicêntrico duplo-cego HYPOLYTE testou a hidrocortisona como dose de estresse em pacientes politraumatizados, após teste de estimulação com corticotropina compatível com insuficiência suprarrenal. Pacientes que receberam corticosteroides tiveram menor incidência de pneumonia e maior tempo livre de ventilação mecânica, sem diferença de mortalidade.[12]

Apesar disso, *guidelines* internacionais para o manejo e diagnóstico de CIRCI não recomendam o uso de corticosteroides de rotina em politraumatizados.[13] Embora não seja demonstrado efeito sobre mortalidade através do uso de corticosteroides, existe uma grande variabilidade de formulação, dose, duração da terapia, além de variabilidade no próprio diagnóstico de insuficiência suprarrenal nos estudos randomizados, o que não permite excluir benefício ou prejuízo dessa intervenção em politraumatizados.

Referências bibliográficas

1. Huber-Lang M, Lambris JD, Ward PA. Innate immune responses to trauma. Nat Immunol. 2018 Apr;19(4):327-341. Disponível em: https://doi.org/10.1038/s41590-018-0064-8.
2. Gentile LF, Cuenca AG, Efron PA, Ang D, Mckinley BA, Moldawer LL, et al. Persistent inflammation and immunosuppression: A common syndrome and new horizon for surgical intensive care. J Trauma Acute Care Surg. 2012;72(6):1491-501.
3. Matzinger P. The Danger Model: A Renewed Sense of Self. Science (1979) [Internet]. 2002 Apr 12;296(5566):301-5. Disponível em: https://www.science.org/doi/10.1126/science.1071059.
4. Moore FA, Sauaia A, Moore EE, Haenel JB, Burch JM, Lezotte DC. Postinjury multiple organ failure: a bimodal phenomenon. J Trauma. 1996 Apr;40(4):501-10; discussion 510-2.
5. Ciesla DJ, Moore EE, Johnson JL, Burch JM, Cothren CC, Sauaia A. A 12-Year Prospective Study of Postinjury Multiple Organ Failure Has Anything Changed? Arch Surg. 2005 May;140(5):432-8; discussion 438-40.
6. Dewar D, Moore FA, Moore EE, Balogh Z. Postinjury multiple organ failure. Injury [Internet]. 2009 Sep;40(9):912-8. Disponível em: https://linkinghub.elsevier.com/retrieve/pii/S0020138309002824.
7. Spruijt NE, Visser T, Leenen LP. A systematic review of randomized controlled trials exploring the effect of immunomodulative interventions on infection, organ failure, and mortality in trauma patients [Internet]. Crit Care. 2010;14(4):R150. Disponível em: http://ccforum.com/content/14/4/R150.
8. Lord JM, Midwinter MJ, Chen YF, Belli A, Brohi K, Kovacs EJ, et al. The systemic immune response to trauma: an overview of pathophysiology and treatment: Establishment of a network for trauma research). HHS Public Access. Lancet. 2014;384(9952):1455-65.
9. CRASH trial collaborators. Effect of intravenous corticosteroids on death within 14 days in 10 008 adults with clinically significant head injury (MRC CRASH trial): randomised placebo-controlled trial. The Lancet [Internet]. 2004 Oct;364(9442):1321-8. Disponível em: https://linkinghub.elsevier.com/retrieve/pii/S0140673604171882
10. CRASH trial collaborators. Final results of MRC CRASH, a randomised placebo-controlled trial of intravenous corticosteroid in adults with head injury—outcomes at 6 months. The Lancet [Internet]. 2005 Jun;365(9475):1957-9. Disponível em: https://linkinghub.elsevier.com/retrieve/pii/S014067360566552X
11. Hoen S, Asehnoune K, Brailly-Tabard S, Mazoit JX, Benhamou D, Moine P, et al. Cortisol Response to Corticotropin Stimulation in Trauma Patients Influence of Hemorrhagic Shock [Internet]. Anesthesiology. 2002;97(4):807-13. Disponível em: www.anesthesiology.org.
12. Roquilly A, Mahe PJ, Seguin P, Guitton C, Floch H, Tellier AC, et al. Hydrocortisone Therapy for Patients With Multiple Trauma The Randomized Controlled HYPOLYTE Study [Internet]. Vol. 305, JAMA. 2011. Disponível em: www.jama.com.
13. Annane D, Pastores SM, Rochwerg B, Arlt W, Balk RA, Beishuizen A, et al. Guidelines for the diagnosis and management of critical illness-related corticosteroid insufficiency (CIRCI) in critically ill patients (Part I): Society of Critical Care Medicine (SCCM) and European Society of Intensive Care Medicine (ESICM) 2017. 2017; Intensive Care Med. 2018 Apr;44(4):474-477. doi: 10.1007/s00134-017-4951-5. Epub 2017 Oct 31.

3

Abordagem das Vias Aéreas no Trauma

Francisco Ricardo Marques Lobo | Lívia Pereira Miranda Prado | Maria Laura Barbin Lucas

Extraglótico

Na vítima de trauma, a inadequada oferta de sangue oxigenado ao cérebro e a outras estruturas vitais é o fator que mais rapidamente precipita o óbito. Uma via aérea desobstruída e protegida, associada a uma ventilação adequada são fatores críticos para evitar a ocorrência de hipoxemia. A partir dessa perspectiva surgiu o conceito ABC do trauma (*airway, breathing, circulation*), reconhecendo que a correção da hipoxemia reduz a morbidade e a mortalidade.[1] No ambiente hospitalar, o atraso na intubação do paciente vítima de trauma está associado a um aumento da mortalidade.[1]

Muitos óbitos preveníveis decorrentes de trauma advém da dificuldade de acesso à via aérea, da falta de reconhecimento da necessidade de intervenção na via aérea, da incapacidade de manter uma via aérea desobstruída ou de identificar um plano alternativo diante de tentativas sequenciais de intubação sem sucesso, da perda de uma via aérea previamente estabelecida, bem como a falta de reconhecimento da necessidade de ventilação.[1]

Existem diversas estratégias e dispositivos para o manejo da via aérea em casos de trauma, os quais devem ser dominados pelo profissional que presta atendimento a pacientes vítimas de traumas.

Avaliação da via aérea no trauma

Durante a avaliação inicial da via aérea, "um paciente que fala" assegura momentaneamente que a sua via aérea está desobstruída e não comprometida. Uma resposta verbal apropriada, com uma voz clara indica que a via aérea está desobstruída, a ventilação está intacta e a perfusão cerebral é suficiente. Sinais de obstrução e identificação de trauma ou queimadura envolvendo a face, o pescoço e a laringe devem ser gatilhos para manejo da via aérea no paciente vítima de trauma.

A ausência de resposta ou uma resposta inapropriada sugere um estado de consciência alterado que pode ser resultado de comprometimento ventilatório, obstrução da via aérea ou de ambos.

Faz-se necessário se precaver para a ocorrência de vômitos em pacientes vítimas de trauma. Nesse caso, a sucção imediata da orofaringe e a rotação total do paciente com estabilização da coluna cervical deve ser realizada.

Injúrias maxilofaciais

Os traumas faciais requerem um manejo da via aérea mais agressivo e cuidadoso. As fraturas faciais podem estar associadas a hemorragias, edema, aumento de secreções, perda dentária e comprometimento da naso e orofaringe e lesão no terço médio da face, o que pode agravar a complexidade do manejo da via aérea. Fraturas da mandíbula podem levar à perda do suporte estrutural da via aérea e resultar em obstrução quando o paciente está na posição supina.

Pacientes acordados, sem comprometimento neurológico podem ter seu posicionamento escolhido por si próprios para facilitar a drenagem das secreções e do sangue.

A escolha da abordagem da via aérea dependerá da capacidade de o paciente manter a permeabilidade da via aérea e seu *status* de oxigenação. Se o paciente estiver ventilando e oxigenando adequadamente e houver tempo para o manuseio da via aérea, considere a realização de intubação com o paciente consciente. A indução em sequência rápida deve ser considerada quando não houver tempo hábil para o preparo de materiais e medicamentos necessários para realizar a intubação com o paciente acordado. Nessa situação, possíveis dificuldades devem ser previstas.[1,2]

A pré-oxigenação pode ser difícil com o dispositivo de bolsa-válvula-máscara.

Trauma cervical

Tanto o trauma penetrante quanto o contuso na região cervical podem cursar com deslocamento da laringe e traqueia, obstrução da via aérea e sangramento maciço para a árvore traqueobrônquica. Tais situações requerem imediatamente uma via aérea definitiva.[1]

Trauma laringotraqueal

As fraturas laríngeas são raras, mas podem ocorrer e os sinais são rouquidão, presença de enfisema subcutâneo na região cervical e sinais de fratura à palpação.

A obstrução completa da via aérea ou desconforto respiratório predizem a necessidade de uma intubação imediata. A utilização de fibroscopia ótica flexível pode ser de grande valia nessa situação, mas apenas se puder ser rapidamente utilizada. Caso não se consiga a intubação, a traqueostomia de urgência é indicada. Caso haja hemorragia profusa, a cricotireoidostomia de urgência pode ser salvadora.[1]

A ventilação com bolsa-válvula-máscara deve ser evitada pelo risco de piora da lesão traqueal, possibilidade de desencadear pneumotórax ou pneumomediastino.[2]

Trauma cranioencefálico

O traumatismo cranioencefálico (TCE) é a principal causa de óbitos em casos de trauma.[2] As principais indicações para a intubação nesses pacientes resultam da apneia decorrente de lesão cerebral grave, da apneia decorrente do impacto cerebral e da obstrução funcional das vias aéreas em razão da perda de consciência.[2] Além disso, o rebaixamento do nível de consciência torna inviável a capacidade intrínseca de proteção das vias aéreas.

Portanto, em geral, na abordagem das vias aéreas desses pacientes, existe um tempo relativo para uma preparação adequada à intubação, uma vez que a hipoxemia e a hipotensão durante a manipulação da via aérea têm um impacto negativo no desfecho desses pacientes.

Trauma de coluna cervical

Apesar da baixa incidência de lesão de coluna cervical, 2% nos traumas em geral, a preocupação com lesões secundárias da medula é um dos principais fatores de dificuldade de abordagem da via aérea no trauma.[2]

A estabilização manual da coluna cervical por um dos socorristas durante a realização da intubação orotraqueal é uma prática consagrada na medicina de emergência e trauma. Porém, levantamentos recentes questionam a real eficácia dessa manobra em imobilizar possíveis seguimentos lesados, enquanto de fato prejudica a laringoscopia direta, levando à hipóxia e piores desfechos nos pacientes com TCE.[3] Quando realizada a estabilização cervical, deve ser feita com as mãos sobre as orelhas do paciente e não no pescoço, de forma a não limitar a abertura da boca (Figura 3.1).[1]

Técnicas alternativas que não necessitam de visualização direta da via aérea se mostram promissoras nesses cenários, como máscara laríngea de intubação, videolaringoscópio e fibroscopia. Entretanto, o melhor dispositivo é aquele como qual o profissional envolvido possui mais familiaridade.[2]

Sempre deve haver o preparo para uma possível via aérea difícil frente a presença de lesão da coluna cervical. Porém, caso haja a indicação de uma via aérea avançada, esta não deve ser postergada para investigação radiológica de possíveis lesões medulares.

Queimados

Pacientes com queimadura facial têm risco aumentado de injúria inalatória e comprometimento respiratório insidioso de modo que a intubação preemptiva deve ser considerada nesses casos.[1]

Manejo da via aérea

Quando se fala em manejo da via aérea, refere-se a técnicas de manutenção de uma via aérea desobstruída, obtenção de uma via aérea definitiva e métodos suplementares que proveem ventilação suplementar. Todas estas manobras devem ser realizadas com estabilização manual da coluna cervical.[1]

Preditores de via aérea difícil

No cenário de atendimento ao paciente vítima de trauma que precisa de obtenção de uma via aérea definitiva, uma avaliação sumarizada e rápida de potenciais fatores que predizem uma via aérea difícil é preconizada. Para tal, o mnemônico "*LEMON*" é utilizado:

- L (*Look*): olhe para características que sabidamente dificultam o acesso à via aérea como boca ou mandíbula pequenas, grandes incisivos ou trauma facial.
- E (*Evaluate*): avalie a distância entre os incisivos superiores e inferiores, bem como a distância entre o osso hioide e o mento, que idealmente devem ser maiores que três

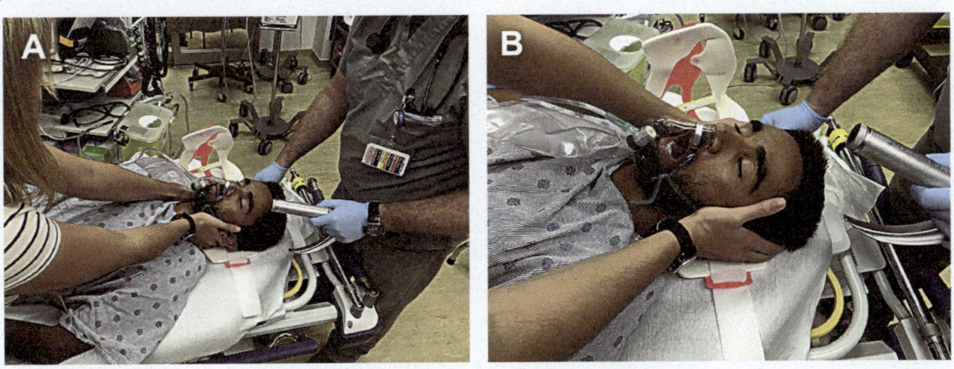

Figura 3.1. Estabilização manual da coluna cervical. (**A**) Estabilização manual realizada de forma inadequada com as mãos no pescoço. (**B**) Estabilização manual realizada de forma adequada com as mãos sobre as orelhas. (Fonte: Adaptada de Kovacs.[2])

dedos. A distância entre a proeminência da cartilagem tireóidea e a base da língua deve ser maior que dois dedos.

- M (*Mallampati*): classificação amplamente utilizada que avalia o tamanho da língua em relação à cavidade oral (Figura 3.2).
- O (*Obstruction*): qualquer condição que cause obstrução da via aérea causará dificuldades à laringoscopia.
- N (*Neck Mobility*): a mobilidade cervical é essencial para o sucesso da intubação. Pacientes em uso de colar cervical têm uma limitação óbvia à extensão cervical, o que trará dificuldades ao procedimento.

Há ainda preditores adicionais de dificuldade relacionados aos mecanismos do trauma. Tais situações e planejamento de abordagem dessa via aérea estão listados na Tabela 3.1.[2]

Além das dificuldades anatômicas de via aérea, existe a "via aérea difícil fisiológica". Essa ocorre em cenários não corrigidos de hipóxia, hipo ou hipercapnia, hipotensão, acidose metabólica e falência ventricular que podem ser desastrosos durante a intubação orotraqueal.[4]

Algoritmo de decisão

Na Figura 3.3 segue algoritmo de decisão para abordagem da via aérea proposto pela décima edição do *Advanced Trauma Life Support* (*ATLS*).[1]

Técnicas de manutenção da perviedade da via aérea

Em pacientes com rebaixamento do nível de consciência, pode ocorrer queda da base da língua sobre a hipofaringe com obstrução da via aérea superior. Manobras como elevação do mento ou da mandíbula podem ser utilizadas. Cuidado especial deve ser dado a pacientes com lesão da coluna cervical para que não haja agravamento da lesão.

Elevação do mento

A manobra é realizada colocando os dedos de uma mão sobre a mandíbula e gentilmente elevando o queixo. Deve-se evitar a hiperextensão do pescoço (Figura 3.4).

Propulsão da mandíbula

Essa manobra é realizada através do ancoramento dos ângulos da mandíbula com sua elevação. Em situações em que a ventilação com máscara-válvula-balão é necessária, essa manobra pode auxiliar a obter um selamento adequado da máscara facial e melhorar a ventilação (Figura 3.5).

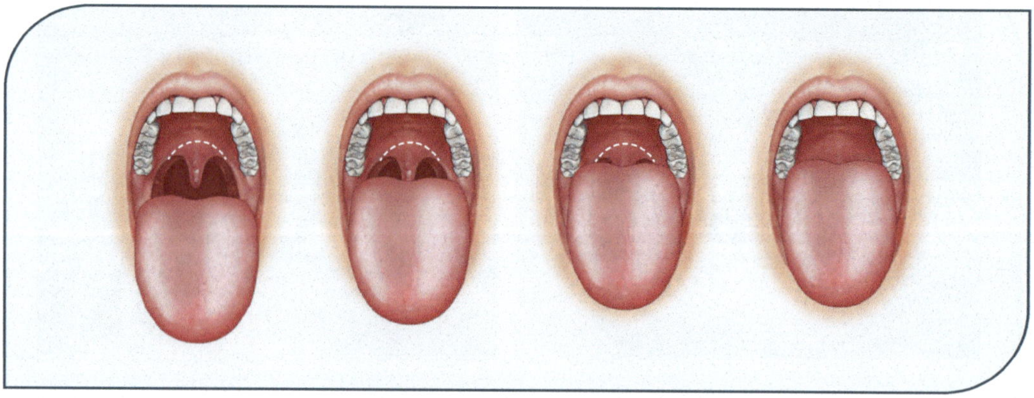

Figura 3.2. Classificação de Mallampati. **Classe I:** visualiza-se o palato mole e a úvula. **Classe II:** visualiza-se o palato mole e parcialmente a úvula. **Classe III:** apenas o palato mole é visualizado. **Classe IV:** visualização apenas do palato duro. (Fonte: Adaptada de ATLS.[1])

TABELA 3.1 DIFICULDADES DE VIA AÉREA RELACIONADAS AO MECANISMO DO TRAUMA

Condição relacionada ao trauma	Dificuldade de via aérea	Abordagem
Dificuldade de laringoscopia e intubação		
Colar cervical, estabilização manual inadequada e trismo	Dificuldade de abertura bucal e deslocamento da mandíbula	Abertura do colar cervical, estabilização manual com as mãos sobre a orelha
Estabilização manual	Posicionamento inadequado	*BURP*, bougie, videolaringoscopia
Trauma de face, estômago cheio, esvaziamento gástrico lentificado	Sangue e vômitos	Dois aspiradores, aspiração guiada por laringoscopia, via aérea cirúrgica
Trauma penetrante ou contuso em pescoço	Distorção ou ruptura de via aérea	IOT acordado com fibroscopia preferencialmente, se inviável, ISR com videolaringoscopia e auxílio de fibroscopia
Dificuldade de ventilação sob bolsa-válvula-máscara		
Fratura de mandíbula	Propulsão da mandíbula limitada	Uso precoce de extraglótico
Trauma de face com edema, rupturas	Vedação inadequada	Uso precoce de extraglótico
Trauma de face, estômago cheio, esvaziamento gástrico lentificado	Sangue e vômitos	Dois aspiradores, aspiração guiada por laringoscopia, via aérea cirúrgica
Trauma penetrante ou contuso em pescoço	Distorção ou ruptura de via aérea, enfisema	Administração passiva de O_2, minimizar ventilação com pressão positiva
Dificuldade de uso de extraglótico		
Trauma de face, estômago cheio, esvaziamento gástrico lentificado	Sangue e vômitos	Dois aspiradores, aspiração guiada por laringoscopia, via aérea cirúrgica
Trauma penetrante ou contuso em pescoço	Distorção ou ruptura de via aérea	Intubação com fibroscopia, via aérea cirúrgica, traqueostomia baixa se necessário
Dificuldade de via aérea cirúrgica		
Trauma penetrante ou contuso em pescoço	Distorção ou ruptura de via aérea, membrana critotireóidea lesada ou inacessível	Traqueostomia baixa

BURP = *back-up-right-pressure*; IOT = intubação orotraqueal; ISR = intubação em sequência rápida. (Fonte: Adaptada de Kovacs.[2])

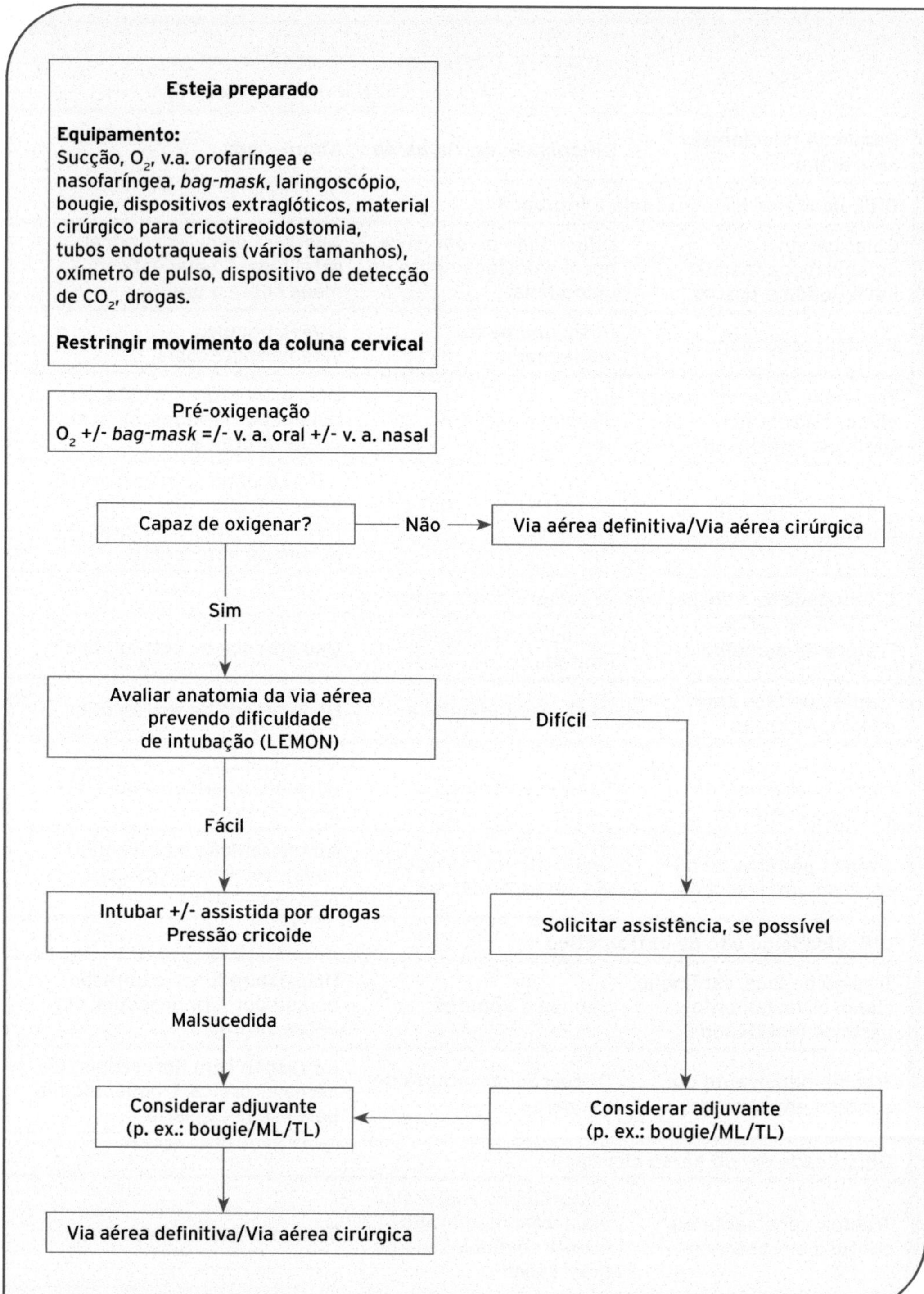

Figura 3.3. Fluxograma de decisão da via aérea no trauma. ML = máscara laríngea; TL = tubo laríngeo. (Fonte: Adaptada de ATLS.[1])

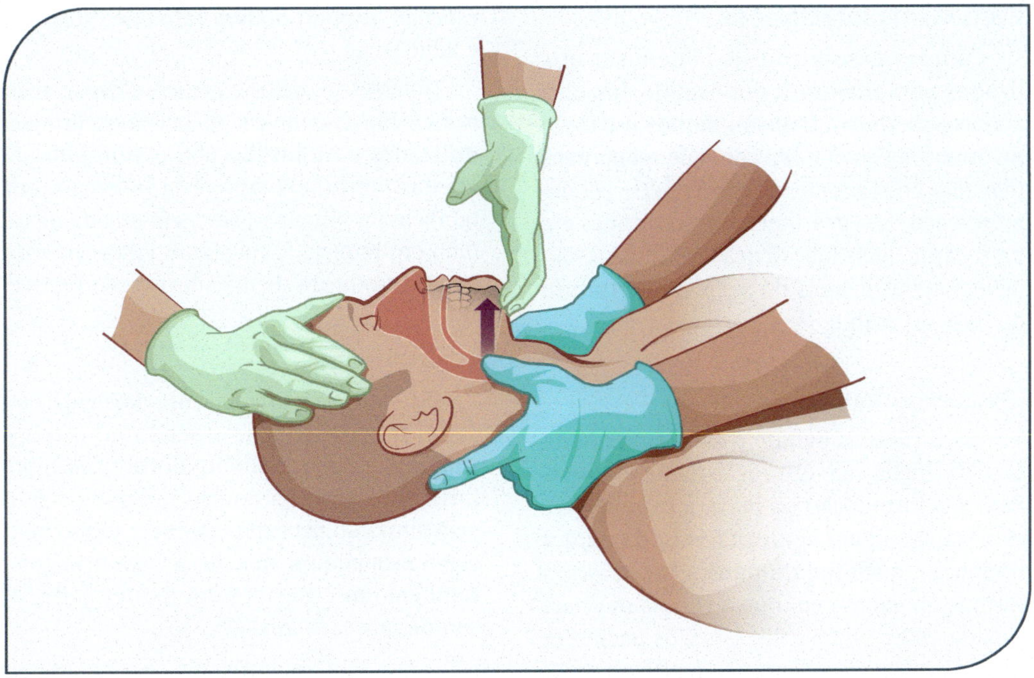

Figura 3.4. Elevação do mento. (Fonte: Adaptada de ATLS.[1])

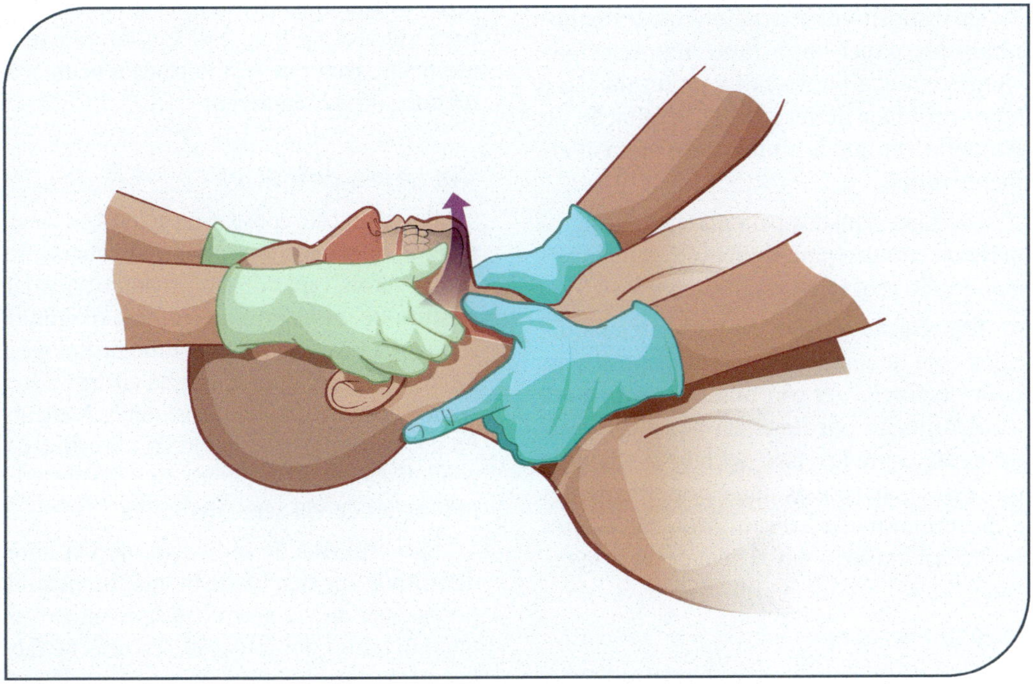

Figura 3.5. Propulsão da mandíbula. (Fonte: Adaptada de ATLS.[1])

Cânulas nasofaríngeas

Cânulas nasofaríngeas podem ser utilizadas para manter a perviedade das vias aéreas superiores. Causam menos estímulo na orofaringe, o que faz com que sejam mais toleradas nos pacientes com reflexo de vômito preservado. São gentilmente introduzidas em uma narina após lubrificação adequada. Não devem ser utilizadas na suspeita de fratura da base do crânio.

Cânulas orofaríngeas

Essas cânulas evitam o desabamento da base da língua com obstrução da hipofaringe. Para sua introdução na boca, a cânula deve estar com sua convexidade voltada para a língua até que atinja a parede posterior da faringe, momento em que a cânula deve ser rodada 180º.[1,5] Para utilizá-las, os pacientes devem estar com reflexo de vômito abolido; do contrário, há contraindicação ao seu uso.[1]

Dispositivos extraglóticos

Os dispositivos extraglóticos desempenham um papel importante naqueles pacientes em que houve falha na intubação e há necessidade de resgate da ventilação ou naqueles em que a intubação é previsivelmente difícil.

São representados pela máscara laríngea, máscara laríngea para intubação, tubo laríngeo e tubo esofágico multilúmen.

Em relação a todos os pacientes admitidos com qualquer um desses dispositivos, haver é crucial ter um planejamento para a substituição por uma via aérea definitiva desde o início.[1] Isso se deve ao fato de que esses dispositivos não são permanentes e, portanto, não oferecem proteção contra broncoaspiração, o que é uma desvantagem.

Máscara laríngea

A máscara laríngea é um bom dispositivo para situações de dificuldade de via aérea, em especial quando houver falha de intubação e ventilação.

Diversos modelos e gerações dessas máscaras estão disponíveis. As máscaras laríngeas utilizadas para intubação possibilitam não apenas ventilação após sua inserção, mas também permitem a passagem guiada de um tubo orotraqueal e, em alguns casos, até mesmo a introdução de um fibroscópio flexível.

Tubo laríngeo

O tudo laríngeo apresenta dois *cuffs*, um distal que deve estar alocado no esôfago superior e um proximal, alocado na hipofaringe. A escolha do seu tamanho é feita pela altura do paciente.[6] Pode ser usado tanto como primeira escolha de extraglótico, como também em casos em que houve falha do uso de máscara laríngea.

Tubo esofágico multilúmen

Esse dispositivo apresenta duas entradas de ar, e ao ser instalado deve haver a definição de qual das entradas está enviando ar para via aérea e qual está enviando para o estômago, para que seja iniciada a ventilação na entrada da via aérea.

Via aérea definitiva

Por definição, consiste na colocação de um tubo na traqueia com *cuff* alocado abaixo das cordas vocais, capaz de ser o conduto para uma mistura de gases enriquecida em oxigênio.[1] Existem 3 possibilidades: o tubo orotraqueal, tubo nasotraqueal ou via aérea cirúrgica (cricotireoidostomia ou traqueostomia). A escolha do dispositivo e do manejo da via aérea dependerá da condição clínica do paciente e das indicações de via aérea definitiva.

São critérios de indicação de via aérea definitiva: incapacidade de manutenção de perviedade da via aérea (Glasgow menor ou igual 8, lesões por inalação, fraturas de face, hematomas retrofaríngeo) e a incapacidade de adequada ventilação e oxigenação.[1,2,5]

Intubação orotraqueal

Em geral é a via aérea definitiva de escolha. Para sua realização é recomendado que haja a estabilização manual cervical por um dos integrantes da equipe.[1,2]

Diante de uma via aérea difícil, alguns dispositivos estão disponíveis, como os bougies, videolaringoscópios e as máscaras laríngeas que possibilitam a intubação.

Os bougies são utilizados quando após a laringoscopia direta não há uma boa visualização da via aérea. O bougie é então direcionado tendo a epiglote como referência, uma vez na traqueia, os sinais indiretos são a sensação do *click* decorrente do encontro da ponta do dispositivo com os anéis traqueais. Caso o dispositivo erroneamente adentre o esôfago, o profissional não encontrará resistência na entrada de grande parte do bougie. Uma vez alocado na via aérea, é usado de guia para a descida do tubo orotraqueal. Caso haja resistência à descida, em geral por encontro das aritenoides e prega ariepiglótica, a manobra de recuo do tubo com giro anti-horário em 90 graus deve ser realizada.[1]

Uma vez realizada intubação orotraqueal, a checagem com ausculta e capnografia deve ser feita. A ausência de CO_2 na capnografia indica uma provável intubação esofágica, já a presença do CO_2 sinaliza o sucesso da intubação orotraqueal, porém ainda deve ser verificado se o tubo não se encontra seletivo.

Intubação orotraqueal em sequência rápida

A intubação em sequência rápida é um processo que visa o rápido controle e estabelecimento de uma via aérea definitiva em cenários de potencial broncoaspiração, iminência de perda de perviedade de via aérea (como, p. ex., no trauma e em queimados) e em pacientes com graves alterações de hematose. Em ambientes de Pronto Atendimento e Terapia Intensiva, é importante considerar que os pacientes vítimas de trauma podem estar em jejum.[10]

A adequada realização das sequências rápidas envolve ações estruturadas e sequenciais com objetivo bem definido.[5] Essas são representadas pelos 7 P's adaptados do inglês:

1. Preparo.
2. Pré-oxigenação.
3. Pré-otimização.
4. Paralisia com hipnose.
5. Posicionamento.
6. *Placement.*
7. Pós-intubação.

Preparo

Planeje sua abordagem da via aérea, inclusive no caso de uma dificuldade, esteja preparado com dispositivos de resgate e possivelmente via aérea cirúrgica. Garanta que todos os materiais possivelmente a serem utilizados estão disponíveis e testados. Fonte de aspiração funcionante, com bico de aspirador idealmente rígido, e duas fontes de oferta de O_2 não imprescindíveis.

A monitorização mínima do paciente nesse momento é com SpO_2, PNI e cardioscopia.

É muito frequente que os pacientes evoluam com hipotensão durante o manejo de via aérea, muito comumente devido à hipovolemia decorrente do trauma, associada à administração de medicações para intubação e ao início da pressão positiva intratorácica. Desse modo, o ideal é que a reanimação volêmica, possivelmente com hemocomponentes se necessário, se inicie antes da abordagem da via aérea, assim como o uso de vasopressores. Isso se deve ao fato de que uma hipotensão associada a uma possível hipoxemia tende a agravar os desfechos desses pacientes.[2]

Pré-oxigenação

Para uma pré-oxigenação adequada, além de aumentar a reserva de oxigênio, é recomendado reduzir o consumo de oxigênio por meio da reanimação. Existem três medidas para aumentar a reserva de oxigênio: desnitrogenação pulmonar, recrutamento alveolar com PEEP e oxigenação apneica.[2]

A desnitrogenação resulta em um aumento de até dez vezes na disponibilidade de oxigênio e consiste na administração de FiO_2 de 100% por aproximadamente 4 minutos. O recrutamento alveolar com PEEP durante a pré-oxigenação é principalmente importante em pacientes com *shunt* pulmonar, como, por exemplo, na contusão pulmonar.[2] Por fim, a oxigenação apneica consiste na administração de O_2 em fluxos elevados (≥ 15 L/min), mesmo após a ausência de *drive* respiratório, promovendo uma troca gasosa passiva. Essa manobra prolonga o tempo de apneia seguro.[11]

Pré-otimização

A laringoscopia para intubação orotraqueal tem grande estímulo nociceptivo, desencadeando uma resposta simpática intensa, que pode levar a aumentos na pressão arterial média (PAM) de até 44%, na frequência cardíaca (FC) de até 36% e na pressão intracraniana (PIC) em até 22 mmHg.[7-9] Entre os efeitos indesejados decorrentes dessa liberação massiva de catecolamina, está o aumento do consumo de oxigênio pelo músculo miocárdio. As medicações utilizadas como pré-tratamento visam à atenuação dessa resposta.[8]

É necessário ponderação na escolha das medicações, uma vez que muitas delas podem agravar o quadro hemodinâmico dos pacientes que já estãoo hipovolêmicos devido a trauma, e cujos mecanismos compensatórios já se encontram esgotados.

Os opioides são potentes analgésicos capazes de fazer essa modulação simpática. O fentanil tem um bom perfil farmacodinâmico e pode ser utilizado na dose 2,5 a 3 mcg/kg, dose com menores efeitos colaterais e bons resultados no bloqueio simpático.[8]

Pode ser associada a lidocaína na dose de 1 a 2 mg/kg, apesar de sua eficácia ser controversa.[5,8]

Durante essa etapa, se o paciente estiver colaborativo deve ser orientado a respirar fundo sob fonte de oferta de oxigênio.[5]

Paralisia com hipnose

Entre os hipnóticos, o etomidato na dose de 0,3 mg/kg não leva a alterações na pressão arterial ou na pressão intracraniana. Uma das suas desvantagens é a capacidade de levar à depressão suprarrenal, porém, quando usado em dose única não há impacto clínico.[1,5]

Outro hipnótico que pode ser uma opção é a cetamina na dose de 0,5 a 2 mg/kg.[5] Apresenta propriedades analgésicas além das hipnóticas.[10] Em razão das propriedades simpaticomiméticas leva a um aumento da FC, pressão arterial e da pressão intracraniana.[10] Entretanto, pode causar piora hemodinâmica em pacientes no máximo de sua resposta adrenérgica.[5] Apesar de uma excelente medicação para a sequência rápida é necessária avaliação individual no seu uso.

Após a hipnose, é recomendada a administração de um bloqueador neuromuscular. A succinilcolina, em uma dose de 1 a 2 mg/kg, apresenta início de ação rápido, ocorrendo em menos de 30 segundos, etérmino de ação em menos de 5 minutos. Essa medicação pode desencadear hipercalemia grave, tornando cautela em casos de lesões extensas, grandes queimados, lesões elétricas, em indivíduos com comprometimento renal, paralisia crônica ou doença neuromuscular.[1]

O rocurônio também pode ser utilizado na dose de 1,2 a 1,6 mg/kg. A preocupação de uma ação prolongada diante das dificuldades de intubação não é válida, pois o relaxamento neuromuscular facilitará a ventilação por meio de bolsa-válvula-máscara ou dispositivo extraglótico, além de viabilizar a realização de via aérea cirúrgica, caso seja necessário.[2] Um paciente vítima de trauma que tem indicação de via aérea avançada não conseguirá restabelecer um *drive* respiratório adequado em caso de falha na intubação; a não administração de um bloqueador neuromuscular apenas tornará a abordagem mais difícil.[2]

Posicionamento

Otimizar o posicionamento dos pacientes vítimas de trauma nem sempre é possível, principalmente pela presença do colar cervical.

A manobra de Sellick de ser realizada, pois reduz o risco de broncoaspiração. Entretanto, também dificulta a visualização da via aérea; assim, caso ocorra tal dificuldade, a manobra deve ser interrompida. Para executar a manobra, a cartilagem cricóidea deve ser comprimida no sentido anteroposterior com uma força de 30 N, o que levaria à obstrução do esôfago contra a coluna.[5]

A manipulação laríngea nos sentidos para trás, para cima e para a direita (*BURP*) pode ajudar a otimizar a exposição da via aérea.[1]

Placement

Após a intubação, é necessário inflar o *cuff* assim que bloqueador neuromuscular tiver tempo de ação. Durante a laringoscopia, deve ser mantida a oxigenação apneica.

Pós-intubação

O posicionamento do tubo deve ser confirmado com ausculta e capnografia e a ventilação mecânica iniciada.

Intubação acordado

A intubação com o paciente acordado está indicada em situações em que há a antecipação de dificuldade de intubação orotraqueal associada a problemas anatômicos ou fisiológicos.[2] Para ser realizada, é necessário um ambiente de não emergência, em que haja tempo para manuseio da via aérea e adequada anestesia tópica da região.

É necessário que o paciente esteja idealmente colaborativo. Porém, se esse não for o caso, é possível realizar a administração de 1 mg/kg de cetamina para a realização do procedimento.[1]

Diversos dispositivos podem ser usados: laringoscópio convencional, videolaringoscópio e fibroscopia ótica.

A intubação nasotraqueal pode ser uma opção nos casos em que se deseja a manutenção do drive respiratório do paciente. Porém, essa é contraindicada na presença de fratura de seios frontal e facial e de base do crânio. Os sinais clínicos dessas situações incluem: fratura nasal, sinal dos olhos de guaxinim, equimose postauricular e fístula liquórica em direção ao nariz ou ao ouvido.[1]

Via aérea cirúrgica

A via aérea cirúrgica está indicada em casos de edema de glote, fratura de laringe, hemorragia orofaríngea grave ou na falha de intubação orotraqueal.

São opções a cricotireoidostomia ou a traqueostomia, porém, a cricotireoidostomia é preferível por ser mais rápida, fácil e causar menor sangramento.

Cricotireoidostomia

Existem duas possibilidades de cricotireoidostomia, a via de punção e a cirúrgica. A via cirúrgica é mais rápida e confiável do que a via de punção.[12]

A recomendação do ATLS 10ª edição é da realização da cricotireoidostomia cirúrgica com uma incisão transversal sobre a membrana cricotireóidea, seguida da dissecção e dilatação da região com auxílio de uma *kelly* curva e, por fim, a inserção de um tubo orotraqueal fino ou então uma cânula de traqueostomia (Figura 3.6).[1]

A *Difficult Airway Society* (DAS) em seu *guideline* de 2015 recomenda a cricotireoidostomia cirúrgica seja realizada com a técnica

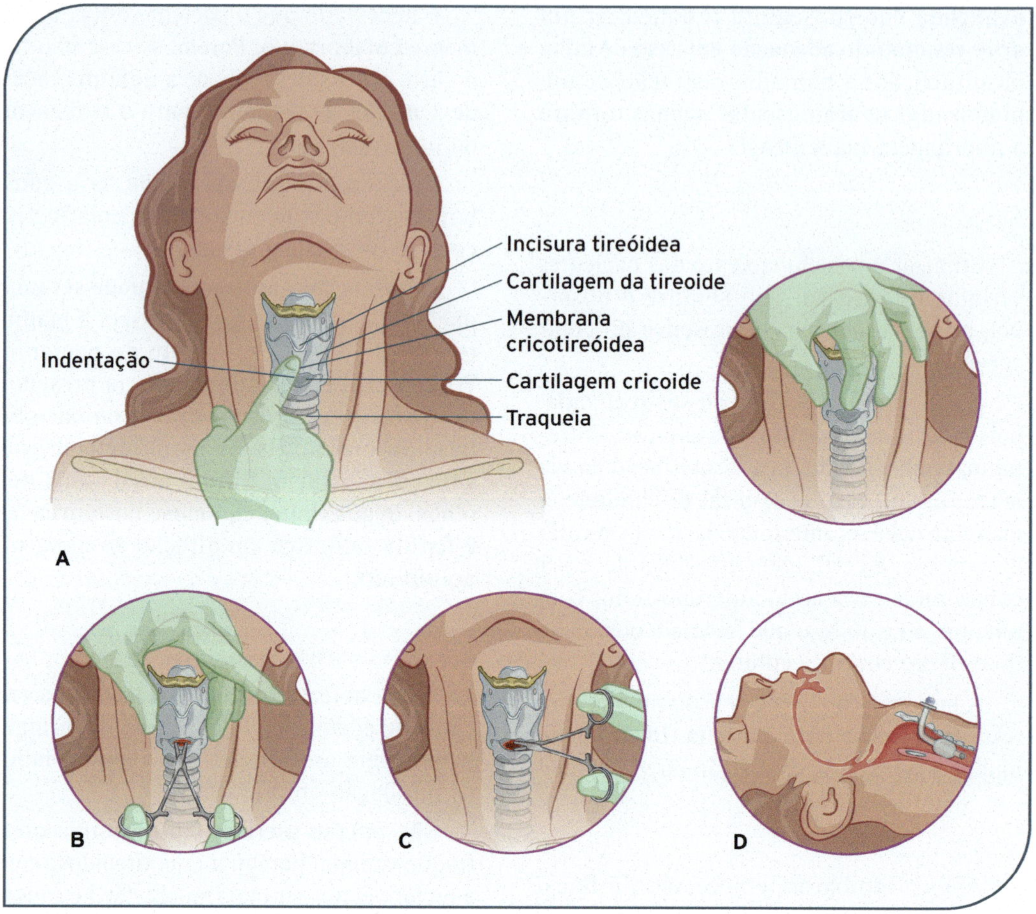

Figura 3.6. Realização e cricotireoidostomia cirúrgica (ATLS). (**A**) Localize a membrana cricotireóidea, utilize a proeminência da laringe como referência. (**B**) Incise transversalmente a pele sobre a membrana, seguida da incisão da membrana. (**C**) Use uma *kelly* para abrir a incisão, rode-a 90º para abrir a via aérea. (**D**) Insira um tubo com *cuff* ou cânula de traqueostomia direcionando-o para traqueia. (Fonte: Adaptada de ATLS.[1])

de bisturi e um bougie como representado na Figura 3.7.[12] Caso a membrana cricotireóidea não seja palpável, é recomendada uma incisão longitudinal na linha média para que então possa haver a inspeção digital a procura da membrana.[5,12]

Em crianças menores de 10 anos a laringe é menor, mais estreita e menos rígida, o que favorece complicações na abordagem cirúrgica das vias aéreas como estenose subglótica. Assim, nessa população, a cricotireoidostomia deve ser pela técnica por punção.[5]

Manejo da oxigenação

Os pacientes devem ser mantidos com oximetria de pulso, esse de forma não invasiva pode detectar deteriorações clínicas respiratórias que não foram antecipadas. Essa monitorização pode estar erroneamente alterada em casos de intoxicação por monóxido de carbono, anemia grave, hipotermia e durante a hipoperfusão.[1] Também é importante ter em mente que há um atraso da leitura desse monitor em até 60 segundos a depender do débito cardíaco, assim, uma

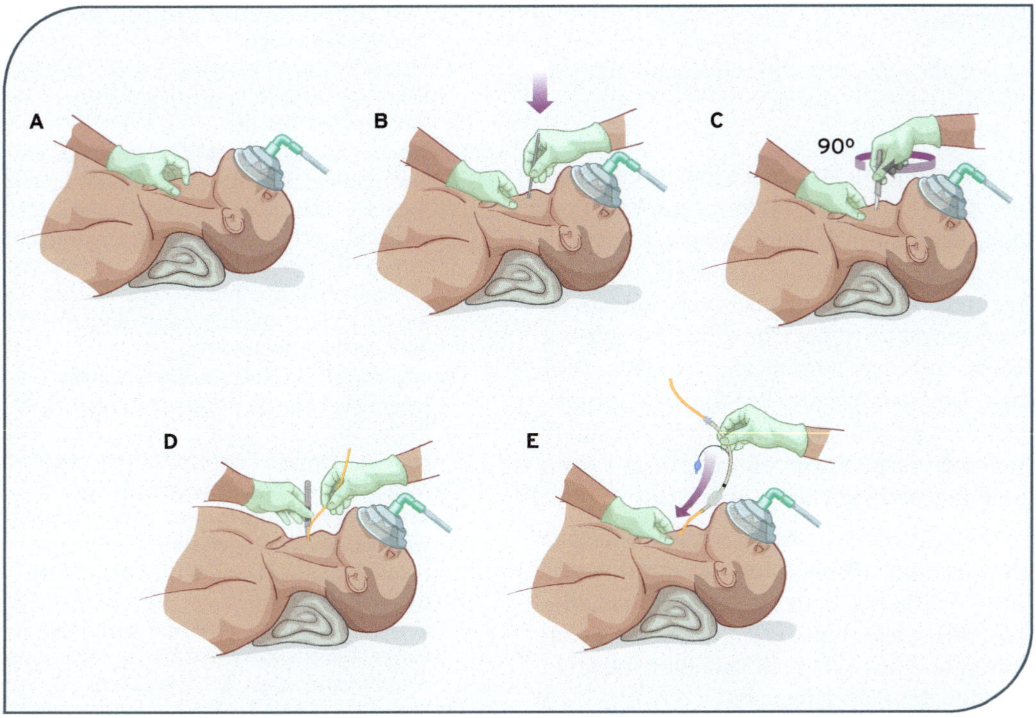

Figura 3.7. Cricotireoidostomia cirúrgica. (**A**) Estabilize a laringe com a mão não dominante, identifique a membrana cricotireóidea. (**B**) Faça uma incisão transversal sobre a membrana. (**C**) Rotacione 90º o bisturi para que a região cortante fique em sentido caudal. (**D**) Passe o bisturi para região lateral da incisão e segure-o com a mão não dominante. A mão dominante deve inserir o bougie em direção caudal. (**E**) Passe o tubo guiado pelo bougie. (Fonte: Adaptada de Frerk.[12])

vez que ocorre a dessaturação a hipoxemia cerebral já está instalada.[13]

A máscara de reservatório não reinalante é um bom dispositivo não invasivo de suplementação de oxigênio, o seu uso com altos fluxos (maiores que 10 L/min) possibilita FIO_2 próximas de 100%. Outras opções são: cateter tipo óculos e máscara facial aberta.

Manejo da ventilação

Antes da intubação orotraqueal é comum ser necessário a ventilação sob bolsa-válvula-máscara em casos de dessaturação importante. Nesses casos, usar pressões menores que 20 cmH_2O para diminuir a entrada gástrica de ar e, assim, o risco de broncoaspiração.[2] Essa pode ser realizada por um socorrista com uma das mãos realizando o acoplamento da máscara e a outra apertando a bolsa de ventilação, porém, idealmente deve ser feita com dois socorristas. Nesse cenário um dos socorristas usa as duas mãos para uma vedação adequada da máscara e o outro aperta a bolsa de ventilação.[1]

Após o estabelecimento de uma via aérea definitiva, deve ser iniciada a ventilação mecânica com pressão positiva. Tanto o modo controlado a volume ou a pressão podem ser utilizados. É importante estar atento as possíveis complicações do início de pressão positiva intratorácica como um pneumotórax resultando em um barotrauma ou um pneumotórax simples evoluindo em um pneumotórax hipertensivo.[1]

Resumo

Finalizando, ressalta-se que a abordagem da via aérea no trauma é um pilar essencial para a sobrevida desses pacientes.

Ao abordar a via aérea é importante sempre haver um planejamento. Nos casos em que não há dificuldade prevista, em geral, a indução em sequência rápida é a escolha preferencial. Se houver sinais, relacionados ao paciente ou ao trauma, de dificuldade de via aérea, considere a intubação acordada, caso haja tempo suficiente. Por fim, se a intubação orotraqueal não for possível, considere o uso de dispositivos extraglóticos e uma abordagem da via aérea cirúrgica.

Dificuldades para manutenção e obtenção de uma via aérea são previstas nos diversos tipos de trauma, entretanto, manobras, dispositivos e algoritmos estão disponíveis para que essa etapa seja realizada da conduzida da maneira mais adequada.

Referências bibliográficas

1. American College of Surgeons. Advanced trauma life support. 10th edition. Chicago: American College of Surgeons, Committee on Trauma; 2018.
2. Kovacs G, Sowers N. Airway Management in Trauma. Emerg Med Clin N Am. 2018;36:61-84.
3. Manoach S, Paladino L. Manual in-line stabilization for acute airway management of suspected cervical spine injury: historical review and current questions. Ann Emerg Med 2007;50(3):236-45.
4. Mosier JM, Joshi R, Hypes C et al. The physiologically difficult airway. West J Emerg Med 2015;16(7):1109-17.
5. Ortenzi AV, Martins MP, Mattos SLL et al. Controle da via aérea. 2 ed. Rio de Janeiro: Sociedade Brasileira de Anestesiologia, 2018.
6. Hernandez MR. Evolution of the extraglottic airway: A review of its history, applications, and practical tips for success. Anesth Analg. 2012 Feb;114(2):349-68. doi: 10.1213/ANE.0b013e31823b6748.
7. Wadbrook P. Advances in airway pharmacology. Emerg Med Clin North Am 2000;18:767-88.
8. Frakes MA. Rapid sequence induction medications: An update. J Emerg Nurs. 2003;29:533-40.
9. King BD, Harris LC, Greifenstein FE et al. Reflex circulatory responses to direct laryngoscopy and tracheal intubation performed during general anesthesia. Anesthesiology 1951;12:55-66.
10. Stollings JL, Diedrich DA, Oyen LJ et al. Rapid-sequence intubation: a review of the process and considerations when choosing medications. Ann Pharmacother. 2014; 48:62-76.
11. Wong DT, Yee AJ, May Leong S et al. The effectiveness of apneic oxygenation during tracheal intubation in various clinical settings: a narrative review. Can J Anaesth 2017 Apr;64(4):416-427.
12. FrerkC, Mitchell VS, Mcnarry AF et al. Difficult Airway Society 2015 guidelines for management of unanticipated difficult intubation in adults. Br J Anaesth. 2015;115:827-48.
13. Weingart SD, Levitan RM. Preoxygenation and prevention of desaturation during emergency airway management. Ann Emerg Med 2012;59(3):165-75.

4

Trauma Torácico Contuso e Tórax Instável

Jorge Luis dos Santos Valiatti

Introdução

O trauma é a terceira causa de morte no mundo em todas as faixas etárias, depois das doenças cardiovasculares e do câncer,[1] sendo a causa mais comum nas primeiras quatro décadas.[2]

O trauma torácico, nos Estados Unidos, corresponde ao terceiro tipo de trauma mais letal, ficando atrás do trauma cranioencefálico e do trauma de extremidades.[3] Ocorre em aproximadamente 60% dos pacientes politraumatizados e tem mortalidade de 20% e 25%.[4,5]

No Brasil, cerca de 25% das mortes são causadas por trauma, além de serem um fator contribuinte em outros 25%, sendo que um terço dos pacientes com lesões graves de tórax morrem antes de receberem o atendimento hospitalar, e outros 20% apresentam morte tardia em consequência de complicações pleuropulmonares de natureza infecciosa.[6]

O contexto desse capítulo é abordar especificamente as lesões torácicas contusas e o tórax instável com ênfase na oxigenoterapia e ventilação mecânica. Lesões provocadas por ferimentos penetrantes, cortantes ou por arma de fogo não serão tratadas aqui.

A característica da lesão contusa é provocar danos a orgãos e tecidos sem interromper a integridade tegumentar. Os acidentes de trânsito e de trabalho e a queda de altura são os principais mecanismos destas lesões.

O tórax instável é caracterizado por múltiplas fraturas em três ou maisarcos costais adjacentes que resultam na separação de um segmento da parede do tórax do restante da caixa torácica, sendo marcador de lesão pulmonar subjacente.[7]

Mecanismos de lesão das lesões contusas e do tórax instável

É fundamental conhecer o mecanismo da lesão contusa, visto que existem condições específicas associadas para rápido diagnóstico e tratamento, sendo esse um fator independente de mortalidade.[8]

Muitas lesões requerem intervenção urgente. As lesões da parede torácica e pulmonares podem variar de fraturas de costela a tórax instável, pneumotórax a hemotórax, contusão pulmonar e lesões traqueobrônquicas. Depois dessas lesões, os pacientes podem apresentar dispneia ou mesmo parada respiratória.

A gravidade da contusão depende da força e da duração do impacto, bem como da lesão por aceleração-desaceleração e do dano durante o trauma. Quatro são os mecanismos principais: o impacto direto no tórax, a compressão, as lesões por aceleração/desaceleração e lesões por explosão.[9,10]

A lesão por aceleração-desaceleração é típica dos acidentes automobilísticos.[11]

A desaceleração súbita e em alta velocidade do tórax anterior resulta em lesão das estruturas vasculares, ossos, tecidos moles e órgãos.[12]

O trauma sobre o volante pode produzir deformidades que aumentam as lesões torácicas, complicações e mortalidade.[13]

No trauma direto, o tórax é golpeado por um objeto em movimento ou vai de encontro a uma estrutura fixa. Sequencialmente, a caixa torácica, estrutura relativamente rígida, absorve o impacto e o transmite às vísceras. Exemplos desse tipo de mecanismo são o trauma automotivo e as quedas. Nessas situações, as lesões são mais bem delimitadas e a gravidade decorre da energia cinética transmitida, podendo ser desde simples fraturas de costelas até, mais raramente, lesão do coração ou de grandes vasos.[14,15]

No trauma por compressão, a energia cinética é distribuída por toda a superfície do tórax, produzindo lesões mais difusas e mal delimitadas.

O sistema respiratório é um sistema fechado que trabalha sob sistema pressurizado negativo constante (-7 cmH_2O na inspiração até -3 cmH_2O na expiração). No momento do choque, a energia de compressão aumenta a pressão torácica subitamente e provoca rompimento do parênquima pulmonar e/ou dos brônquios. Exemplos desse tipo de trauma ocorrem nos desmoronamentos e deslizamentos de terra. Nas situações de compressão prolongada, pode ocorrer asfixia traumática, sendo comuns a cianose cervicofacial e a hemorragia subconjuntival.

As costelas são as estruturas mais afetadas, ocorrendo em aproximadamente 10% dos traumas de modo geral, e em cerca de 60% nos pacientes com trauma torácico fechado. O maior acometimento ocorre na porção lateral do 3º ao 8º arco costal, locais de maior pressão decorrente da compressão torácica. Fraturas da 1ª ou 2ª costelas, normalmente protegidas pela escápula, indicam trauma de alto impacto e podem estar associadas à lesão de órgãos com alta morbimortalidade (30%). As fraturas de costela contribuem, por diversos motivos, para a disfunção respiratória. Dentre os principais fatores está a dor, que limita a adequada expansão torácica. As fraturas também podem produzir lacerações da pleura e do parênquima pulmonar, com o desenvolvimento de pneumotórax e/ou hemotórax, agravando a disfunção ventilatória.[14]

Tórax instável

O tórax instável é uma entidade clínica grave que ocorre como resultado da fratura de pelo menos 3 costelas em 2 lugares no tórax, provocando respiração paradoxal. Nesta condição o segmento instável move-se para fora durante a expiração e para dentro durante a inspiração.[7]

Os pacientes têm alto risco de complicações respiratórias, principalmente porque a grande força necessária para provocar um tórax instável normalmente causa contusão pulmonar.

Em um estudo publicado que investigou dados nacionais de trauma nos EUA, a incidência do tórax instável foi de 1,4% em mais de um milhão de pacientes com trauma torácico.[16]

Estes pacientes apresentam alta mortalidade (18,7%) em decorrência de complicações associadas à síndrome do desconforto respiratório agudo, pneumonia e hemorragia.[17]

O diagnóstico do tórax instável é clínico, embora a observação possa ser difícil quando a inspiração está limitada pela dor ou quando temos lesões associadas que reduzam a consciência. Em paciente intubado este movimento paradoxal desaparece, mas o segmento instável pode ser identificado pelo seu movimento durante a fase inspiratória. A palpação pode revelar crepitação.

Tratamento geral

Apenas 10% dos pacientes com trauma torácico requerem cirurgia e os 90% restantes podem ser tratados com oxigenoterapia, acesso adequado da via aérea, reposição volêmica, ventilação mecânica não invasiva e invasiva, e drenagem torácica, especialmente quando temos trauma torácico isolado. O controle adequado da dor com analgesia e anestesia multimodal são medidas fundamentais.[18,19]

A taxa de mortalidade é difícil de avaliar, pois as causas de morte em trauma torácico contuso podem se dar em razão de complicações pulmonares e não pulmonares.[20]

Exames de imagem

Os exames de imagem geralmente são realizados em pacientes com trauma torácico significativo. A radiografia de tórax pode revelar pneumotórax, hemotórax ou contusão pulmonar moderada ou grave, fratura de clavícula, algumas fraturas de arcos costais.[21]

A disponibilidade crescente da ecocardiografia e da ultrassonografia na sala de emergência permite estabelecer diagnósticos durante a fase de reanimação para afastar lesões graves como tamponamento pericárdico,[22] diagnosticar derrames pleurais, atelectasias, contusões e mesmo pneumotórax; avaliar a presença de líquido na região abdominal nas lesões associadas, além de dirigir acessos vasculares guiados.[23,24]

Geralmente se faz tomografia computadorizada (TC) do tórax com contraste quando se suspeita de lesão de aorta, além de diagnosticar pneumotórax pequeno, fraturas do esterno ou de arcos costais, ou lesões do mediastino (p. ex., coração, esôfago, brônquios); lesões da coluna torácica também serão identificadas.[25]

Nas Figuras 4.1, 4.2 e 4.3 A e B é possível observar imagens radiológicas de um paciente com trauma torácico severo, com contusão pulmonar bilateral, barotrauma e fraturas de múltiplas costelas, com tórax instável.

Nas Figuras 4.3 e 4.4, é possível observar a reconstrução de imagens para a visualização das fraturas múltiplas do tórax.

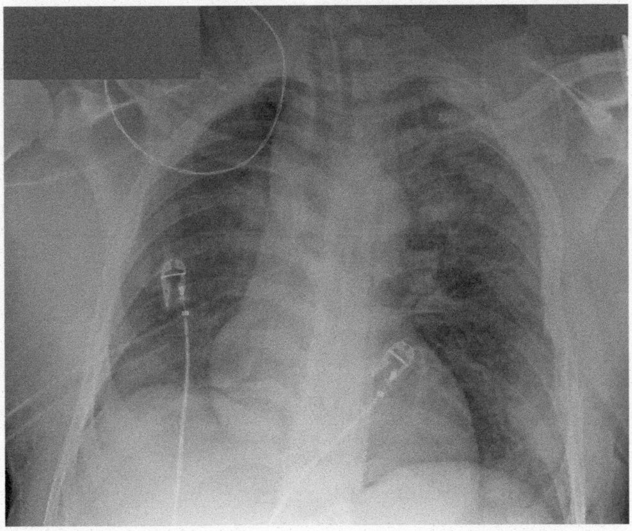

Figura 4.1. Paciente com trauma severo de tórax (queda de moto). RX obtido após a drenagem bilateral de hemopneumotórax bilateral volumoso. (Fonte: Arquivo pessoal.)

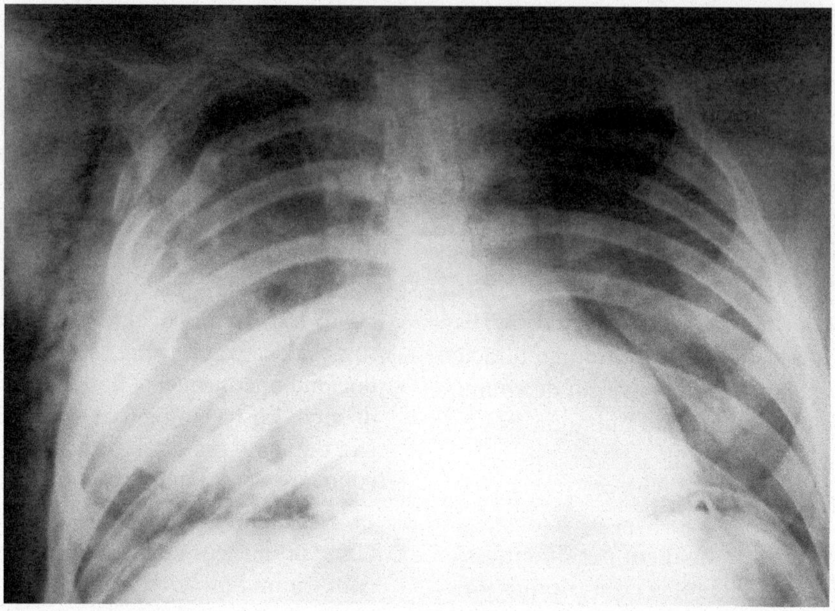

Figura 4.2. Contusao pulmonar.

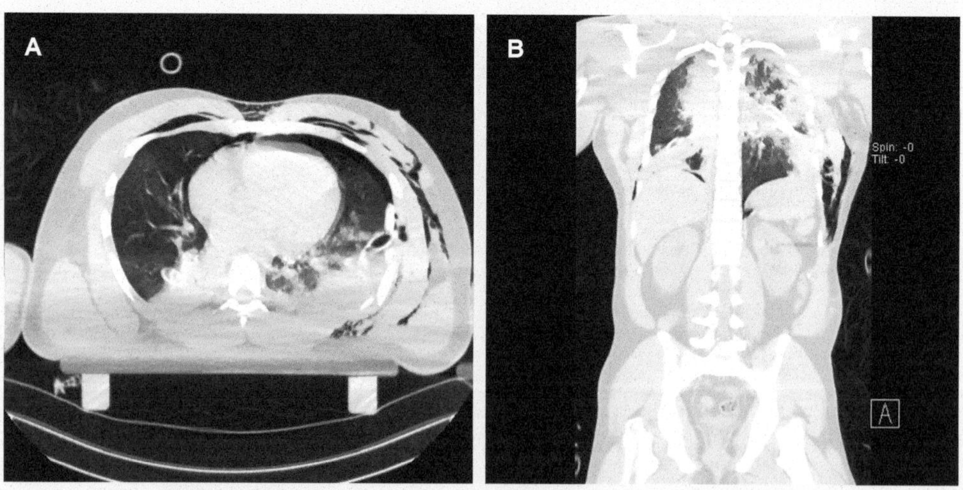

Figuras 4.3. TC de tórax na incidência axial e coronal, com contusão pulmonar bilateral severa, barotrauma e tórax instável. Observar a assimetria da caixa torácica provocado pelas fraturas de múltiplas costelas. (Fonte: Arquivo pessoal.)

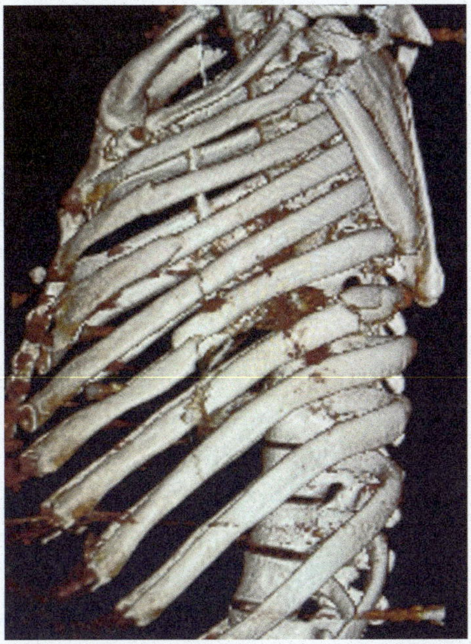

Figura 4.4. Reconstrução das múltiplas fraturas de costelas hemitórax esquerdo, visão lateral. (Fonte: Arquivo pessoal.)

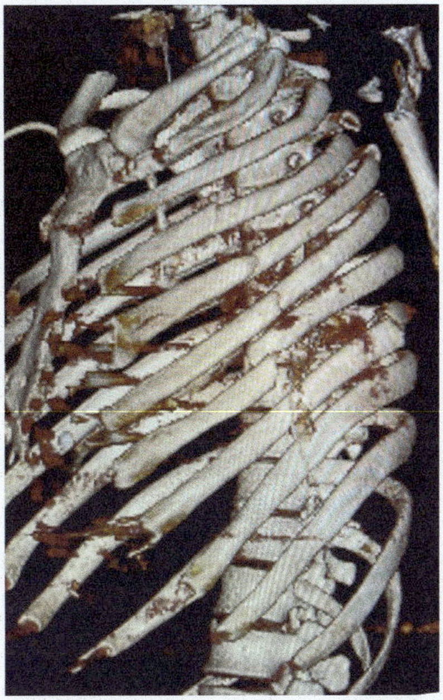

Figura 4.5. Reconstrução das múltiplas fraturas de costelas hemitórax direito, visão lateral. (Fonte: Arquivo pessoal.)

Exames laboratoriais e outros testes

O hemograma completo pode ser utilizado como uma referência inicial para a detecção de alguma hemorragia em curso. Resultados da gasometria arterial ajudam a monitorar os pacientes com hipóxia ou desconforto respiratório. Marcadores cardíacos [p. ex., troponina e creatinoquinase forma MB (CPK-MB)] podem ajudar a descartar lesão cardíaca contusa. A realização de ECG no trauma torácico grave pode sugerir lesão cardíaca, com arritmia, alterações da condução, alterações do segmento ST ou uma associação. Exames rotineiros para avaliar diversas funções orgânicas são necessários e devem ser individualizados.

Oxigenoterapia, medidas gerais e estabilização torácica

O manejo deve incluir preocupação com as contusões pulmonares associadas, além de manutenção da oxigenação e ventilação adequada, controle de aporte de fluidos, manejo da dor e manejo da parede torácica instável. Deve-se preferir ventilação não invasiva (VNI) em paciente com trauma torácico isolado quando possível.

O manejo da dor deve ser tratado de forma precoce e agressiva. Isso pode incluir bloqueios nervosos ou anestesia epidural. Também deve haver foco em excelente toalete pulmonar, e esteroides devem ser evitados.[26]

A "estabilização pneumática interna" (ventilação adequada com pressões positivas expiratórias finais [PEEPs] mais altas) tem sido usada com sucesso para tratar casos complicados.[27]

A estabilização cirúrgica das fraturas pode ser considerada em pacientes que necessitarão de cirurgia torácica por outras razões e em pacientes selecionados com tórax instável (aqueles com grande dificuldade de desmame ou deformidade significativa da parede torácica). Nestes a fixação cirúrgica dos arcos costais parece reduzir risco de pneumonia, tempo de internação, duração da ventilação mecânica e morte.[28-30]

Cateter de alto fluxo no trauma torácico

O uso do cateter nasal de alto fluxo (CNAF) tem sido crescente em pacientes adultos para prevenção e tratamento de insuficiência respiratória.[31]

Oxigênio umidificado de alto fluxo (CNAF-O_2) permite taxas de fluxo de 30 a 100 L/min com fração inspirada de oxigênio (FiO_2) variável e ajustável de acordo com as necessidades.[32]

Os benefícios potenciais do uso de CNAF-O_2 foram maior conforto, tolerância e aumento da depuração mucociliar.[33-35]

Certa pressão expiratória final positiva pode ser gerada, evitando o colapso alveolar. A eliminação do dióxido de carbono (CO_2) e a substituição por O_2 enriquecido supostamente diminui o trabalho respiratório e aumenta a eficácia da respiração.[35-37]

Existe um custo significativo associado ao CNAF-O_2, incluindo o umidificador e o sistema de entrega descartável, além do treinamento de pessoal para o uso do dispositivo.

Este método vem sendo testado em várias situações clínicas e parece razoável pelo exposto que poderia ter papel importante no trauma torácico. Cumpre salientar que existem poucos estudos de seu uso nesta situação clínica.

Um estudo retrospectivo examinou pacientes traumatizados com lesão torácica moderada a grave internados na UTI de um hospital terciário entre março de 2012 e agosto de 2015. O CNAF foi realizado pelo sistema Fisher & Paykel Optiflow. Os desfechos primários foram a necessidade de intubação após CNAF para insuficiência respiratória, duração da hospitalização e mortalidade. Durante o período do estudo, 105 pacientes com trauma torácico contuso foram internados na UTI e receberam terapia com CNAF. Dezoito por cento receberam VM antes da CNAF. No geral, 69% dos pacientes que receberam CNAF nunca receberam VM e 92% dos pacientes tiveram alta. A taxa de intubação por insuficiência respiratória após CNAF foi de 18%. Para pacientes que não receberam VM antes do CNAF, o atraso no primeiro CNAF foi correlacionado com o aumento de dias de internação ($rs = 0{,}41$, $p = 0{,}001$) e dias de UTI ($rs = 0{,}41$, $p < 0{,}001$). Os resultados do estudo sugerem que o CNAF é comparável a outros métodos de ventilação não invasiva e pode ser benéfico para pacientes com lesão torácica. Investigações adicionais são necessárias para determinar se o uso precoce de CNAF pode fornecer suporte respiratório eficaz e prevenir a intubação nessa população.[38]

Em ensaio controlado e randomizado, pacientes com fraturas de costela e considerados de alto risco (três ou mais fraturas de costela, segmento instável, fraturas bilaterais de costela, fumante ou doença pulmonar obstrutiva crônica) e com critérios de exclusão – ventilação mecânica inicial e contraindicações para CNAF-O_2 – foram randomizados para receber CNAF-O_2 ou máscara de Venturi (MV). O desfecho primário foi a deterioração, exigindo ventilação mecânica invasiva/não invasiva ou internação não planejada em unidade de terapia intensiva. Os desfechos secundários incluíram mortalidade, tempo de permanência, tempo de permanência de alta dependência, níveis de conforto, esforço respiratório (conforme medido pela Escala de Borg), saturação de oxigênio, frequência respiratória, frequência cardíaca, radiografia de tórax e parâmetros de gasometria arterial.

Foram randomizados 220 pacientes para CNAF-O_2 (n = 113) e MV (n = 107) – idade média de 60 anos e média de quatro fraturas de costela cada. Não houve diferença estatisticamente significativa no desfecho primário comparando CNAF-O_2 e MV (6,2% *vs.* 6,5%, p = 1,0). Também não houve diferenças estatisticamente significativas nos resultados secundários, exceto para $PaCO_2$ (43,6 *vs.* 45,5, p = 0,039).

A conclusão é que suplementação de oxigênio com CNAF-O_2 não parece ser mais eficaz do que a suplementação de oxigênio através da máscara de Venturi em pacientes com fraturas de costela. Consideraram que pesquisas adicionais são necessárias para determinar se existem grupos específicos que poderiam ser beneficiados por tal tecnologia.[39]

Um estudo denominado OptiTHO foi recentemente publicado. Trata-se de estudo randomizado, aberto e multicêntrico durante um período de 2 anos. Todos os pacientes adultos admitidos na unidade de terapia intensiva dentro de 48 horas após trauma torácico contuso de alto risco (*Thoracic Trauma Severity Score* ≥ 8), uma relação PaO_2/FiO_2 estimada inferior a 300 e nenhuma evidência de insuficiência respiratória aguda foram elegíveis para inclusão no estudo. O objetivo primário foi comparar a taxa de intubação endotraqueal para insuficiência respiratória tardia entre duas estratégias de VNI: 1) uma associação imediata de CNAF-O_2 e VNI "precoce" em todos os pacientes por pelo menos 48 horas *vs.* 2) o tratamento convencional com cateter de oxigênio ajustado para SpO_2 > 92% ou PaO_2 > 65 mmHg e VNI "tardia" indicada em pacientes com deterioração respiratória e/ou relação PaO_2/FiO_2 ≤ 200 mmHg. Os desfechos secundários foram a ocorrência de complicações relacionadas com o trauma torácico (infecção pulmonar, hemotórax tardio ou SDRA moderada a grave).

O estudo foi interrompido por questões fúteis após um período de estudo de 2 anos e randomização de 141 pacientes. No geral, 11 pacientes (7,8%) necessitaram de intubação endotraqueal por insuficiência respiratória tardia. A taxa de intubação endotraqueal não foi significativamente menor nos pacientes tratados com a estratégia experimental (7% [5/71]) quando comparado ao grupo-controle (8,6% [6/70]), com OR ajustado = 0,72 (95% IC: 0,20-2,43), p = 0,60. A ocorrência de infecção pulmonar, hemotórax tardio ou SDRA tardia não foi significativamente menor nos pacientes tratados pela estratégia experimental (OR ajustado = 1,99 [95%IC: 0,73-5,89], p = 0,18, 0,85 [95%IC: 0,33-2,20], p = 0,74 e 2,14 [95%IC: 0,36-20,77], p = 0,41, respectivamente).

Concluem os autores que a associação imediata de CNAF-O_2 com VNI preventiva não reduziu a taxa de intubação endotraqueal ou complicações respiratórias secundárias quando comparada a tratamento convencional com oxigênio e VNI tardia em pacientes com trauma torácico contuso de alto risco com hipoxemia não grave e sem sinais de parada respiratória.[40]

Ventilação não invasiva no trauma torácico

Em pacientes com trauma torácico contuso sem lesões imediatas com risco de vida, a ventilação não invasiva (VNI) tem sido amplamente utilizada para prevenir a intubação endotraqueal, embora os benefícios reais não tenham sido totalmente documentados. Heterogeneidade nos desenhos dos estudos, a gravidade dos pacientes ou a diferença nos comparadores (i. é, oxigênio ou ventilação invasiva) dificultam estabelecer o momento mais apropriado para o início da VNI.[41]

Em pacientes com trauma torácico isolado, a aplicação precoce de VNI é capaz de melhorar as trocas gasosas, prevenir a intubação orotraqueal (IOT), reduzir a permanência na unidade de terapia intensiva (UTI) e complicações.[42-47]

O uso de VNI deve ser monitorado por profissional da saúde à beira do leito de 0,5 a 2 horas. O sucesso da VNI normalmente é acompanhado por diminuição da FR, aumento do VC, melhora do nível de consciência, diminuição ou cessação de uso de musculatura acessória, aumento da pressão de oxigênio (PaO_2 e/ou da SpO_2 e diminuição da pressão parcial de gás carbônico ($PaCO_2$) sem distensão abdominal significativa. Quando não há sucesso, recomendam-se imediata IOT e VMI.[47]

Ventilação mecânica invasiva no paciente com trauma torácico

Em caso de insuficiência respiratória grave ou contraindicações formais à VNI, como lesão das vias aéreas superiores, instabilidade hemodinâmica e TCE grave, é impositiva a imediata IOT e a ventilação mecânica invasiva (VMI).[19-23]

Inicialmente é preciso utilizar o modo de ventilação assistido-controlado, a ventilação ciclada a volume (VCV) ou a ventilação controlada à pressão (PCV, *pressure controlled ventilation*). Independentemente da modalidade escolhida, pacientes com trauma torácico devem ser ventilados, inicialmente, com volume corrente (VC) de 6 mL/kg de peso predito, frequência respiratória (FR) entre 16 e 20 rpm e fração inspirada de oxigênio (FiO_2) suficiente para manter a saturação periférica de oxigênio (SpO_2) > 92% e a PEEP entre 5 e 10 cmH_2O.[47]

Nos casos de SDRA, os pacientes devem ser ventilados com os conceitos da estratégia protetora e, havendo hipertensão intracraniana, a ventilação deve ser ajustada para priorizar a hemodinâmica cerebral.

Em caso de fístula pleural, a utilização de PCV é a mais adequada, visto que, nessa modalidade, o vazamento será compensado. Em níveis elevados, a PEEP também pode perpetuar o trajeto fistuloso.[48,49]

Outra opção é o uso da ventilação de alta frequência por oscilação (HFOV, em inglês *high frequency oscillatory ventilation*) apenas nos centros com esse recurso e pessoal especializado. Nos casos mais graves, pode-se usar ventilação independente assíncrona ou não, ventilando-se o pulmão da fístula com modo PCV com pressão de distensão < 15 cmH_2O e PEEPs mais baixas (< 10 cmH_2O).[47]

Controle da dor no paciente com trauma torácico

A analgesia é fundamental. O tórax, mais especificamente as costelas, é o único segmento ósseo do corpo que, no trauma agudo, não é beneficiado pelo melhor tratamento analgésico, que é a imobilização. Inconscientemente, o paciente contrai a musculatura torácica na tentativa de aliviar a dor. Nesse cenário, há dois fatores que se somam e diminuem a amplitude respiratória: a dor e a contração muscular, com o surgimento de atelectasias, facilitando a proliferação bacteriana e, consequentemente, predispondo à pneumonia. É imprescindível, portanto, romper o círculo vicioso que se estabelece.

Recomenda-se analgesia epidural torácica dentro de uma estratégia multimodal. Na impossibilidade ou contraindicação desse tipo de analgesia, pode-se utilizar a intravenosa controlada pelo paciente e, menos frequentemente, o bloqueio dos nervos intercostais.[47,50]

Em situações de dor menos intensa, a aplicação de analgesia intermitente pode ser útil. Em situações na qual a dor torácica é menos intensa e o paciente não precisa mais de analgesia peridural ou venosa, inicia-se a analgesia por via oral (VO) com o intuito de alta. Na maioria das vezes, a associação de anti-inflamatórios não hormonais (AINHs) e analgésicos à base de codeína é suficiente.[47]

Controle e cuidados com drenos torácicos

Pacientes com diagnóstico de pneumotórax necessitam de monitoramento clínico e radiológico, independentemente da conduta inicial, visando detectar expansão ou solucionar o problema.

A permeabilidade adequada do dreno torácico é fundamental para definir se há ou não fístula pleural. Em caso de haver fístula, o clampeamento, mesmo que temporário, de drenos torácicos, especialmente durante a aplicação de ventilação mecânica, deve ser evitado pelo risco potencial de o pneumotórax tornar-se hipertensivo.

Os critérios para a retirada do dreno de tórax são: drenagem inferior a 100 mL/24 horas (adulto), líquido seroso, ausência de bolhas de ar, melhora do padrão respiratório e da expansibilidade pulmonar.[51,52]

Conclusões

O trauma torácico ocorre em aproximadamente 60% dos pacientes politraumatizados e tem mortalidade de 20% e 25%. O objetivo deste capítulo foi abordar o diagnóstico, os mecanismos de lesão no trauma contuso de tórax e no tórax instável. A adequada oxigenoterapia, o controle da dor e o uso da ventilação mecânica não invasiva e invasiva são as bases fundamentais do tratamento. Foi reforçada aqui a necessidade de afastar, na admissão, lesões potencialmente fatais que possam estar associadas.

Referências bibliográficas

1. Jones KW. Thoracic trauma. Surg Clin 1980;60:957e981. https://doi.org/ 10.1016/S0039-6109(16)42194-8.
2. Centers for Disease Control and Prevention. Ten leading causes of death and injury. https://www.cdc.gov/injury/wisqars/LeadingCauses.html.
3. Potlabathin RP, Kanala A. Experience with chest trauma: analysis of 400 cases. J Evid Based Med Healthc 2016;3(73):3986-9.
4. Broderick SR. Hemothorax: etiology, diagnosis, and management. Thorac Surg Clin 2013;23:89e96. https://doi.org/10.1016/j.thorsurg.2012.10.003.
5. Milisavljevic S, Spasic M, Arsenijevic M. Thoracic trauma. In: Cagini L, ed. Current concepts in general thoracic surgery. InTech, 2012. https://doi.org/10.5772/54139.
6. Fontelles MJP, Mantovani M. Trauma torácico: fatores de risco de complicações pleuropulmonares pós-drenagem pleural fechada. Rev Col Bras Cir 2000;27(6):400-7.
7. Perera TB, King KC. Flail chest. In: StatPearls [Internet]. Treasure Island (FL): StatPearls Publishing, 2021.
8. Haider AH, Chang DC, Haut ER et al. Mechanism of injury predicts patient mortality and impairment after blunt trauma. J Surg Res 2009;153:138e142. https://doi.org/10.1016/j.jss.2008.04.011.
9. Oikonomou A, Prassopoulos P. CT imaging of blunt chest trauma. Insights Imaging 2011;2:281e295. https://doi.org/10.1007/s13244-011-0072-9.
10. Wintermark M, Schnyder P. Introduction to blunt trauma of the chest. In: Schnyder P, Wintermark M, eds. Radiology of blunt trauma of the chest. Berlin, Heidelberg: Springer Berlin Heidelberg, 2000:1e7. https://doi.org/10.1007/978-3-642-57182-4_1.
11. LoCicero J, Mattox KL. Epidemiology of chest trauma. Surg Clin 1989;69:15. e19. https://doi.org/10.1016/S0039-6109(16)44730-4.
12. Cassuto J, Ezuddin N, Danton G. Blunt chest trauma: a radiologic approach and review. Curr Radiol Rep 2018;6:23. https://doi.org/10.1007/s40134-018- 0279-3.
13. Chen R, Gabler HC. Risk of thoracic injury from direct steering wheel impact in frontal crashes. J Trauma Acute Care Surg 2014;76:1441e1446. https://doi.org/10.1097/TA.0000000000000222.
14. American College of Surgeons Committee on Trauma. ATLS - Advanced Trauma Life Support course for physicians, 7. ed. Chicago: American College of Surgeons, 2004.
15. Calhoon JH, Grover FL, Trinkle JK. Chest trauma approach and management. Clin Chest Med 1992;13(1):55-67.
16. Benjamin E, Recinos G, Aiolfi A, Inaba K, Demetriades D. Flail chest: less deadly than originally thought. World J Surg 2018;42:3927-31.
17. Veysi VT, Nikolaou VS, Paliobeis C et al. Prevalence of chest trauma, associated injuries and mortality: a level I trauma centre experience. Int Orthop 2009;33:1425-33.
18. Marts B, Durham R, Shapiro M et al. Computed tomography in the diagnosis of blunt thoracic injury. Am J Surg 1994;168:688e692. https://doi.org/ 10.1016/S0002-9610(05)80146-1.
19. Harrison M. Traumatic pneumothorax: a review of current practices. Br J Hosp Med 2014;75:132e135. https://doi.org/10.12968/hmed.2014.75.3.132.
20. Demirhan R, Onan B, Oz K et al. Comprehensive analysis of 4205 patients with chest trauma: a

10-year experience. Interact Cardiovasc Thorac Surg 2009;9:450e453. https://doi.org/10.1510/icvts.2009.206599.

21. Lomoschitz FM, Eisenhuber E, Linnau KF, Peloschek P, Schoder M, Bankier AA. Imaging of chest trauma: radiological patterns of injuries and diagnostic algorithms. Eur J Radiol 2003;48(1):61-70. Review.
22. lerhand S, Adrian RJ, Long B, Avila J. Pericardial tamponade: a comprehensive emergency medicine and echocardiography review. Am J Emerg Med 2022 Aug;58:159-74. doi: 10.1016/j.ajem.2022.05.001. Epub 2022 May 6. PMID: 35696801.
23. Stengel D, Leisterer J, Ferrada P, Ekkernkamp A, Mutze S, Hoenning A. Point-of-care ultrasonography for diagnosing thoracoabdominal injuries in patients with blunt trauma. Cochrane Database Syst Rev 2018 Dec 12;12(12):CD012669. doi: 10.1002/14651858.CD012669.pub2. PMID: 30548249; PMCID: PMC6517180.
24. Kim DJ, Bell C, Jelic T, Sheppard G, Robichaud L, Burwash-Brennan T et al. Point of care ultrasound literature primer: key papers on Focused Assessment with Sonography in Trauma (FAST) and Extended FAST. Cureus 2022 Oct 6;14(10):e30001. doi: 10.7759/cureus.30001. PMID: 36348832; PMCID: PMC9637006.
25. Ketai L, Primack SL. Thoracic trauma. 2019 Feb 20. In: Hodler J, Kubik-Huch RA, von Schulthess GK, editors. Diseases of the Chest, Breast, Heart and Vessels 2019-2022: Diagnostic and Interventional Imaging [Internet]. Cham (CH): Springer; 2019. Chapter 12. PMID: 32096943.
26. Nishiumi N, Fujimori S, Katoh N, Iwasaki M, Inokuchi S, Inoue H. Treatment with internal pneumatic stabilization for anterior flail chest. Tokai J Exp Clin Med 2007 Dec 20;32(4):126-30.
27. Balci AE, Ozalp K, Duran M, Ayan E, Vuraloglu S. Flail chest due to blunt trauma: clinical features and factors affecting prognosis. Ulus Travma Acil Cerrahi Derg 2004 Apr;10(2):102-9.
28. Simon B, Ebert J, Bokhari F et al. Management of pulmonary contusion and flail chest: An Eastern Association for the Surgery of Trauma practice management guideline. J Trauma and Acute Care Surgery 2012;73(5 Suppl 4):S351-S361. doi: 10.1097/TA.0b013e31827019fd.
29. Operative fixation of rib fractures after blunt trauma: a practice management guideline from the Eastern Association for the Surgery of Trauma. J Trauma Acute Care Surg 2017;82(3):618-26. doi: 10.1097/TA.0000000000001350.
30. Ingoe HM, Coleman E, Eardley W, Rangan A, Hewitt C, McDaid C. Systematic review of systematic reviews for effectiveness of internal fixation for flail chest and rib fractures in adults. BMJ Open 2019 Apr 1;9(4):e023444. doi: 10.1136/bmjopen-2018-023444. PMID: 30940753; PMCID: PMC6500198.
31. Helviz Y, Einav S. A systematic review of the high-flow nasal cannula for adult patients. Crit Care 2018;22:71.
32. Nishimura M. High-flow nasal cannula oxygen therapy in adults. J Intensive Care 2015;3:15.
33. Sztrymf B, Messika J, Bertrand F, Hurel D, Leon R, Dreyfuss D, Ricard J-D. Beneficial effects of humidified high flow nasal oxygen in critical care patients: a prospective pilot study. Intensive Care Med 2011;37:1780-6.
34. Dysart K, Miller TL, Wolfson MR, Shaffer TH. Research in high flow therapy: mechanisms of action. Respir Med 2009;103:1400-5.
35. Ashraf-Kashani N, Kumar R. High-flow nasal oxygen therapy. BJA Educ 2017;17:63-7.
36. Nishimura M. High-flow nasal cannula oxygen therapy in adults: physiological benefits, indication, clinical benefits, and adverse effects. Respir Care 2016;61:529-41.
37. Lodeserto FJ, Lettich TM, Rezaie SR. High-flow nasal cannula: mechanisms of action and adult and pediatric indications. Cureus 2018;10:e3639.
38. Halub ME, Spilman SK, Gaunt KA, Lamb KD, Jackson JA, Oetting TW, Sahr SM. High-flow nasal cannula therapy for patients with blunt thoracic injury: A retrospective study. Can J Respir Ther 2016 Fall;52(4):110-3. Epub 2016 Nov 1. PMID: 30996619; PMCID: PMC6422229.
39. Hsu JM, Clark PT, Connell LE, Welfare M. Efficacy of high-flow nasal prong therapy in trauma patients with rib fractures and high-risk features for respiratory deterioration: a randomized controlled trial. Trauma Surg Acute Care Open 2020 Jul 7;5(1):e000460. doi: 10.1136/tsaco-2020-000460. PMID: 32885050; PMCID: PMC7451286.
40. Carrié C, Rieu B, Benard A, Trin K, Petit L, Massri A et al. Early non-invasive ventilation and high-flow nasal oxygen therapy for preventing endotracheal intubation in hypoxemic blunt chest trauma patients: the OptiTHO randomized trial. Crit Care 2023 Apr 26;27(1):163. doi: 10.1186/s13054-023-04429-2. PMID: 37101272; PMCID: PMC10131545.
41. Chawla R, Dixit SB, Zirpe KG, Chaudhry D, Khilnani GC, Mehta Y et al. ISCCM Guidelines for the Use of Non-invasive Ventilation in Acute Respiratory Failure in Adult ICUs. Indian J Crit Care Med 2020 Jan;24(Suppl 1):S61-S81. doi: 10.5005/jp-journals-10071-G23186. PMID: 32205957; PMCID: PMC7085817.

42. Hernandez G, Fernandez R, Lopez-Reina P et al. Noninvasive ventilation reduces intubation in chest trauma-related hypoxemia: a randomized clinical trial. Chest 2010;137(1):74-80.
43. Bolliger CT, Van Eeden SF. Treatment of multiple rib fractures. Randomized controlled trial comparing ventilatory with nonventilatory management. Chest 1990;97(4):943-8.
44. Duggal A, Perez P, Golan E, Tremblay L, Sinuff T. The safety and efficacy of noninvasive ventilation in patients with blunt chest trauma: a systematic review. Crit Care 2013;17(4):R142.
45. Chiumello D, Coppola S, Froio S, Gregoretti C, Consonni D. Noninvasive ventilation in chest trauma: systematic review and meta-analysis. Intensive Care Med 2013;39(7):1171-80.
46. Gunduz M, Unlugenc H, Ozalevli M, Inanoglu K, Akman H. A comparative study of continuous positive airway pressure (CPAP) and intermittent positive pressure ventilation (IPPV) in patients with flail chest. Emerg Med J 2005;22(5):325-9.
47. Barbas CSV, Ísola AM, Farias AMC et al. Recomendações Brasileiras de Ventilação Mecânica 2013. Parte I. Rev Bras Ter Intensiva 2014;26(2):89-121. Disponível em: www.scielo.br/scielo.php?script=sci_arttext&pid=S0103-507X2014000200089&lng=en. Acesso em: 14/06/2023.
48. Carvalho P, Thompson WH, Riggs R, Carvalho C, Charan NB. Management of bronchopleural fistula with a variable-resistance valve and a single ventilator. Chest 1997;111(5):1452-54.
49. Feller-Kopman D, Bechara R, Garland R, Ernst A, Ashiku S. Use of a removable endobronchial valve for the treatment of bronchopleural fistula. Chest 2006;130(1):273-5.
50. Carrier FM, Turgeon AF, Nicole PC et al. Effect of epidural analgesia in patients with traumatic rib fractures: a systematic review and meta-analysis of randomized controlled trials. Can J Anaesth 2009;56(3):230-42.
51. Miller KS, Sahn SA. Chest tubes: indications, technique, management and complications. Chest 1987;91(2):258-64.
52. Munnell ER. Thoracic drainage. Ann Thorac Surg 1997;63(5):1497-502.

5

Choque no Paciente Politraumatizado

Mirella Cristine de Oliveira | Fernando Saurin

Choque hemorrágico

A hemorragia é a causa mais comum de choque após trauma, e virtualmente todos os pacientes traumatizados apresentam hipovolemia.[1] Além da perda sanguínea real (hemorragia externa ou interna), o trauma induz a perda de volume intravascular para o interstício secundário ao edema tecidual traumático, à disfunção capilar induzida pelo choque prolongado e à injúria de reperfusão. Esse "edema obrigatório" se dá às custas do plasma e intensifica a queda de volume intravascular.[2] Portanto, a reposição de volume deve ser iniciada precocemente nessa população, levando-se mais em consideração as manifestações clínicas e os sinais de perfusão do que a magnitude das perdas externas. Por exemplo, pacientes com fraturas extensas de fêmur podem perder até 1.500 mL de sangue e apresentar até 2.000 mL de edema na coxa, sem qualquer evidência de sangramento externo.

A hemorragia é definida como uma perda aguda de sangue circulante e apesar de existir uma variabilidade considerável, o volume sanguíneo de um adulto normal é de aproximadamente 7% do peso corporal.[1] Dessa maneira, um homem com 70 kg tem cerca de 5 litros de sangue circulante.[3] O volume de sangue de pessoas obesas é calculado a partir do peso corporal ideal. Crianças têm volumes sanguíneos um pouco maiores, entre 8% e 9% do peso corporal (Figuras 5.1 a 5.6).

Dependendo da magnitude do sangramento e da resposta clínica e fisiológica do paciente com trauma, é possível montar uma classificação da hemorragia. Esse sistema de classificação é útil, principalmente, para enfatizar as manifestações clínicas e fisiológicas iniciais do choque. Entretanto, a distinção entre as classes não é sempre tão evidente, e o tratamento não deve ser dirigido pela classificação, mas sim pela resposta clínica ao tratamento inicial (Tabela 5.1).

- Hemorragia classe I: perda de até 15% do volume sanguíneo. Essa classe é exemplificada pelo doador de sangue. Os sintomas clínicos são mínimos e inclui uma pequena taquicardia sem alteração significativa da pressão arterial, da pressão de pulso e da frequência respiratória. As extremidades geralmente são levemente frias. Pacientes sem qualquer outro problema podem não necessitar de reposição volêmica, já que o volume sanguíneo é reposto por fluxo transcapilar em 12 a 24 horas. Entretanto, na presença de outros problemas clínicos, essa pequena perda de sangue pode produzir sintomas mais evidentes e necessitar de reposição endovenosa.

- Hemorragia classe II: perda de 15% a 30% do volume sanguíneo. Em um adulto médio, essa perda representa 750 a 1.500 mL de sangue e é acompanhada de sintomas mais evidentes, como taquicardia, taquipneia e diminuição da pressão de pulso (diferença entre a pressão sistólica e a diastólica). A diminuição da pressão de pulso é decorrente do mecanismo compensatório de vasoconstrição periférica que eleva um pouco a pressão diastólica. Como a pressão sistólica diminui pouco nas fases iniciais do choque, é importante avaliar a pressão de pulso. Outros sinais clínicos que podem aparecer nessa fase são uma discreta alteração do sistema nervoso central (ansiedade) e uma pequena queda do débito urinário (20 a 30 mL/hora). É um choque compensado e ainda não complicado, mas que necessita de reposição com cristaloides.
- Hemorragia classe III: perda de 30% a 40% do volume sanguíneo. Em um adulto médio, essa perda representa aproximadamente 2.000 mL de sangue, é uma séria ameaça a vida do paciente e produz manifestações clínicas evidentes de choque. É uma forma de choque descompensado e complicado. Os pacientes apresentam os sinais e sintomas clássicos do choque como uma marcada taquicardia e taquipneia, hipotensão arterial, alterações significativas do sistema nervoso central (ansiedade, sonolência e confusão mental) e oligúria. Observar que essa é a menor perda sanguínea a produzir uma queda significativa da pressão arterial, enfatizando que a hipotensão é uma manifestação tardia do choque. Geralmente, esses pacientes necessitam de transfusão sanguínea, além da reposição com cristaloides. Entretanto, como essas manifestações podem ocorrer após perdas pequenas de sangue acompanhadas de "edema obrigatório", a decisão de transfusão é baseada na resposta clínica ao tratamento inicial.
- Hemorragia classe IV: perda maior de 40% do volume sanguíneo. Isso representa perdas maiores de 2.000 a 2.500 mL de sangue e são uma imediata ameaça à vida. As manifestações são evidentes e incluem uma marcada taquicardia e taquipneia, hipotensão arterial e uma pressão de pulso bastante estreita (geralmente manifestada por uma pressão diastólica difícil de se obter). A função do sistema nervoso central encontra-se bastante deprimida e o débito urinário é desprezível. A pele é fria e pálida. Esses pacientes necessitam de transfusão sanguínea imediata e, geralmente, de uma cirurgia rápida. Perdas sanguíneas maiores acarretam perda do pulso, da pressão arterial e da consciência.

É perigoso aguardar que o paciente com choque se encaixe em uma das classificações apresentadas acima, antes de iniciar a reposição volêmica. Tratamento rápido e agressivo deve ser iniciado quando manifestações precoces forem identificadas.

Outras classificações mais objetivas têm sido utilizadas para classificar a intensidade da perda sanguínea, trata-se do Índice de Choque (Figura 5.7), que também se propõe a predizer a necessidade ou não de transfusão maciça e de hemocomponentes, assim como a avaliação à resposta inicial ao uso de cristaloides (Tabela 5.2).

Alguns fatores podem alterar (acentuando ou diminuindo) a resposta fisiológica do paciente, como: a idade; o tipo, a localização e a gravidade da lesão; o tempo decorrido entre o trauma e o início do tratamento; e o tratamento efetuado pelo atendimento pré-hospitalar e a aplicação de vestimenta antichoque.

TABELA 5.1 PERDA ESTIMADA DE SANGUE* BASEADA NA CONDIÇÃO INICIAL DO DOENTE

	Classe I	Classe II	Classe III	Classe IV
Perda sanguínea (mL)	Até 750	750-1.500	1.500-2.000	> 2.000
Perda sanguínea (% volume sanguíneo)	Até 15%	15%-30%	30%-40%	> 40%
Frequência de pulso (BPM)	< 100	100-120	120-140	> 140
Pressão arterial	Normal	Normal	Diminuída	Diminuída
Pressão de pulso (mmHg)	Normal ou aumentada	Diminuída	Diminuída	Diminuída
Frequência respiratória	14-20	20-30	30-40	> 35
Diurese (mL/h)	> 30	20-30	5-15	Desprezível
Estado mental/SNC	Levemente ansioso	Moderadamente ansioso	Ansioso, confuso	Confuso, letárgico
Reposição volêmica	Cristaloide	Cristaloide	Cristaloide e sangue	Cristaloide e sangue

*Para um homem de 70 kg. (Fonte: Adaptada de ATLS 2012.)

TABELA 5.2 RESPOSTAS À RESSUSCITAÇÃO VOLÊMICA INICIAL*

	Resposta rápida	Resposta transitória	Resposta mínima ou nenhuma resposta
Sinais vitais	Retorno ao normal	Melhora transitória, recorrência da diminuição da pressão arterial e aumento da frequência cardíaca	Permanece anormal
Perda estimada de sangue	Mínima (< 15%)	Moderada e contínua (15%-40%)	Grave (> 40%)
Necessidade de sangue	Baixa	Moderada a alta	Imediata
Preparação de sangue	Tipo e correspondência cruzada	Específico do tipo	Liberação de sangue de emergência
Necessidade de intervenção cirúrgica	Possivelmente	Provável	Altamente provável
Presença precoce do cirurgião	Sim	Sim	Sim

*Solução cristaloide isotônica, até 1.000 mL em adultos; 20 mL/kg em crianças. (Fonte: Adaptada de ATLS 2018.)

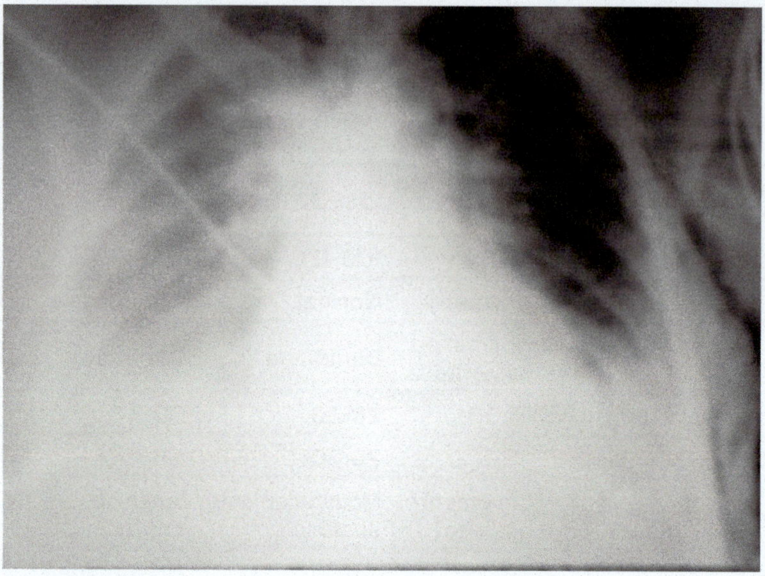

Figura 5.1. Hemotórax a direita e contusão pulmonar a esquerda. (Fonte: Acervo de Mirella Oliveira.)

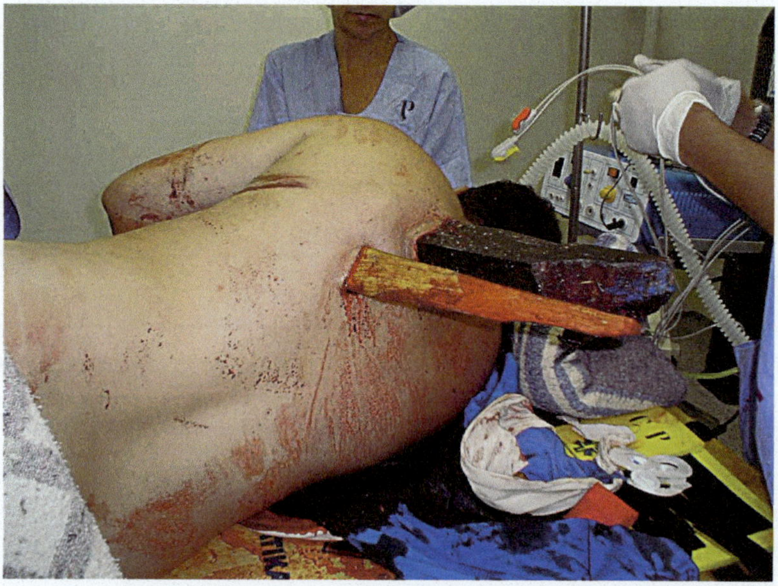

Figura 5.2. Empalamento de tórax. (Fonte: Acervo de Mirella Oliveira.)

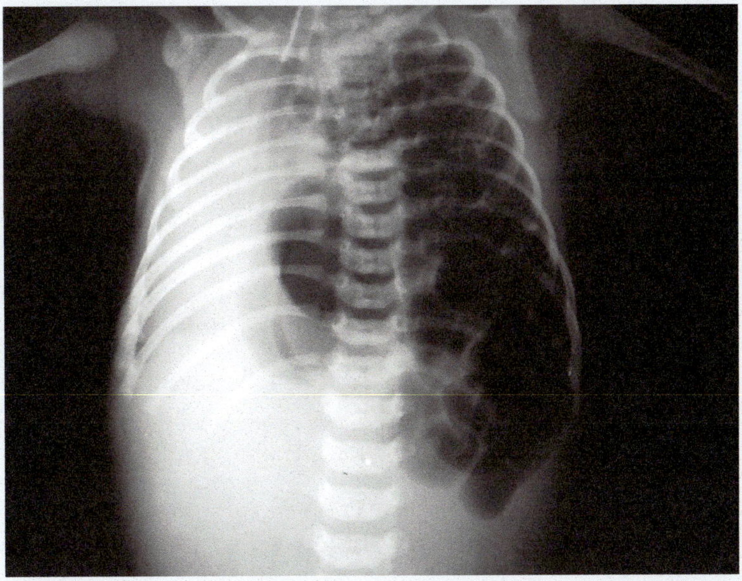

Figura 5.3. Hérnia diafragmática a esquerda. (Fonte: Acervo de Mirella Oliveira.)

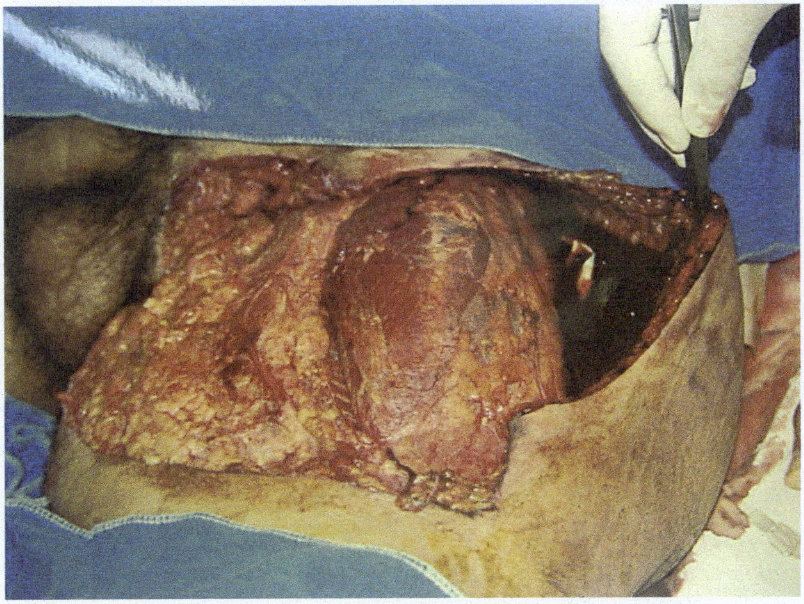

Figura 5.4. Descolamento em partes moles do abdômen. (Fonte: Acervo de Mirella Oliveira.)

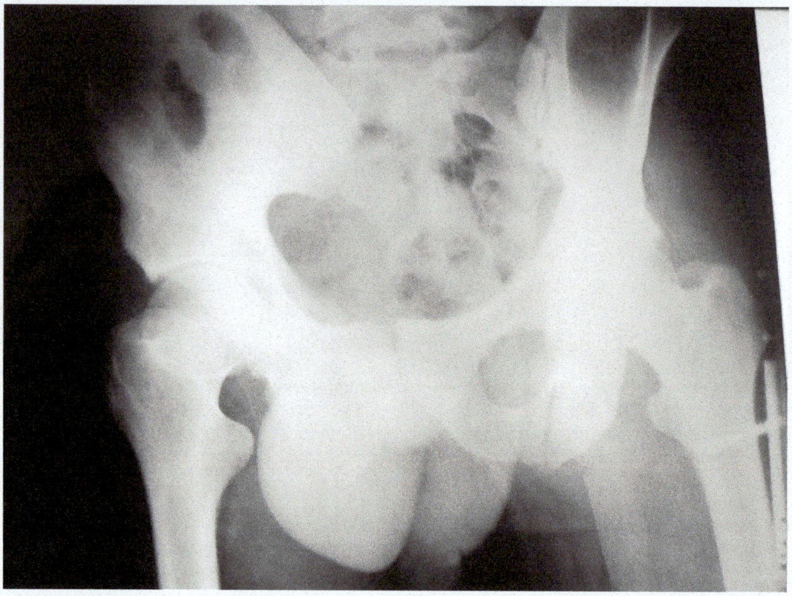

Figura 5.5. Fratura de bacia. (Fonte: Acervo de Mirella Oliveira.)

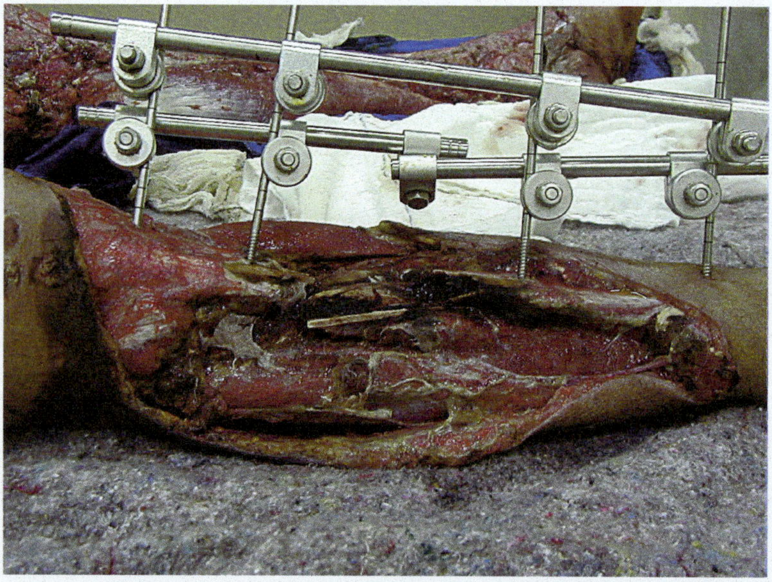

Figura 5.6. Fraturas e lesões de extremidades. (Fonte: Acervo de Mirella Oliveira.)

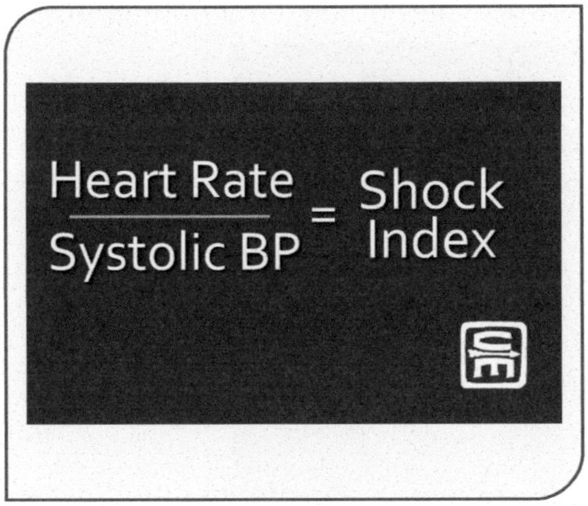

Figura 5.7. Fórmula para o cálculo do shock index. Disponível em: https://www.ncbi.nlm.nih.gov/pmc/articles/PMC6698590/pdf/oaem-11-179.pdf

Choque não hemorrágico

Embora o choque hemorrágico seja a causa mais frequente de choque no paciente traumatizado, outras causas de choque também podem estar presentes isoladamente ou conjuntamente à hemorragia no trauma. As causas de choque não hemorrágico apresentadas a seguir devem ser sistematicamente avaliadas no paciente com trauma e choque.[1,3]

Choque cardiogênico

A disfunção miocárdica pode ocorrer por tamponamento cardíaco, contusão miocárdica, embolia aérea ou, raramente, um infarto agudo do miocárdio associado ao trauma.

Tamponamento cardíaco é comum no trauma penetrante de tórax. O acúmulo agudo mesmo de pequenas quantidades de sangue no saco pericárdico pode ser suficiente para restringir o enchimento diastólico do coração, diminuir significativamente o débito cardíaco e causar choque. Taquicardia, bulhas cardíacas abafadas e veias jugulares ingurgitadas associadas à hipotensão arterial resistente à administração de volume sugerem tamponamento pericárdico. A drenagem pericárdica por agulha alivia temporariamente essa condição que ameaça a vida do paciente traumatizado. O pneumotórax hipertensivo simula várias das manifestações do tamponamento pericárdico, exceto aquele que apresenta nítida ausência de murmúrio vesicular em um hemitórax.

Contusão cardíaca não é incomum no trauma contuso do tórax. Clinicamente, manifesta-se por alterações eletrocardiográficas de injúria miocárdica e arritmias cardíacas. As enzimas cardíacas podem se elevar, mas são pouco específicas e sem valor nas primeiras horas do trauma. A ecocardiografia, se disponível, pode diagnosticar tamponamento e ruptura valvular.

Outra causa possível para a ocorrência de choque cardiogênico é a depressão miocárdica induzida por citocinas inflamatórias, à semelhança do que pode ocorrer nos casos de infarto agudo do miocárdico por doença coronariana[4] (Figura 5.8).

Pneumotórax hipertensivo

O pneumotórax hipertensivo ocorre quando um mecanismo valvular permite que o ar entre, mas não saia do espaço pleural. A pressão pleural elevada leva ao colapso do pulmão subjacente, ao desvio do mediastino para o lado oposto, à diminuição do retorno venoso, à redução do débito cardíaco e, consequentemente, ao choque. A presença de taquicardia, insuficiência respiratória (taquipneia, hipoxemia, cianose), ausência de murmúrio vesicular em um hemitórax com hiperssonoridade à percussão e desvio da traqueia associadas à hipotensão arterial resistente à administração de volume sugerem pneumotórax hipertensivo. Essa é uma verdadeira emergência cirúrgica que requer diagnóstico e tratamento imediatos. Uma descompressão com agulha deve ser realizada sem esperar pela confirmação radiográfica (Figuras 5.9 a 5.11).

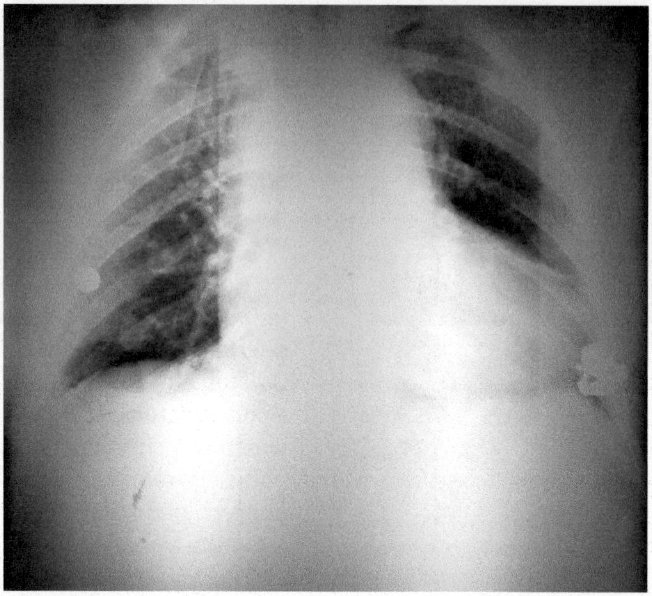

Figura 5.8. Tamponamento cardíaco. (Fonte: Acervo de Mirella Oliveira.)

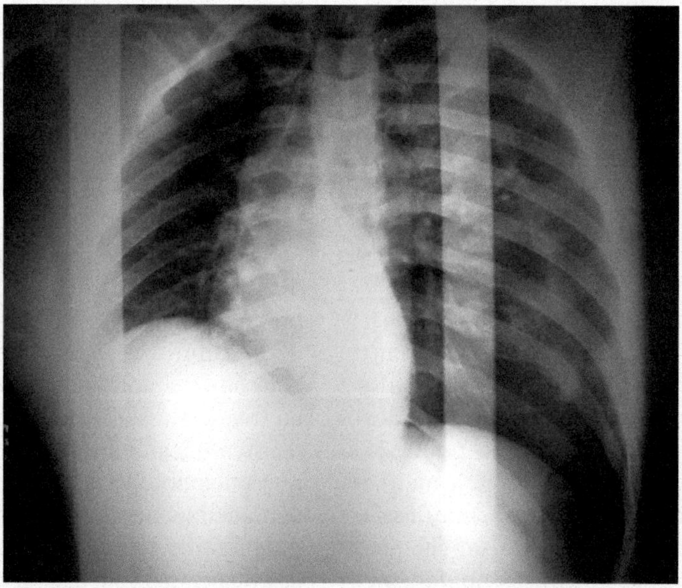

Figura 5.9. Pneumotórax RX. (Fonte: Acervo de Mirella Oliveira.)

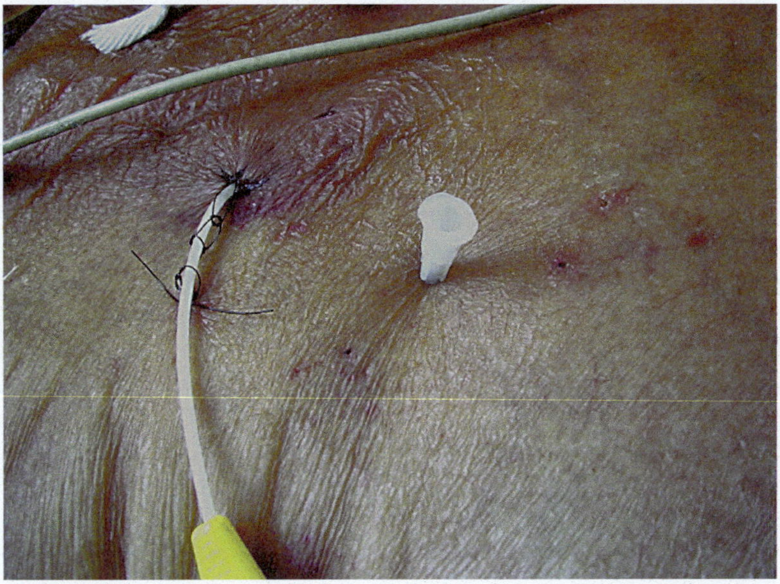

Figura 5.10. Pneumotórax drenado á esquerda + contusão á direita. (Fonte: Acervo de Mirella Oliveira.)

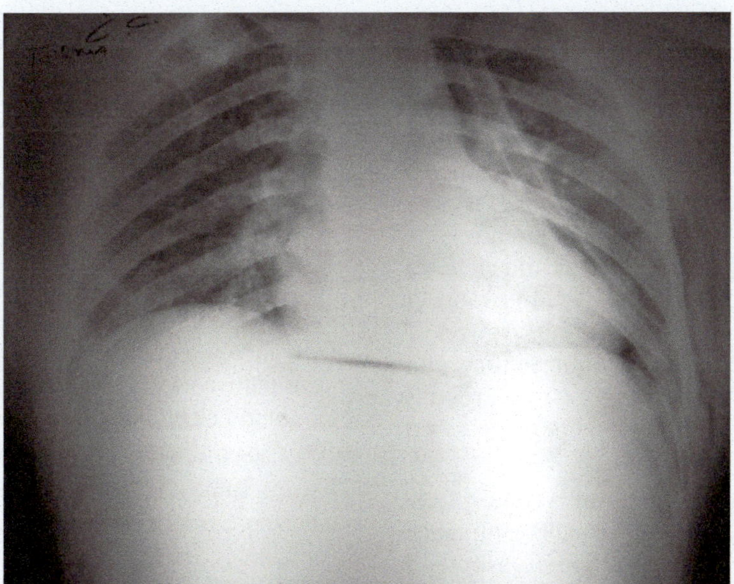

Figura 5.11. Pneumotórax punção por agulha. (Fonte: Acervo de Mirella Oliveira.)

Choque neurogênico

O trauma medular pode produzir hipotensão arterial devido à perda de tônus simpático e vasodilatação periférica. O quadro clássico de choque neurogênico é hipotensão arterial sem taquicardia e vasoconstrição periférica. Uma pressão de pulso estreita não ocorre. Como a perda de tônus simpático simula fisiologicamente a hipovolemia e o trauma medular frequentemente se associa a outras lesões, os pacientes com choque neurogênico devem ser tratados inicialmente como choque hemorrágico.

Traumatismo cranioencefálico (TCE) isoladamente não causa choque. Portanto, a presença de choque em um paciente com TCE necessita da identificação de outra causa.

Choque séptico

Choque devido à infecção imediatamente após um trauma é incomum. Entretanto, se a chegada do paciente na sala de emergência é retardada várias horas, o choque séptico pode ocorrer. Essa forma de choque é comum em pacientes com trauma abdominal penetrante e contaminação da cavidade peritoneal com conteúdo intestinal. Pacientes com choque séptico frequentemente têm hipovolemia associada e podem apresentar-se com manifestações clínicas similares ao choque hipovolêmico (taquicardia, pele fria e pálida pela vasoconstrição periférica, hipotensão com pressão de pulso diminuída). Após a reposição volêmica, o choque séptico pode tornar-se hipercinético e caracterizar-se por taquicardia, pele quente e pressão de pulso alargada.

Alguns pacientes com trauma podem cursar com quadro de choque hiperdinâmico de origem inflamatória, com vasoplegia, além da hipovolemia, secundário à liberação de citocinas e outros fatores relacionados à inflamação.

Exames complementares

Dos exames de admissão de pacientes com suspeita de choque hipovolêmico[1,3] devem fazer parte: hemograma, com plaquetas, eletrólitos, creatinina, lactato, gasometria e tipagem sanguínea.

Imediatamente após hemorragia, a hemoglobina e o hematócrito costumam estar normais, mas diminuem na sequência.

Choque hipovolêmico agudo pode acompanhar-se de leucopenia discreta, seguida de leucocitose.

Choque secundário à trauma pode complicar com coagulação intravascular disseminada, com resultante consumo de plaquetas e fatores de coagulação.[5-7]

A concentração de eletrólitos (sódio, potássio e cloreto) no sangue é essencialmente normal, a menos que o choque seja acompanhado de acidose metabólica grave, situação em que há desvio iônico, com saída de potássio do intracelular e entrada de íon hidrogênio, resultando em hipercalemia.

Mais frequentemente, formas menos graves de choque são acompanhadas de hipocalemia, por estímulo adrenérgico na bomba de Na^+/K^+ ATepase.[3]

Insuficiência suprarrenal pode resultar em hiponatremia, hipercalemia e acidose hiperclorêmica, causadas por alterações na excreção urinária induzidas por deficiência mineralocorticoide.[8]

Finalmente, a concentração de cálcio livre pode diminuir durante o choque hipovolêmico, secundário à entrada na célula e à transfusão maciça de hemocomponentes contendo citrato como anticoagulante.

A acidose metabólica, acompanhada por lactato aumentado é comum, o pH pode estar alterado, parcialmente compensado pela hiperventilação, com consequente queda na $PaCO_2$.[3]

O ânion gap aumentado (sódio – bicarbonato + cloro) pode ser o primeiro sinal de acidose lática.[3]

Outras anormalidades laboratoriais incluem elevação transitória de bilirrubinas e transaminases, elevação de creatinoquinase secundária à injúria muscular, cardíaca ou de tecido cerebral.

Troponina elevada significa especificamente injúria cardíaca.[1,3]

Após história e exame físico, além da avaliação laboratorial, outros procedimentos diagnósticos de rotina são: radiografia de tórax, pelve e cervical.

Um trauma fechado de tórax pode cursar com hemotórax ou ruptura de aorta, tamponamento cardíaco ou pneumotórax, nesse caso uma radiografia de tórax é imperativa.

Na presença de trauma fechado de abdome, com possível lesão de baço, fígado ou vasos, podem ser realizados FAST, tomografia ou um lavado peritoneal diagnóstico.[1].

Tratamento

Princípios gerais[1,3]

O tratamento do choque não pode ser retardado, e na prática, o diagnóstico e o tratamento são realizados simultaneamente. O tratamento do choque hipovolêmico consiste em restaurar o volume circulante efetivo e abordar a causa subjacente.

Atendimento inicial

O atendimento inicial é dirigido para a avaliação do ABCDE e para a identificação das injúrias que ameaçam a vida.

- Vias aéreas e ventilação: o estabelecimento de uma via aérea aberta com adequada ventilação e oxigenação é a primeira prioridade. Oxigênio suplementar deve ser oferecido para manter uma SpO_2 acima de 92%.
- Circulação com controle da hemorragia: a próxima prioridade é o controle da hemorragia, avaliação da perfusão periférica, obtenção de acesso venoso adequado e início da reposição de volume. Sangramento externo pode ser controlado por pressão direta. O uso da vestimenta antichoque pode auxiliar no controle de sangramento por fraturas pélvicas ou de membros inferiores, mas não deve atrasar o início da reposição volêmica.
- Exame neurológico: um breve exame neurológico deve ser realizado para determinar o nível de consciência, a movimentação dos olhos e a resposta pupilar e a função motora e sensitiva. Esses dados são úteis para avaliar a perfusão cerebral, seguir a disfunção neurológica e prognosticar a evolução.
- Exposição e exame completo: após a avaliação das prioridades que ameaçam a vida, o paciente deve ser completamente desvestido e examinado cuidadosamente da "cabeça aos pés" na busca de outras lesões. A prevenção de hipotermia é essencial nessa fase.
- Descompressão gástrica: a dilatação gástrica frequentemente ocorre no paciente com trauma e pode causar hipotensão arterial inexplicada, além de propiciar um risco significativo de broncoaspiração. Portanto, um tubo gástrico deve ser adequadamente posicionado e o conteúdo gástrico succionado.
- Cateter vesical: a inserção de um cateter vesical permite a descompressão da bexiga, avaliação da presença ou não de hematúria e monitorização contínua do débito urinário. A presença de sangue no meato uretral ou uma próstata não palpável no homem são contraindicações da passagem de um cateter transuretral.

Acesso venoso

Um acesso venoso deve ser obtido prontamente. O melhor é a obtenção de dois acessos periféricos de grande calibre (mínimo de 16 gauge) nos membros superiores. De acordo com a lei de Poiseuille, o fluxo através de um cateter é diretamente proporcional à quarta potência do seu raio e inversamente proporcional ao seu comprimento. Portanto, cateteres largos e curtos oferecem o melhor fluxo. Se as circunstâncias não permitirem a obtenção de acessos percutâneos nos membros superiores, flebotomia no braço ou na veia safena, acesso venoso central ou cateterização da veia femoral são alternativas que podem ser usadas. Na criança abaixo de seis anos, o acesso intraósseo por agulha pode ser tentado. Um determinante importante na escolha do acesso venoso é a habilidade e a experiência do médico atendente.

Tão logo um acesso tenha sido obtido, amostras de sangue devem ser coletadas para os exames apropriados, incluindo tipagem sanguínea e prova cruzada, estudos toxicológicos e teste para gravidez na mulher com idade para gestação. Uma gasometria arterial também pode ser coletada nesse momento. Uma radiografia de tórax sempre deve ser solicitada após uma tentativa de punção venosa central para documentar a posição do cateter e avaliar o surgimento ou não de um pneumotórax.

Damage Control Ressuscitation

Definição e origem

Damage control ressuscitation ou "ressuscitação de controle de danos" é o nome dado a um conjunto de estratégias de ressuscitação hemodinâmica e orgânica que tem como objetivo a resolução rápida, através de procedimentos concisos, das lesões que representam maior ameaça à vida.[9-11] Assim, existe tempo até a recuperação metabólica e o reacoplamento entre oferta e consumo de oxigênio orgânico para os reparos definitivos, pautando-se na resolução parcial ou completa dos principais distúrbios no paciente traumatizado: coagulopatia, hipotermia e acidose, conhecido com a "tríade da morte".[11]

O conceito é derivado da marinha Norte-Americana, em que originalmente na 1ª Guerra Mundial os navios eram submetidos apenas a reparos essenciais de execução emergencial que consumiam pouco tempo até o retorno à base marítima. Desse modo, o conceito se aplica a pacientes traumatizados desde a década de 1980 e tem evoluído progressivamente até os dias atuais.[9-11]

Fisiopatologia

Os conceitos fisiopatológicos que pautam o racional para realização da ressuscitação de controle de danos já foram descritos nesse capítulo e alguns serão brevemente revisados.

Cada um dos componentes da "tríade da morte" retroalimenta-se e perpetuam a coagulopatia. Cabe ressaltar, portanto, que o racional por trás da estratégia é de corrigir ou prevenir rapidamente a acidose, a hipotermia e a coagulopatia, especialmente o estado de hiperfibrinólise característico do paciente politraumatizado, além de mitigar os efeitos deletérios da fluidoterapia.[9-11]

Após o evento e seguindo-se à perda sanguínea, à lesão tecidual e à hipoperfusão, ocorre uma ativação exacerbada de genes imunes nativos com aumento da sua expressão celular concomitantemente a uma diminuição da expressão de genes imunes adaptativos. Como consequência, tem-se aumento da plasmina (pivô da hiperfibrinólise), da proteína C ativada e de diversos moduladores inflamatórios responsáveis por provocar mudanças no DNA mitocondrial com consequente liberação desse na corrente sanguínea, o que causa dano ao glicocálix (também perpetuando o estado anticoagulante).[12-14]

Como foi dito, todas essas alterações são retroalimentadas pelo estado de acidose e hipotermia e, em última análise, determinam as principais alterações fisiológicas do paciente politraumatizado, com: alta resposta inflamatória endógena, com disfunção plaquetária, hipofibrinogenemia por depleção, disfunção do glicocálix endotelial e aumento dos níveis de proteína C ativada.[13,15,16] Esses levam a um estado de "auto-heparinização", hiperfibrinólise e instabilidade dos coágulos. Finalmente, como consequência, sofre-se com a coagulopatia associada ao trauma, uma condição que engloba todas essas alterações fisiopatológicas e que é caracterizada por sangramentos "atraumáticos" como consequência da coagulopatia.

Pilares da estratégia de controle de danos

São três as fases da estratégia de controle de danos: cirurgia abreviada para hemostasia efetiva dos principais focos, ressuscitação na unidade de terapia intensiva e reoperação planejada com cirurgias definitivas em segundo tempo.

Essa estratégia tem demonstrado reduzir mortalidade, facilitar o fechamento da cavidade abdominal de forma mais precoce, diminuir gastos e tempo de permanência hospitalar.[9-11]

A maior parte dos componentes da ressuscitação de controle de danos pode ser utilizada em outros contextos e não são mutuamente exclusivas. Contudo, é fundamental que cada um deles seja personalizado indivíduo a indivíduo dentro de cada contexto clínico, dadas as indicações de cada um dos tratamentos.

A ressuscitação pauta-se em: antifibrinólise, controle precoce de vias aéreas, diagnóstico rápido, fluidoterapia restritiva e hipotensão permissiva, controle anatômico rápido, com cirurgia de controle de danos e hemotransfusão prioritária em relação a fluidoterapia com cristaloides.

Cada um desses conceitos será abordado isoladamente nos tópicos a seguir.

Antifibrinólise

Como foi descrito, um dos componentes da coagulopatia associada ao trauma é a hiperfibrinólise. A sua prevenção ou correção sempre foi um desafio, e a partir de 2010, através de um importante ensaio clínico randomizado (CRASH-2) de Roberts *et al.*,[17] houve mudança definitiva na prática clínica, sendo recomendada a infusão de 1 g de ácido tranexâmico (TXA) imediatamente ao atendimento de vítimas de politrauma em até 3 horas do evento, seguido de nova infusão de 1 g em 8 h, com resultante melhora nos desfechos clínicos.

O TXA age inibindo os sítios de ligação da lisina no plasminogênio, e portanto, inibe reversivelmente a interação entre o plasminogênio, a plasmina e o a fibrina, minimizando o estado hiperfibrinolítico.

O tratamento descrito está indicado para todos os pacientes adultos traumatizados que tenham ou tiveram risco aumentado de sangramento significativo.

Controle precoce de vias aéreas[3]

O manejo de vias aéreas é fundamental e indispensável no manejo de pacientes politraumatizados, contudo, representa diversos desafios. Primeiro, pacientes politraumatizados frequentemente encontram-se em estados de extrema descompensação metabólica e hemodinâmica, sendo difícil prever a resposta individual aos opioides e hipnóticos utilizados nas abordagens mais comuns de intubação orotraqueal, tornando-os todos como portadores de vias aéreas *fisiologicamente* difíceis. Segundo, todos os pacientes devem manter, até segunda ordem, controle cervical bem estabelecido (mais frequentemente com o uso de colares cervicais do tipo *Philadelphia*), e portanto, não podem mobilizar livremente a coluna cervical, tornando-os todos como portadores de vias aéreas *anatomicamente* difíceis. Terceiro, o momento ideal para o procedimento é incerto, contudo, em pacientes com controle ativo de vias aéreas e sem comprometimento neurológico grave (ECG > 8) podem aguardar o momento cirúrgico para que o manejo de vias aéreas seja realizado já no centro cirúrgico. Tal afirmação é reforçada por estudos observacionais recentes, a dizer um estudo retrospectivo Chinês por Hsiao *et al.*, em que a maior proporção de vias aéreas difíceis e eventos adversos foi observada no setor de emergência. De modo semelhante, Dunton *et al.* observaram que pacientes politraumatizados submetidos à intubação no setor de emergência, quando comparados àqueles intubados no centro cirúrgico, sofreram com piores desfechos, a saber: mortalidade, número de hemocomponentes transfundidos e tempo até o centro cirúrgico. Dito isso, é importante personalizar o melhor momento para o procedimento, tendo em mente a importância de protelar o manejo da via aérea em deterioração e o risco de manejar a via aérea de pacientes que tolerariam o transporte até o centro cirúrgico.

Não é escopo deste capítulo revisar o procedimento, contudo, vale ressaltar que o procedimento de escolha padrão ainda é a sequência rápida de intubação, que consiste na administração de um hipnótico e de um bloqueador neuromuscular, ambos de curta latência. A administração do opioide é opcional e deve ser reservada para casos em que a simpatólise é fundamental, o que é raro em pacientes politraumatizados. Os agentes hipnóticos de escolha, haja vista a previsibilidade do efeito cardiovascular são o etomidato e a cetamina, havendo pouca diferença em termos de evidência de vantagem entre um e outro, embora alguns estudos considerem o etomidato inapropriado para os pacientes com possível insuficiência suprarrenal, o que é o caso dos politraumatizados.

Propofol e midazolam devem ser evitados, haja vista os efeitos inotrópicos negativos e de diminuição da resistência vascular sistêmica (portanto revertendo os efeitos fisiológicos de compensação). Os principais bloqueadores neuromusculares são a succinilcolina (despolarizante) e o rocurônio (não despolarizante). É importante evitar a succinilcolina quando há relato de intolerância ou quando os níveis de potássio são desconhecidos. 100 mg de succilcolina levam ao aumento de cerca de 1 mEq/L de potássio, efeito esse que não pode ser desprezado. Contudo, o medicamento tem excelente latência, de poucos segundos, o que o torna um agente atraente. O rocurônio tem maior latência, cerca de 60-90 segundos. Por esse motivo, é fundamental que a dose adequada seja administrada (1,5 mg/kg).

Combinações de hipnóticos, com objetivo de reduzir a incidência de efeitos colaterais de uma única droga, têm surgido como uma alternativa também atraente, como o uso de dexdemetomidina e cetamina combinados.

Diagnóstico rápido

O diagnóstico rápido das complicações possíveis em um paciente politraumatizado, além da detecção de hipoperfusão global e instabilidade hemodinâmica são suficientes para acionarem uma equipe multidisciplinar para controle hemostático cirúrgico.

Há décadas, diversos protocolos têm sido desenvolvidos de modo a encurtar o processo diagnóstico e capacitar os profissionais envolvidos no cuidado do paciente politraumatizado a lançarem mão de ferramentas diagnósticas precisas. É o exemplo do protocolo E-FAST, que através da ultrassonografia abdominal e pulmonar permite a detecção rápida de líquido intraperitoneal ou pleural, ou outras condições que possam passar despercebidas ao exame clínico.

Hipotensão permissiva e fluidoterapia restritiva

Almejar níveis de pressão arterial considerados "normais" ou até "altos" é uma prática que geralmente vem acompanhada do equívoco de que pressão e perfusão estão necessariamente acopladas. Fato é que desde 1994, após um ensaio clínico randomizado de alta qualidade, Bickell *et al.* demonstraram não só segurança, mas também benefícios na mortalidade em pacientes cuja pressão arterial média (PAM) alvo era > 50 mmHg quando comparada a PAM > 65 mmHg, considerando essa como o alvo terapêutico habitual.

A estratégia consiste, portanto, em limitar ao máximo a infusão de fluidos de modo a não desestabilizar os coágulos em formação e deteriorar a hemostasia endógena, não diminuir a concentração de fatores de coagulação já deficitários e assim não aumentar, paradoxalmente, a perda sanguínea, até que se proceda à hemostasia cirúrgica ou não invasiva das fontes de sangramento.

Assim, prioriza-se a ressuscitação com hemocomponentes de forma precoce e limita-se o uso de fluidos e vasopressores. Esses podem ser utilizados quando níveis mínimos de PAM (< 50) não conseguem ser atingidos de forma rápida, piorando o estado hipoperfusional.

Pacientes vítimas de traumatismo cranioencefálico e traumatismo raquimedular representam contraindicações absolutas a essa estratégia. Para esses, os *guidelines* mais recentes orientam uma pressão arterial sistólica > 100 mmHg em indivíduos de 50 a 69 anos, e > 110 mmHg em indivíduos menores de 49 anos e maiores de 70 anos.

Hemotransfusão

A melhor estratégia transfusional permanece como uma incógnita atualmente.

No início dos anos 2000 surgiram as primeiras evidências de que aumentar proporção plasma fresco congelado (PFC)/concentração de hemácias (CH) e plaquetas/CH poderia produzir benefícios em desfechos clínicos. Isso foi reforçado por um ensaio clínico randomizado recente, de 2013, o PROMMTT Trial,[18] que demonstrou melhores desfechos clínicos em pacientes com proporções 1:2 ou mais. Contudo, em 2015, o PROPPR *trial*[19] demonstrou através de grande número de pacientes que não havia diferença em desfechos clínicos a depender da proporção de hemocomponentes transfundidos.

Idealmente, em ambientes controlados como UTIs, em que há presença de exames *point-of-care*, pode-se individualizar a hemoterapia de acordo com as deficiências de fatores de coagulação específicas de cada paciente, especialmente através da tromboelastografia (TEG) ou da tromboelastometria rotacional (ROTEM).

A despeito da dificuldade em estabelecer a melhor estratégia transfusional, as mais utilizadas em setores de emergência e UTI continuam baseando-se em protocolos de transfusão maciça. Transfusão maciça pode ser definida como a necessidade de 10 CH ou mais em 24 h, e os protocolos de transfusão maciça contemplam desde a proporção de hemocomponentes até a integração multiprofissional e multidisciplinar envolvida na disponibilização de todos os produtos e diagnósticos (farmacêuticos, bancos de sangue, laboratório especializado em TEG/ROTEM etc.). Recentemente, o sangue total (ST) tem voltado a ganhar espaço, embora normalmente esteja indicado apenas quando há indisponibilidade local de algum produto específico, seja plasma fresco congelado (PFC), concentrado de hemácias (CH), plaquetas ou crioprecipitado.

Existem diversos preditores clínicos que podem auxiliar na predição de pacientes candidatos a ativação do protocolo de transfusão maciça, a dizer: TASH, ABC, TBSS, todos eles com o objetivo de serem fácil e rapidamente aplicáveis e reprodutíveis (Figuras 5.12, 5.13 e Tabela 5.3).

No contexto de ressuscitação de controle de danos, é importante frisar que os principais pontos envolvidos na hemotransfusão são: não atrasar o início da terapia (isso inclui iniciar a transfusão idealmente no ambiente pré-hospitalar), limitar a infusão de cristaloides, capacitação multiprofissional para ativação do protocolo de transfusão maciça e garantir condições clínicas para hemostasia cirúrgica.

Variável	Nível	Pontos	Escore
Hemoglobina (g/dL)	< 7	8	
	< 9	6	
	< 10	4	
	< 11	3	
	< 12	2	
Excesso de base (mmol/L)	< -10	4	
	< -6	3	
	< -2	1	
Pressão arterial sistólica (mmHg)	< 100	4	
	< 120	1	
Frequência cardíaca	> 120	2	
Líquido intra-abdominal livre (FAST)		3	
Fratura pélvica clinicamente instável		6	
Fratura femoral exposta/luxada		3	
Sexo masculino		1	
		TASH > (escore total)	

Probabilidade de transfusão maciça (TM)	
TASH	P
1-8	< 5%
9	6%
10	8%
11	11%
12	14%
13	18%
14	23%
15	29%
16	35%
17	43%
18	50%
19	57%
20	65%
21	71%
22	77%
23	82%
24 +	> 85%

Figura 5.12. TASH - Hemorragia Grave Associada ao Trauma. (Fonte: Adaptada de Trauma Associated Severe Haemorrhage (TASH)-Score: probability of mass transfusion as surrogate for life threatening haemorrhage after multiple trauma. J Trauma 2006; 60: 1228-1237.)

① Idade do paciente

Anos		Pontos
	Idade ≥ 60 anos = 6 pontos	
	Idade ≤ 59 anos = 0	

② Pressão arterial sistólica

mmHg		Pontos
	PAS ≥ 110 = 0 pontos	
	100 ≤ PAS < 110 = 4 pontos	
	90 ≤ PAS < 100 = 8 pontos	
	PAS < 90 = 12 pontos	

③ FAST

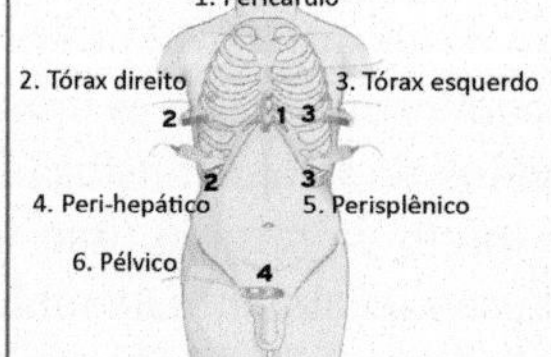

[ ] regiões × 3 pontos " — Pontos

④ Fratura pélvica (AO)

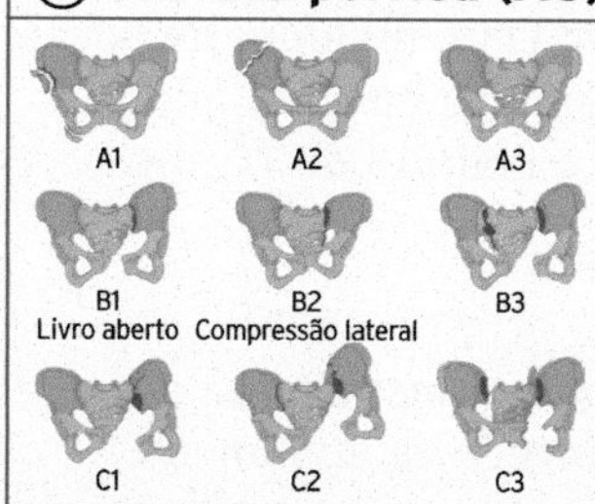

Tipo A: 3 pontos
Tipo B: 6 pontos
Tipo C: 9 pontos
Pontos

⑤ Concentração de lactato

mmol/L		Pontos
	0 ≤ lactato < 2,5 = 0 pontos	
	2,5 ≤ lactato < 5,0 = 4 pontos	
	5,0 ≤ lactato < 7,5 = 8 pontos	
	7,5 ≤ lactato = 12 pontos	

Escore de gravidade de sangramento traumático: TBSS

① + ② + ③ + ④ + ⑤ = Pontos

Figura 5.13. Escore de gravidade de sangramento traumático (TBSS). (Fonte: Adaptada de J Trauma Acute Care SurGERY. 2014 May;76(5):1243-50.)

TABELA 5.3	ESCORE ABC	
Avaliação do consumo de sangue	**Não**	**Sim**
Mecanismo de trauma penetrante	0	1
FAST +	0	1
HR > 120 bpm	0	1
PAS < 90 mmHg	0	1

Fonte: J Trauma. 2009; 66(2):346-52. doi: http://dx.doi.org/10.1097/TA.0b013e3181961c35.

Cirurgia de controle de danos

A cirurgia de controle de danos, conforme citado anteriormente, visa reduzir o tempo de exposição no centro cirúrgico em condições adversas para que não haja piora da hipotermia e da coagulopatia, permitindo que o paciente tenha tempo suficiente em unidade de terapia intensiva para ser adequadamente reanimado e que tenha condições de realizar cirurgia definitiva em um segundo momento, geralmente entre 6 e 48 h.

Para isso, o procedimento geralmente envolve laparotomia mediana por ser um acesso rápido e que permite visualização de todas as vísceras intra-abdominais e expõe facilmente pontos de sangramento, empacotamento com compressas dos 4 quadrantes abdominais, controle da contaminação com lavagem exaustiva da cavidade com clampeamento ou ressecção de vísceras perfuradas (mantendo o trato gastrointestinal em descontinuidade) e ressecção de órgãos não essenciais gravemente lesionados (baço) com fechamento temporário do abdome (com uso de peritoneostomia).

Lembrando que após o controle da fonte de sangramento, a normalização da pressão como objetivo terapêutico não é suficiente para equilibrar a balança oferta/consumo de oxigênio e a oxigenação tissular, particularmente na presença de disfunção miocárdica após ressuscitação.

A reposição volêmica adequada deverá visar os sinais clínicos e laboratoriais que indiquem melhora da perfusão, como diurese efetiva, estado mental normal, queda do lactato sérico e compensação da acidose metabólica.

Complicações e prognóstico

Como discutido anteriormente, o choque hipovolêmico afeta adversamente vários órgãos; mesmo após ressuscitação volêmica adequada, muitos pacientes evoluem com disfunção de múltiplos órgãos, evidenciada por SARA, insuficiência renal, hiperbilirrubinemia, colite isquêmica, encefalopatia hipóxica, perda muscular severa, disabsorção intestinal, coagulopatia, colecistite acalculosa e outros.

A patogênese dessa síndrome é pouco conhecida e provavelmente multifatorial, secundária à politransfusão, isquemia, injúria de reperfusão, alterações inflamatórias e alterações metabólicas.[4,12-15]

O tratamento é meramente suportivo e baseia-se na substituição da função orgânica, quando possível, por exemplo, ventilação mecânica na presença de SARA, diálise na insuficiência renal etc.

Hemorragia, choque e ressuscitação após trauma alteram temporariamente a imunidade celular, predispondo à infecção bacteriana e sepse, causa importante de mortalidade tardia nessa população de pacientes.

Como o trauma, por si só produz leucocitose e febre entre outros, o diagnóstico de infecção torna-se difícil; infecção suspeita ou confirmada deve ser tratada de acordo com o sítio e o perfil microbiológico da unidade.

Apesar de medidas suportivas cardiovasculares adequadas, a presença de disfunção de múltiplos órgãos acarreta uma mortalidade de 100% na presença de falência de pelo menos três órgãos.

Conclusão

O choque hipovolêmico é uma condição clínica que ameaça a vida e que necessita de diagnóstico e tratamento imediatos para prevenir disfunção de múltiplos órgãos e morte.

Apesar das novas descobertas com relação à fisiopatologia e novos horizontes de tratamento, o princípio mais importante do manejo continua sendo a completa reposição do volume circulante efetivo e o tratamento adequado da causa básica.

Referências bibliográficas

1. Advanced Trauma Life Support. Tenth Edition. Copyright© 2018 American College of Surgeons 633 N. Saint Clair Street Chicago, IL 60611-3211.
2. Böck JC et al. Post traumatic changes in and effect of colloid osmotic pressure on the distribution of body water. Ann Surg 1989;210:395.
3. Jess M, Paul MP. Treatment of severe hypovolemia or hypovolemic shock in adults. Disponível em Uptodate.
4. Kline JA et al. Heart function after severe hemorrhagic shock. Shock 1999;12:454.
5. Martini WZ. Coagulopathy by hypothermia and acidosis: mechanisms of thrombin generation and fibrinogen availability. J Trauma. 2009;67(1):202-8.
6. Hess JR, Brohi K, Dutton RP, Hauser CJ, Holcomb JB, Kluger Y et al. The coagulopathy of trauma: a review of mechanisms. J Trauma. 2008;65(4):748-54.
7. Holcomb JB, Tilley BC, Baraniuk S, Fox EE, Wade CE, Podbielski JM et al. The coagulopathy of trauma: a review of mechanisms. J Trauma. 2008;65(4):748-54.
8. Baker CH et al. Microvascular responses of intact and adrenal medullectomized rats to hemorrhagic shock. Circ Shock 1988;26:203.
9. Leibner E, Andreae M, Galvagno Jr SM, Scalea T. Damage control resuscitation. Clin Exp Emerg Med 2020;7(1):5-13.
10. Mizobata Y. Damage Control Resuscitation: A practical approach for severely hemorrhagic patients and its effects on trauma surgery. Journal of Intensive Care (2017) Jan 20;5(1): 1-9.
11. Beekley AC. Damage control resuscitation: a sensible approach to the exsanguinating surgical patient. Crit Care Med. 2008;36(7 Suppl):S267-74.
12. Barton R, Cerra FB. The hypermetabolism multiple organ failure syndrome, Chest 1989;96:1153.
13. Spain DA et al. Complement activation mediates intestinal injury after resuscitation from hemorrhagic shock. J Trauma 1999;46:224.
14. Szabó C, Billiar TR. Novel roles of nitric oxide in hemorrhagic shock, Shock 1999;102:1220.
15. Cairns CB et al. Evidence for early supply independent mitochondrial dysfunction in patients developing multiple organ failure after trauma, J Trauma 1997;42:532.
16. Chang H et al. Plasma endothelin level changes during hemorrhagic shock, J Trauma 1993;35:825.
17. Shakur H, Roberts I, Bautista R, Caballero J, Coats T, Dewan Y et al. Effects of tranexamic acid on death, vascular occlusive events, and blood transfusion in trauma patients with significant haemorrhage (CRASH-2): a randomized a placebo-controlled trial. Lancet. 2010;376(9734):23-32.
18. Holcomb JB, Fox EE, Zhang X, White N, Wade CE, Cotton BA et al. Cryoprecipitate use in the Prospective Observational Multicenter Major Trauma Transfusion study (PROMMTT). J Trauma Acute Care Surg. 2013;75(1 Suppl 1):S31-9.

6

Reposição Volêmica no Choque Hemorrágico Traumático

Rafael Alexandre de Oliveira Deucher | Brenno Cardoso Gomes

Introdução

O paciente vítima de trauma pode, potencialmente, apresentar qualquer tipo fisiopatológico de choque, de forma exclusiva ou combinada, como hipovolêmico/hemorrágico, obstrutivo, vasoplégico e cardiogênico, a depender da intensidade de energia e mecanismo do trauma sofrido.[1,2] Porém, a grande parcela dos traumas leva o paciente a apresentar choque pela hipovolemia secundária à hemorragia, sendo assim, a hemorrágica é a principal causa de choque em pacientes politraumatizados.[1] A hemorragia pós-traumática, associada à coagulopatia, é condição predisponente à disfunção orgânica e morte quando não reconhecida e tratada. Contudo, esse insulto ao paciente, que pode culminar em morte, pode ser prevenido quando há diagnóstico e tratamento precoces da hemorragia.[1,2]

Algumas evidências chegam a relatar que até 34,5% das mortes teriam potencial de serem evitadas com reconhecimento e tratamento precoces, como controle do foco hemorrágico e reanimação adequada.[4] Nesse contexto, devemos entender como e quando devemos realizar a reposição volêmica no paciente traumatizado.

Fisiopatologia do choque hemorrágico

O choque é uma hipoperfusão orgânica global associada à hipóxia tissular pelo fato de a hemorragia traumática diminuir o volume de sangue circulante efetivo, fazendo com que o débito cardíaco se torne ineficaz pela queda na pré-carga e pela diminuição no retorno venoso.[1,5] Sendo a reposição de fluidos uma estratégia fisiologicamente racional quando avaliamos a curva de Frank-Starling e entendemos a necessidade de retorno venoso adequado para um débito cardíaco competente.[13]

As diversas apresentações clínicas, hemodinâmicas e bioquímicas estão relacionadas com a intensidade do sangramento. Clinicamente o paciente pode apresentar desde alterações discretas do nível de consciência até instalação do coma, taquipneia, palidez cutânea e oligúria. Hemodinamicamente inicia-se com taquicardia discreta que pode-se tornar severa, queda da pressão sistólica abaixo de 90 mmHg e da pressão arterial média abaixo de 65 mmHg em casos mais graves, com perdas superiores a 30% da volemia.[1,2]

Inicialmente há um mecanismo compensatório simpatomimético, com o auxílio de catecolaminas endógenas que, por um tempo limitado, consegue sustentar a macro-hemodinâmica induzindo vasoconstricção arterial, redistribuição do fluxo sanguíneo para órgãos vitais, como coração e sistema nervoso central, e recrutamento do sangue armazenado na capacitância venosa com o objetivo de manter um débito cardíaco efetivo.[1]

A fisiopatologia do choque hemorrágico, além da baixa de pré-carga, também está associada à coagulopatia, principalmente por disfunção endotelial, fibrinólise e perda de fatores de coagulação, fato esse importante, pois a administração inadequada de fluidos no manejo inicial pode promover hemodiluição com piora da coagulopatia inicial.

A importância de entender a gravidade do sangramento que gera o choque é prioritária para o bom manejo clínico, uma vez que não devemos realizar reposição volêmica desnecessária nem atrasar o uso precoce de hemocomponentes em pacientes com choque hemorrágico extremo.[1,2]

Tipos de fluidos para reposição

Para reposição inicial no choque hemorrágico ainda não dispomos de uma solução que seja ideal e perfeita, cada solução apresenta suas características, qualidades e desvantagens. Atualmente, temos à disposição no mercado soluções cristaloides balanceadas, como Ringer com lactato e Plasma Lyte®, solução salina isotônica, soluções salinas hipertônicas, coloides sintéticos e albumina, porém, nem todas essas estão indicadas para o tratamento do choque hemorrágico.[1-3] O importante é conhecer a característica físico-química de cada solução em sua composição e associar ao quadro clínico atual a ser tratado.

Terapia inicial com fluidos

O tratamento básico do paciente em choque hemorrágico é o início da reposição da volemia perdida associada à parada imediata do sangramento. A estratégia de repor volume, ou mesmo hemocomponentes, não é eficaz sem o controle do sítio de sangramento quando esse é indicado. O paciente traumatizado perde grandes quantidades de sangue, mesmo sem grandes exteriorizações, por hemorragias internas e pelo edema rapidamente instalado na periferia das lesões. Apenas o edema já pode ser um foco de perda do volume plasmático.

Todo paciente politraumatizado, habitualmente, se beneficia de alíquotas de volume para restabelecimento da hemodinâmica habitual, porém, a quantidade e a estratégia de infusão dependem do quadro clínico.[1,2]

Quando avaliamos o tratamento com emprego de volume precisamos entender se o paciente está numa fase de reanimação, otimização, estabilização ou mesmo de "der-reanimação". O paciente em seu atendimento primário vai se encontrar na fase de reanimação e, na sequência de otimização após o início das condutas, na fase de reanimação o emprego do tratamento com fluido deverá ser mais agressivo, porém, muito diferente do que já foi praticado em um passado relativamente recente.[1,6]

Com o melhor entendimento da fisiopatologia do choque hemorrágico traumático sabe-se que o emprego desnecessário e excessivo de volume leva o paciente a um pior desfecho, principalmente, por comprometer ainda mais a coagulopatia induzida por trauma, hipotermia e até mesmo acidemia. Sendo assim, atualmente é uma boa prática o tratamento precoce cirúrgico, quando necessário, associado a uma reanimação controlada e hipotensão permissiva em pacientes sem traumatismo intracraniano suspeito ou confirmado. Pacientes com suspeita ou traumatismo craniano confirmado não podem ser tratados com hipotensão permissiva, ou seja, pressão arterial sistólica de 80 a 90 mmHg, e pressão arterial média de 55 a 60 mmHg até o controle do foco hemorrágico.[1,2,6]

TABELA 6.1 TIPOS E COMPOSIÇÕES DE LÍQUIDOS DE REANIMAÇÃO*

Variável	Plasma humano	Coloides									Cristaloides		
			Hydroxyethyl Starch										
		4% Albumina	10% (200/0,5)	6% (450/0,7)	6% (130/0,4)		6% (130/0,42)		4% Succinilado Modificado Gelatina Líquida	3,5% Ligado à uréia Gelatina	0,9% Salina	Composto Sódio Lactato	Equilibrado Sal Solução
Nome comercial		Albumex	Hemohes	Hextender	Voluven	Volulita	Venofundina	Tetraspan	Gelofusina	Haemaccel	Solução salina normal	Lactato de Hartmann ou Ringer	PlasmaLyte
Fonte coloide		Doador humano	Amido de batata	Amido de milho	Amido de milho	Amido de milho	Amido de batata	Amido de batata	Gelatina bovina	Gelatina bovina			
Osmolaridade (mOsm/litro)	291	250	308	304	308	286	308	296	274	301	308	280,6	294
Sódio (mmol/litro)	135-145	148	154	143	154	137	154	140	154	145	154	131	140
Potássio (mmol/litro)	4,5-5,0			3,0		4,0		4,0		5,1		5,4	5,0
Cálcio (mmol/litro)	2,2-2,6			5,0				2,5		6,25		2,0	
Magnésio (mmol/litro)	0,8-1,0			0,9		1,5		1,0					3,0
Cloreto (mmol/litro)	94-111	128	154	124	154	110	154	118	120	145	154	111	98
Acetato (mmol/litro)						34		24					27
Lactato (mmol/litro)	1-2			28								29	
Malato (mmol/litro)								5					
Gluconato (mmol/litro)													23
Bicarbonato (mmol/litro)	23-27												
Octanoato (mmol/litro)		6,4											

*To convert the values for potassium to milligrams per deciliter, divide by 0.2558. To convert the values for calcium to milligrams per deciliter, divide by 0.250. To convert the values for magnesium to milligrams per deciliter, divide by 0.4114. (Fonte: Adaptada de Myburgh *et al.*[3])

O paciente com choque hemorrágico, inicialmente, como dito previamente, poderá não apresentar sinais clássicos de choque em virtude do mecanismo de compensação inicial, porém, isso não deve atrasar o início de terapia com fluidos uma vez que grandes alterações na macro-hemodinâmica acontecem apenas após perda de 30% da volemia de forma geral.[1,2] Deve-se, então, iniciar o tratamento com volume com o objetivo de restabelecer volemia e perfusão global precocemente, entretanto, a estratégia de atingir metas "normais" de pressão arterial não é recomendada até que o sangramento tenha cessado.

A definição sobre qual o melhor fluido deve ser utilizado nesse paciente ainda está em discussão, porém, evidências atuais sugerem e recomendam o uso inicial de cristaloide em vez de coloide. Alguns estudos recentes estão avaliando o uso de coloide sintético no paciente em trauma, entretanto, isso não nos leva ao uso rotineiro em nossa prática clínica.[2,7] Ainda como justificativa para evitar o emprego sistemático de coloides temos o potencial de piora da coagulopatia e a evolução desfavorável em pacientes com trauma cranioencefálico associado.[2,8] Soluções salinas hipertônicas também não demonstraram superioridade na reanimação do choque hemorrágico quando comparadas com cristaloides comuns, então, seu uso com o objetivo de promover melhor perfusão não é recomendado até momento.[12]

Com base nessas informações devemos empregar o uso de cristaloide associado à reanimação controlada no choque hemorrágico, no entanto, ainda há dúvidas sobre qual cristaloide deve-se prescrever. A recomendação inicial do ATLS é o emprego de 1 litro de solução salina isotônica a 0,9% e reavaliação contínua da necessidade de maiores volumes para a melhora do quadro perfusional.[1] Já o *guideline* europeu de manejo de sangramento, apesar de sugerir, com o mesmo nível de evidência, solução salina isotônica 0,9% ou soluções balanceadas, deixa claro a preferência do uso de soluções balanceadas como opinião pessoal dos autores.[2] Deve-se lembrar que, recentemente, em uma grande publicação randomizada com mais de 10.000 pacientes participantes, não foi possível evidenciar melhora na mortalidade quando foi comparado o uso de cristaloide balanceado com solução salina isotônica em pacientes críticos. Assim sendo, as soluções balanceadas até o momento não são superiores à solução salina 0,9% na reanimação do paciente grave.[9]

Devemos evitar o uso de solução hipo-osmolar, como Ringer com lactato, em pacientes com choque hemorrágico e traumatismo intracraniano associado, pois, neste caso, a hipo-osmolaridade está associada à pior evolução clínica nessa coorte de pacientes.[10] Em pacientes com acidemia grave deve-se evitar o uso de grandes cargas de cloro, evitando assim piora do pH por acidose hiperclorêmica.[2]

Ao empregar o uso de soluções para o tratamento do choque é necessário que além da escolha da droga, defina-se a dose, a duração e a estratégia de infusão.[6] Como o objetivo no choque hemorrágico é a expansão volêmica, é necessário que se faça o fluido em *bolus*, ou seja, de 500 mL a 1.000 mL em um curto período, como, por exemplo, 15 minutos.[11]

De maneira sistemática e frequente devem-se avaliar critérios clínicos, laboratoriais e os dados vitais para compreender a resposta do paciente à reanimação inicial que pode ser rápida, transitória ou mínima/ausente, conforme Tabela 6.2. Pode-se, ainda, usar o choque índex e o déficit de base na gasometria arterial associados a outros comemorativos do choque hemorrágico, como dito anteriormente, para ajudar na definição da manutenção e na quantidade de volume adicional, ou mesmo o emprego de hemocomponentes, e como avaliação da resposta do paciente à terapia.[1]

TABELA 6.2	RESPOSTAS À RESSUSCITAÇÃO VOLÊMICA INICIAL[a]		
	Resposta rápida	**Resposta transitória**	**Resposta mínima ou nenhuma resposta**
Sinais vitais	Voltar ao normal	Melhora transitória, recorrência da diminuição da pressão arterial e aumento da frequência cardíaca	Permanece anormal
Perda estimada de sangue	Mínimo (< 15%)	Moderado e contínuo (15%-40%)	Forte (> 40%)
Necessidade de sangue	Baixo	Moderado a alto	Imediato
Preparação de sangue	Tipo e correspondência cruzada	Específico do tipo	Liberação de sangue de emergência
Necessidade de intervenção cirúrgica	Possivelmente	Provável	Altamente provável
Presença precoce do cirurgião	Sim	Sim	Sim

[a]Solução cristaloide isotônica, até 1.000 mL em adultos; 20 mL/kg em crianças. (Fonte: Adaptado de ATLS.[1])

Devemos ter como conduta atual o uso de cristaloide em alíquotas iniciais que desenvolvam melhora da perfusão, sugestão inicial de 1 litro, avaliando a necessidade de continuar a reanimação baseada em resposta clínica e de evitar comemorativos ruins da hipervolemia iatrogênica.[15]

Conclusão

O paciente politraumatizado pode apresentar choque de diversas etiologias, porém, o choque hemorrágico é o mais prevalente. O choque hemorrágico deve ser prontamente reconhecido e tratado, uma vez que o atraso no início do tratamento global aumenta a mortalidade. Este tipo de choque possui particularidades importantes como coagulopatia precoce de etiologia multifatorial. As condutas mais importantes nesse choque são controle de foco de sangramento e início da reanimação. Por ser um choque hipovolêmico responde bem, inicialmente, à reanimação com fluidos e o cristaloide aquecido deve ser a primeira escolha. No passado havia excesso de uso de fluido nesses pacientes e hoje preconiza-se a reanimação controlada associada à hipotensão permissiva, exceto em neurocríticos, e proporcionando apenas a necessidade do paciente.

Características clínicas, laboratoriais e choque índex auxiliam no diagnóstico, na tomada de decisão e no acompanhamento de resposta clínica à terapia instituída.

Referências bibliográficas

1. Advanced Trauma Life Support10th ed. Chicago: American College of Surgeons, 2018.
2. Rossaint R, Afshari A, Bouillon B et al. The European Guideline on management of major bleeding and coagulopathy following trauma, 6th ed. Crit Care 2023;27:80. https://doi.org/10.1186/s13054-023-04327-7
3. Myburgh JA, Mythen MG. Resuscitation fluids. N Engl J Med 2013 Sep 26;369(13):1243-51. doi: 10.1056/NEJMra1208627. PMID: 24066745.
4. Kalkwarf KJ, Drake SA, Yang Y, Thetford C, Myers L, Brock M et al. Bleeding to death in a big city: an analysis of all trauma deaths

from haemorrhage in a metropolitan area during 1 year. J Trauma Acute Care Surg 2020;89(4):716-22.
5. Vincent JL, De Backer D. Circulatory shock. N Engl J Med 2013 Oct 31;369(18):1726-34. doi: 10.1056/NEJMra1208943. PMID: 24171518.
6. Malbrain MLNG, Van Regenmortel N, Saugel B et al. Principles of fluid management and stewardship in septic shock: it is time to consider the four D's and the four phases of fluid therapy. Ann Intensive Care 2018;8:66. https://doi.org/10.1186/s13613-018-0402-x
7. Chappell D, van der Linden P, Ripollés-Melchor J, James MFM. Safety and efficacy of tetrastarches in surgery and trauma: a systematic review and meta-analysis of randomised controlled trials. Br J Anaesth 2021;127(4):556-68.
8. Finfer S, Bellomo R, Boyce N, French J, Myburgh J, Norton R; SAFE Study Investigators. A comparison of albumin and saline for fluid resuscitation in the intensive care unit. N Engl J Med 2004 May 27;350(22):2247-56. doi: 10.1056/NEJMoa040232. PMID: 15163774.
9. Zampieri FG, Machado FR, Biondi RS et al. Effect of intravenous fluid treatment with a balanced solution vs 0.9% saline solution on mortality in critically ill patients: The BaSICS Randomized Clinical Trial. JAMA 2021;326(9):818-29. doi:10.1001/jama.2021.11684.
10. Rowell SE, Fair KA, Barbosa RR, Watters JM, Bulger EM, Holcomb JB et al. The impact of pre-hospital administration of lactated Ringer's solution versus normal saline in patients with traumatic brain injury. J Neurotrauma 2016;33(11):1054-9.
11. Zampieri FG, Bagshaw SM, Semler MW. Fluid therapy for critically ill adults with sepsis: a review. JAMA 2023 Jun 13;329(22):1967-80. doi: 10.1001/jama.2023.7560. PMID: 37314271.
12. Wu M, Liao T, Lee EM, Chen Y, Hsu W, Lee MG et al. Administration of hypertonic solutions for haemorrhagic shock: a systematic review and meta-analysis of clinical trials. Anesth Analg 2017;125(5):1549-57.
13. Hall JE, Hall ME. Guyton & Hall | Tratado de fisiologia médica, 14. ed. Rio de Janeiro: Guanabara Koogan, 2021. 1121 p.
14. Caironi P, Tognoni G, Masson S, Fumagalli R, Pesenti A, Romero M et al. ALBIOS Study Investigators. Albumin replacement in patients with severe sepsis or septic shock. N Engl J Med 2014 Apr 10;370(15):1412-21. doi: 10.1056/NEJMoa1305727. Epub 2014 Mar 18. PMID: 24635772.
15. Mbadiwe N, Georgette N, Slidell MB, McQueen A. Higher crystalloid volume during initial pediatric trauma resuscitation is associated with mortality. J Surg Res 2021;262:93-100.

7

Coagulopatia Aguda do Trauma

Brenno Cardoso Gomes

Introdução

O trauma grave é um importante problema global de saúde pública. As lesões traumáticas contribuem para cerca de uma em cada dez mortes, resultando na morte anual de mais de 5,8 milhões de indivíduos em todo o mundo. Esse número é previsto para aumentar ao longo dos anos.[2] De acordo com Organização Mundial da Saúde (OMS), acidentes de trânsito, suicídios e homicídios são as três principais causas de lesão e mortes relacionadas à violência. Como consequência, têm surgido inúmeras iniciativas tanto em âmbito nacional quanto internacional, com o propósito de prevenir a violência e as lesões traumáticas, oferecendo orientações para o tratamento de vítimas de trauma.

A hemorragia pós-traumática não controlada é a principal causa de morte potencialmente evitável entre os pacientes vítimas de politrauma.[5] O paciente traumatizado com sangramento gera um encargo financeiro significativo para as sociedades,[5-7] portanto, as melhorias na gestão do processo de atendimento clínico e cirúrgico do sangramento maciço em pacientes com trauma grave deve ser atingido. Para isso, devemos ter artigos com relevância metodológica, além de *guidelines* atualizados.[1]

Um terço de todos os pacientes com sangramento grave do trauma apresentam sinais de coagulopatia na admissão hospitalar. Esses pacientes desenvolvem falência de múltiplos órgãos, com mais morte do que pacientes com padrões de lesão semelhantes na ausência de coagulopatia.[8-11]

Fisiopatologia

Recentemente, a coagulopatia aguda associada à lesão traumática foi reconhecida como uma condição primária multifatorial que resulta de uma combinação de choque induzido por sangramento, aumento da trombomodulina relacionada à lesão tecidual, geração do complexo trombina-trombomodulina e ativação de vias anticoagulantes e fibrinolíticas. A gravidade do distúrbio de coagulação é influenciada por fatores ambientais e terapêuticos que resultam em acidemia, hipotermia, diluição, hipoperfusão e consumo de fatores de coagulação.[10,13]

Além disso, a coagulopatia é modificada por fatores relacionados ao trauma, como a lesão cerebral e fatores individuais relacionados ao paciente, que incluem: idade, antecedentes genéticos, comorbidades, inflamação e medicações administradas antes do trauma (especialmente anticoagulantes orais), e após (fluidos na reanimação hemodinâmica).[6,9] A coagulopatia induzida por trauma (CIT) é uma condição multifatorial, necessitando assim que haja compreensão de todo o contexto fisiopatológico[7] (Figura 7.1).

A ativação do sistema imunológico após o trauma grave é fase importante para a proteção e cicatrização de tecidos danificados. Após um trauma grave, o corpo humano responde primariamente pela ativação da via do sistema imunológico inato, de modo semelhante a outras causas de síndrome da resposta inflamatória sistêmica (SIRS).[14] Recentemente foi demonstrado que a resposta inflamatória é uma combinação de processos pró-inflamatórios e anti-inflamatórios sincrônicos no tempo, que ocorrem logo após o trauma.[14-16] Graves lesões estão associadas a um aumento da interleucina-6

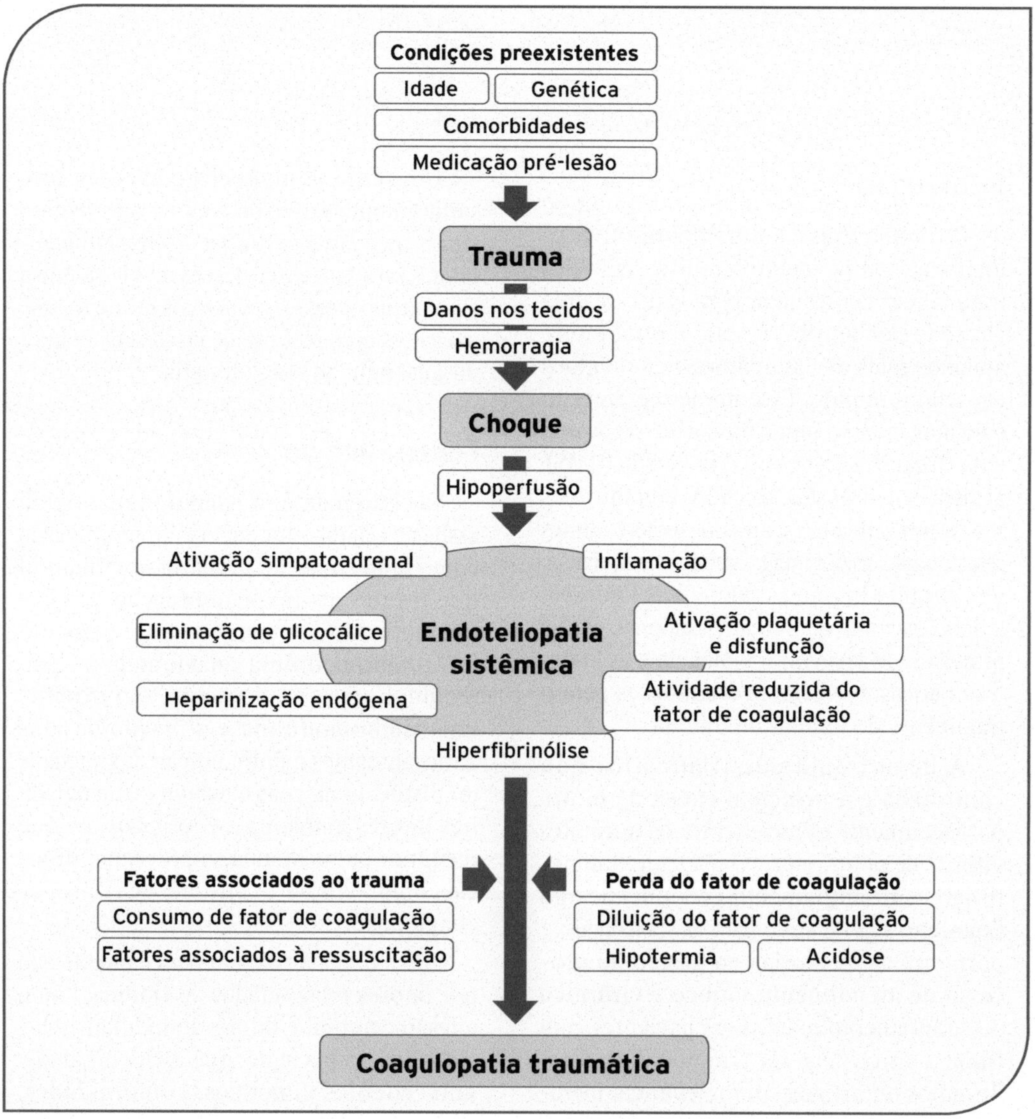

Figura 7.1. Aspectos fisiopatológicos da coagulopatia no trauma. (Fonte: Adaptada da referência 7.)

(IL-6) e subsequente respostas do sistema imune adaptativo e inato. Essa imunidade adaptativa diminuída e imunossupressão relativa podem levar à infecções precoces.[16]

Choque hemorrágico

O choque hemorrágico é uma condição com alto risco de morte se não tratado corretamente e requer uma série de intervenções.[15] As características do choque hemorrágico tem como base: sinais clínicos inespecíficos e específicos, variáveis hemodinâmicas e achados bioquímicos.[17] A pressão arterial baixa não deve ser um pré-requisito para o diagnóstico de choque, pois choque é definido como uma alteração da perfusão tecidual, com ou sem a presença de hipotensão arterial. A avaliação da perfusão tecidual, por sua vez, pode ser avaliada por meio de exame de perfusão cutânea (tempo de enchimento capilar, débito urinário, estado mental alterado), juntamente com sinais laboratoriais de metabolismo anaeróbico, como lactato sérico aumentado gerando acidose metabólica com ânion gap elevado.[11]

Diagnóstico e tratamento

A melhor evidência no manuseio clínico e cirúrgico da coagulopatia e sangramento grave no paciente politraumatizado pode ser retirada do último *guideline* europeu de manuseio da coagulopatia e sangramento no trauma, publicado recentemente.[7]

As informações colocadas a seguir foram extraídas deste *guideline* e colocadas em ordem numérica de acordo com a significância para essa revisão.

1. O paciente vítima de trauma grave deve preferencialmente ser atendido em centros especializados no tipo de atendimento. 2. O uso do torniquete ou compressão local deve ser aplicado em pacientes com risco de morte antes de chegar ao hospital. 3. A equipe médica deve avaliar clinicamente a extensão da hemorragia traumática, usando uma combinação de variáveis: fisiologia do paciente, padrão de lesão anatômica, mecanismo de lesão e a resposta do paciente à reanimação inicial. 4. Há a sugestão do uso do índice de choque (IS) na avaliação do grau do choque hipovolêmico.

A Tabela 7.1 classifica a perda de sangue no choque hemorrágico em pacientes com trauma grave, construída pela American College of Surgeons (ATLS - *Advanced Trauma Life Support*).[12]

5. Os pacientes que apresentem sítio óbvio de sangramento devem ser submetidos a um procedimento de controle imediato do sangramento. 6. Recomenda-se o uso de avaliação com ultrassonografia abdominal (FAST), para a detecção de líquido livre na cavidade abdominal em pacientes com trauma penetrante de torso. 7. A identificação de valor baixo de hemoglobina (Hb) em análise inicial é considerado um indicador de sangramento grave associado à coagulopatia. 8. Avaliações repetitivas de Hb para se identificar a progressão do sangramento é indicada.

9. Na triagem do choque hemorrágico podem ser usadas as medidas de lactato sérico arterial e/ou déficit de base como um teste sensível para estimar e monitorar a extensão do choque. Na monitorização da homeostasia da coagulação podem ser usados testes mais tradicionais como: tempo de ativação de protrombina (TAP), contagem de plaquetas e nível de fibrinogênio. Métodos mais contemporâneos e acurados na análise da formação do coágulo (métodos viscoelásticos: tromboelastografia e tromboelastometria) e *Point-Of-Care* plaquetário (POC plaquetário), podem ser usados precocemente no cuidado do paciente com sangramento.[18] 10. Os métodos também ajudam na triagem laboratorial de possíveis pacientes tratados com agentes anticoagulantes.

Um ponto importante é com relação ao uso de soluções hidroeletrolíticas na reanimação hemodinâmica dos pacientes politrau-

TABELA 7.1	SINAIS E SINTOMAS DE HEMORRAGIA POR CLASSE			
Parâmetro	**Classe I**	**Classe II (leve)**	**Classe III (moderada)**	**Classe IV (grave)**
Perda aproximada de sangue	< 15%	15-30%	31-40%	> 40%
Frequência cardíaca	↔	↔/↑	↑	↑/↑↑
Pressão arterial	↔	↔	↔/↓	↓
Pressão de pulso	↔	↓	↓	↓
Frequência respiratória	↔	↔	↔/↑	↑
Débito urinário	↔	↔	↓	↓↓
Pontuação da Escala de Coma de Glasgow	↔	↔	↓	↓
Déficit de base	0 a -2 mEq/L	-2 a -6 mEq/L	-6 a -10 mEq/L	-10 mEq/L or less
Necessidade de hemoderivados	Monitor	Possível	Sim	Protocolo de transfusão maciça

*Excesso de base é a quantidade de base (HCO_3^-, em mEq/L) que está acima ou abaixo da faixa normal no corpo. Um número negativo é chamado de déficit de base e indica acidose metabólica. (Fonte: Adaptada da referência 12.)

matizados graves. 11. A classe a ser utilizada são as soluções cristaloides, preferencialmente as soluções balanceadas. 12. As soluções hipotônicas, como o Ringer Lactato, devem ser evitados em pacientes com traumatismo cranioencefálico grave (TCE grave). 13. Os coloides devem ser evitados em todas as fases do atendimento. 14. A Hb alvo é de 7 a 9 g/dL.

15. Para otimizar a formação do coágulo recomenda-se a aplicação precoce de medidas para reduzir a perda de calor e aquecer o paciente hipotérmico.

16. A cirurgia de controle de danos deve ser empregada no paciente grave com choque hemorrágico. 17. Outros fatores também influenciam uma abordagem de controle de danos mais precoce, são: hipotermia, acidose, lesão anatômica importante inacessível, necessidade de procedimentos demorados ou lesão concomitante fora do abdome. 18. O tratamento cirúrgico definitivo primário no paciente hemodinamicamente estável e na ausência de qualquer um dos fatores acima é indicado.

19. O ácido tranexâmico deve ser administrado o mais rápido possível ao paciente com trauma grave que esteja sangrando ou com risco de hemorragia significativa, não precisando aguardar o laboratório, sendo administrado em 3 horas após a lesão traumática, em uma dose de ataque de 1 g (EV) infundida em 10 min., seguida de uma infusão (EV) de 1 g 8/8 h.[19] 20. A primeira dose deve ser considerada no atendimento pré-hospitalar. 21. No tratamento inicial de pacientes

com hemorragia maciça, recomenda-se uma das duas estratégias a seguir:

- Plasma fresco congelado (PFC), ou plasma livre de patógenos, em uma razão de PFC:CH (concentrado de hemácias) de pelo menos 1:2.
- Concentrado de fibrinogênio e concentrado de hemácias na mesma relação acima.

As medidas de transfusão devem ter metas. 22. As doses adicionais de plasma seguem após análise do TAP e/ou TTPA > 1,5 vezes o valor normal e/ou evidência na análise viscoelástica de deficiência do fator de coagulação. 23. O uso de plasma para tratamento de hipofibrinogenemia deve ser evitado. 24. Se for utilizada uma estratégia de uso de complexos protrombínico ativados (CPA), essa deve ocorrer após análise dos parâmetros de coagulação por métodos convencionais ou pelos métodos viscoelásticos. 25. Desde que os níveis de fibrinogênio estejam normais, sugere-se que o CPA seja administrado ao paciente com sangramento tendo base na evidência de deficiência desse na formação do coágulo usando os métodos viscoelásticos. O uso de concentrado de fibrinogênio ou crioprecipitado é também aplicável se há sangramento grave acompanhado de hipofibrinogenemia (sinais de déficit de fibrinogênio nos métodos viscoelásticos ou nível plasmático de fibrinogênio ≤ 1,5 g/L). 26. A suplementação inicial de fibrinogênio (3-4 g), isto é equivalente a 15-20 unidades de um único doador de crioprecipitado ou 3-4 g de concentrado de fibrinogênio ativado.

As plaquetas devem ser administradas para manter uma contagem acima de 50 × 10 ^{9}/L. A manutenção da contagem de plaquetas acima de 100 × 10 ^{9}/L é meta em pacientes com sangramento contínuo e/ou TCE. 27. A dose inicial usada é de quatro a oito unidades plaquetárias ou uma aférese. 28. Não há recomendação para o uso do fator VII ativado recombinante (FVIIar) como tratamento de primeira linha.

29. O uso *off-label* de FVIIar pode ser considerado se a hemorragia for grave e a coagulopatia associada ao trauma persistir apesar de todas outras tentativas hemostáticas convencionais de controle do sangramento.

30. Deve-se ter atenção para a reversão do efeito de agentes antitrombóticos em pacientes com sangramento contínuo. 31. No paciente em uso de anticoagulantes orais que depletam os fatores de coagulação dependentes da vitamina K, que estejam com sangramento associado ao trauma, deve ser feita a reversão de emergência da anticoagulação com complexo protrombínico ativado e com 5 mg de vitamina K (vitamina K1). 32. A medição dos níveis séricos dos novos anticoagulantes deve ser realizada caso haja disponibilidade. Se houver associação do sangramento pós-trauma com uso de algum dos novos anticoagulantes, não tendo antídoto disponível, deve ser administrado ácido tranexâmico 15 mg/kg (ou 1 g) por via endovenosa e uso de complexo protrombínico (25-50 U/kg).

Sugere-se o tratamento com concentrados de plaquetas (CP) se a disfunção plaquetária for documentada em um paciente com sangramento contínuo que esteja sob efeito de agentes antiplaquetários. 33. Caso o paciente seja usuário de algum agente antiplaquetário e tenha hipertensão intracraniana (HIC) pós-TCE, com programação de procedimento neurocirúrgico, há necessidade de administração de plaquetas profiláticas. 34. Considerar a administração de desmopressina (0,3 μg/kg) em pacientes tratados com drogas antiplaquetárias ou doença de Von Willebrand. A tromboprofilaxia mecânica precoce com compressão pneumática intermitente (CPI), é boa opção para se evitar trombose venosa profunda em pacientes de alto risco que também ainda estejam sob risco de sangramento. A tromboprofilaxia farmacológica combinada com mecânica pode ser realizada em 24 h após o sangramento ter sido controlado.

Conclusão

Os pacientes politraumatizados devem preferencialmente ser atendidos em centros especializados que apresentam protocolos assistenciais baseados na melhor evidência médica. A adesão local a um protocolo de tratamento multidisciplinar deve ser o pilar para o manejo do sangramento e da coagulopatia.

As medidas para monitorar e tratar os distúrbios de coagulação no paciente politraumatizado deve ser iniciada o mais cedo possível. A abordagem de controle de danos também é ponto importante no controle do sangramento grave. Não podemos esquecer que muitos pacientes politraumatizados com sangramentos estão em uso de drogas antitrombóticas ou anticoagulantes, sendo assim, medidas especificas nesse cenário também devem ser realizadas.

Referências bibliográficas

1. Rossaint R, Bouillon B, Cerny V, Coats TJ, Duranteau J, Fernandez-Mondejar E, et al. The European guideline on management of major bleeding and coagulopathy following trauma: fourth edition. Crit Care. 2016;20:100.
2. Spahn DR, Bouillon B, Cerny V, Coats TJ, Duranteau J, Fernandez-Mondejar E, et al. Management of bleeding and coagulopathy following major trauma: an updated European guideline. Crit Care. 2013;17(2):R76.
3. Stensballe J, Henriksen HH, Johansson PI. Early haemorrhage control and management of trauma-induced coagulopathy: the importance of goal-directed therapy. Curr Opin Crit Care. 2017;23(6):503-10.
4. Misgav M, Martinowitz U. [Trauma-induced coagulopathy--mechanisms and state of the art treatment]. Harefuah. 2011;150(2):99-103, 207.
5. Schlommer C, Meier J. [Trauma-Induced Coagulopathy: Pathophysiology and Management]. Anasthesiologie, Intensivmedizin, Notfallmedizin, Schmerztherapie: AINS. 2019;54(6):413-23.
6. Kornblith LZ, Moore HB, Cohen MJ. Trauma-induced coagulopathy: The past, present, and future. Journal of thrombosis and haemostasis: JTH. 2019;17(6):852-62.
7. Spahn DR, Bouillon B, Cerny V, Duranteau J, Filipescu D, Hunt BJ, et al. The European guideline on management of major bleeding and coagulopathy following trauma: fifth edition. Crit Care. 2019;23(1):98.
8. Stein P, Kaserer A, Spahn GH, Spahn DR. Point-of-Care Coagulation Monitoring in Trauma Patients. Seminars in thrombosis and hemostasis. 2017;43(4):367-74.
9. Lapointe LA, Von Rueden KT. Coagulopathies in trauma patients. AACN clinical issues. 2002;13(2):192-203.
10. Klages M, Zacharowski K, Weber CF. Coagulation management in trauma-associated coagulopathy: allogenic blood products versus coagulation factor concentrates in trauma care. Current opinion in anaesthesiology. 2016;29(2):245-9.
11. Tanczos K, Nemeth M, Molnar Z. What's new in hemorrhagic shock? Intensive Care Med. 2015;41(4):712-4.
12. Advanced trauma life support (ATLS(R)): the ninth edition. The journal of trauma and acute care surgery. 2013;74(5):1363-6.
13. Lier H, Krep H, Schroeder S, Stuber F. Preconditions of hemostasis in trauma: a review. The influence of acidosis, hypocalcemia, anemia, and hypothermia on functional hemostasis in trauma. J Trauma. 2008;65(4):951-60.
14. Hess JR, Brohi K, Dutton RP, Hauser CJ, Holcomb JB, Kluger Y, et al. The coagulopathy of trauma: a review of mechanisms. J Trauma. 2008;65(4):748-54.
15. Petros S. Trauma-Induced Coagulopathy. Hamostaseologie. 2019;39(1):20-7.
16. Frith D, Davenport R, Brohi K. Acute traumatic coagulopathy. Current opinion in anaesthesiology. 2012;25(2):229-34.
17. Brohi K, Cohen MJ, Davenport RA. Acute coagulopathy of trauma: mechanism, identification and effect. Curr Opin Crit Care. 2007;13(6):680-5.
18. Maegele M, Nardi G, Schochl H. Hemotherapy algorithm for the management of trauma-induced coagulopathy: the German and European perspective. Current opinion in anaesthesiology. 2017;30(2):257-64.
19. Roberts I, Prieto-Merino D, Manno D. Mechanism of action of tranexamic acid in bleeding trauma patients: an exploratory analysis of data from the CRASH-2 trial. Crit Care. 2014;18(6):685.

8

Abordagem da Coagulopatia Aguda no Trauma Baseada nos Métodos Viscoelásticos

Taís Costa Bignoto | Roseny dos Reis Rodrigues

Introdução

O trauma grave é um grande problema de saúde pública mundial. Segundo a Organização Mundial de Saúde (OMS), acidentes de trânsito, suicídios e homicídios são as três principais causas de lesões e mortes violentas.[1] O sangramento não controlado é a principal causa de morte evitável nas vítimas de trauma.[1,3]

O volume sanguíneo de um adulto normal é de aproximadamente 7% do peso corporal. Um homem de 70 kg tem em torno de 5 litros de volume sanguíneo circulante. Em pacientes obesos, o cálculo é feito pelo peso ideal estimado, uma vez que o resultado pelo peso real fica superestimado.[1,2]

O ATLS classificou o grau da perda sanguínea de acordo com sinais e sintomas, como descrito na Tabela 8.1.[1] Sangramento maciço pode ser definido como aquele em que há necessidade de transfusão maciça, ou seja, mais de 10 unidades de concentrado de hemácias nas primeiras 24 horas da admissão, ou mais de 4 unidades em 1 hora.[1]

Na última década, a fisiopatologia do sangramento traumático tem sido mais reconhecida e mais estudos são realizados com o objetivo de definir as melhores estratégias no manejo do sangramento agudo.[2] A coagulopatia aguda precoce já é reconhecida como uma condição primária e multifatorial, resultante da combinação do choque induzido pelo sangramento maciço, pela geração de complexo trombina-trombomodulina relacionados com a lesão tecidual e a ativação de vias anticoagulantes e fibrinolíticas.[2,16]

A gravidade da coagulopatia é influenciada por fatores ambientais e terapêuticos que contribuem para acidemia, hipotermia, diluição, hipoperfusão e consumo de fatores de coagulação. Os fatores relacionados com o trauma, como lesão cerebral e administração de fluidos pré-hospitalar, também contribuem para a coagulopatia, além de fatores individuais como idade, antecedentes genéticos, comorbidades, uso de medicamentos (p. ex., anticoagulantes orais).[7,17]

Fisiopatologia da coagulopatia do trauma

Coagulopatia é a incapacidade de o sangue garantir a hemostasia adequada em resposta a uma lesão tecidual.

TABELA 8.1	CLASSIFICAÇÃO DO GRAU DA PERDA SANGUÍNEA DE ACORDO COM SINAIS E SINTOMAS, SEGUNDO ATLS			
	Classe I	**Classe II (leve)**	**Classe III (moderado)**	**Classe IV (severo)**
Perda sanguínea	15%	15%-30%	31%-40%	> 40%
Frequência cardíaca	-	Normal ou ↑	↑	↑↑↑
Pressão arterial	-	-	Normal a ↓	↓
Pressão de pulso	-	↓	↓	↓
Frequência respiratória	-	-	Normal a ↑	↑
Débito urinário	-	-	↓	↓
Glasgow	-	-	↓	↓
Base excess mEq/L	0 a -2	-2 a -6	-6 a -10	< -10
Necessidade de sangue	Monitorar	Possível	Sim	Transfusão maciça

Fonte: Adaptada de Advanced Trauma Life Support ATLS Student Course Manual, 2018.

Em condições normais, a hemostasia envolve basicamente três etapas fundamentais:

1. Ligação do fator VII ao fator tecidual, que é exposto durante a lesão vascular, originando o complexo "Fator tecidual/ Fator VII ativado", que inicia a cascata de coagulação.
2. Ativação de plaquetas e fatores de coagulação com consequente produção da rede de fibrina.
3. Ativação da via da fibrinólise que previne a formação de coagulação excessiva.

A coagulopatia induzida pelo trauma tem várias causas. A Tabela 8.2 descreve as principais etiologias.

O tratamento do choque hemorrágico tem como meta a expansão volêmica e o controle da fonte do sangramento. A reposição volêmica com fluidos e hemocomponentes pode produzir alterações na coagulação decorrentes da diluição dos elementos envolvidos no processo de coagulação. A maioria dos pacientes acaba desenvolvendo acidose metabólica e hipotermia, o que, no trauma, quando associado à coagulopatia, forma a conhecida "tríade letal", que se não revertida culminará na morte do paciente.

Hemodiluição

A administração excessiva de cristaloides na fase inicial do tratamento da perda sanguínea do paciente traumatizado resulta na diluição dos fatores de coagulação, plaquetas e fibrinogênio.[8]

Alguns estudos apontam que o soro fisiológico e o Ringer com lactato agravam a acidose e a hipotermia e, com isso, a coagulopatia, além de aumentar a incidência da síndrome do desconforto respiratório agudo (SDRA). Ocorre uma perpetuação inflamatória sistêmica, o que mantém a lesão de reperfusão tecidual e aumenta a adesão leucocitária.[9]

Acidose

A acidose é um dos mais importantes fatores que contribuem para a coagulopatia

TABELA 8.2	FATORES ASSOCIADOS COM O DESENVOLVIMENTO DA COAGULOPATIA NO TRAUMA
Fatores etiológicos	**Consequências hematológicas**
Perda sanguínea	Redução na quantidade absoluta de fatores de coagulação e plaquetas.
Ativação da hemostasia	Consumo de plaquetas e fatores de coagulação.
Administração de líquidos	Redução da quantidade relativa de fatores de coagulação e plaquetas. Reposição volêmica agressiva com solução salina pode piorar a acidose devido ao desenvolvimento da acidose metabólica hiperclorêmica. Transfusão de concentrado de hemácias isoladamente leva à deficiência relativa de plaquetas e fatores de coagulação e também pode levar à hipocalcemia e hipotermia. Alguns estudos cm animais sugerem que alguns coloides têm efeito direto na coagulação. Hipotermia com seus efeitos deletérios na hemostasia.
Acidose	Redução da atividade dos fatores de coagulação e seus complexos: principalmente o fator VIL complexo fator VII/fator tecidual e o complexo fator Xa/Va.
Hipotermia	Redução da atividade das enzimas sereases envolvidas na função plaquetária e por meio de alterações endoteliais e no sistema fibrinolítico.
Traumatismo craniano	Acredita-se que a liberação de tromblopastina e fator tecidual decorrente de traumatismo craniano iniciam o processo de coagulação e fibrinólise similar à coagulação intravascular disseminada.

Fonte: Dra. Taís Costa Bignoto.

do trauma. A hipoperfusão tecidual causa acidose metabólica lática pelo metabolismo anaeróbico. No meio ácido, a atividade dos fatores de coagulação, bem como a função das plaquetas são diminuídas. O fator VII ativado tem sua atividade reduzida em até 90%, quando ocorre redução do pH de 7,4 para 7,0, por exemplo.[10] A reanimação agressiva com soro fisiológico também propicia a perpetuação da acidose metabólica, no caso hiperclorêmica.

Hipotermia

A hipotermia é, de fato, uma das grandes contribuintes para o desenvolvimento da coagulopatia. Vários mecanismos são responsáveis pela queda da temperatura corporal no politraumatizado. Regiões de clima mais frio, setores de emergência e centro cirúrgicos com sistemas de refrigeração propiciam perda de calor corporal. O próprio choque hemorrágico, em sua fisiopatologia, pela diminuição de consumo de oxigênio em nível celular, reduz o metabolismo e, consequentemente, a produção de calor.[12,13]

Um fator prevenível é a infusão de fluidos aquecidos na reanimação volêmica.[1]

Abordagem da coagulopatia guiada por métodos viscoelásticos

A transfusão maciça, como já citado acima, é caracterizada pela necessidade de mais de 10 unidades de concentrado de hemácias nas primeiras 24 horas da admissão ou mais de 4 unidades em 1 hora. Outras definições são descritas como: reposição de sangue correspondente a uma volemia de 75 mL/kg ou reposição de mais de 50% do volume de sangue corporal em 3 horas após um sangramento agudo com perda de 1,5 mL/kg/min em 20 minutos.[1,14]

Alguns *scores* são ferramentas facilitadoras para guiar situações que necessitam de transfusão maciça, entre eles o ABC *score* e o TASH *score*.

A transfusão maciça traz consequências graves, mudando, muitas vezes, a evolução do paciente politraumatizado.

O uso excessivo de sangue e hemocomponentes aumenta o risco de infecções,[20,21] TRALI (*transfusion-related lung injury*),[18] TRACO (*transfusion-associated cardiac overload*),[19] além de promover a manutenção da cascata de coagulopatia comum ao trauma.

O racional de que tais efeitos adversos são maléficos ao paciente, a ponto de agregar novas disfunções, estimulou estudos na tentativa de se achar uma ferramenta para guiar e que individualizaria a coagulopatia de cada paciente. Então surgiram os métodos viscoelásticos.

Métodos viscoelásticos

A tromboelastografia é um método laboratorial que demonstra as alterações viscoelásticas do sangue por meio de uma representação gráfica durante o processo de formação do coágulo, desde a fase de iniciação, formação, estabilização até sua lise.[23] A tromboelastografia usa sangue total e evidencia as interações entre as diferentes células do sangue, bem como suas características bioquímicas, além de ser realizada na temperatura ajustada do paciente.[23,24]

Hemorragia maciça e transfusão de sangue estão associadas ao aumento da morbimortalidade já descrita anteriormente, mas também de custos. Testes viscoelásticos do sangue facilitam a racionalização das hemotransfusões e acabam por aperfeiçoar o tratamento de pacientes graves com sangramento ativo ao guiar e individualizar a terapêutica. Isso torna a tecnologia custo-efetiva.[23]

A tromboelastometria avalia global e dinamicamente o processo de formação do coágulo, desde a cinética inicial de geração de trombina, a máxima estruturação e polimerização de fibrina e a lise do coágulo.[23,24] A avaliação em tempo real e funcional da coagulação, com a visualização gráfica, detecta precocemente o distúrbio da coagulação, como por exemplo, a hipofibrinogenemia e/ou disfibrinogenemia, a hiperfibrinólise, a deficiência de fatores de coagulação, a disfunção plaquetária e o efeito de heparina,[24] tornando-se um guia beira-leito para terapias hemostáticas, por meio de metas com hemocomponentes e/ou hemoderivados. Os benefícios da terapêutica guiada por metas estendem-se à maior racionalização de hemocomponentes e, consequentemente, à redução de seus possíveis efeitos adversos.[25] Estudos demonstram que essa diminuição de efeitos adversos promove uma redução do tempo de internação, bem como da mortalidade intra-hospitalar, o que impacta indiretamente nos custos com o tratamento.[25]

Vale citar que como todo método laboratorial, a tromboelastografia tem limitações. A reação ocorre dentro de uma cuveta, e não no endotélio, e isso, por si só, já traz resultados que devem ser interpretados conforme clínica do paciente. Não é um método sensível ao efeito de antiagregantes plaquetários, de anticoagulantes orais, de heparina de baixo peso molecular e não detecta a deficiência do fator de von Willebrand.[26]

A máquina de tromboelastografia gera a rotação de um copo e mantém um pino livremente suspenso no sangue por um fio de torção. O movimento de torção transforma as propriedades mecânicas viscoelásticas do sangue em um gráfico. Portanto, o movimento de rotação do pino através do transdutor mecânico é convertido em sinal elétrico e cria o gráfico (Figura 8.1). As alterações bioquímicas de pH, eletrólitos e temperatura promovem a interação entre células do sangue e a ligação entre fibrina e plaquetas, que pelo movimento da cuveta transmite uma cadência para o pino imerso. Dessa forma, o gráfico está diretamente relacionado com a resistência do coágulo formado.

Na tromboelastometria, uma amostra de sangue citratado (0,3 mL) é "tratado" com cloreto de cálcio, então, é pipetada para uma cuveta e ativada por reagentes específicos para cada teste a ser realizado. As presenças destes reagentes aceleram a formação das curvas e, consequentemente, o diagnóstico da coagulopatia.

Os testes convencionais da coagulação, como tempo de protrombina e tromboplastina parcial ativada, são realizados em amostra de plasma, o que os tornam inadequados para monitorar a coagulopatia e guiar a terapia no paciente grave com choque hemorrágico.[26]

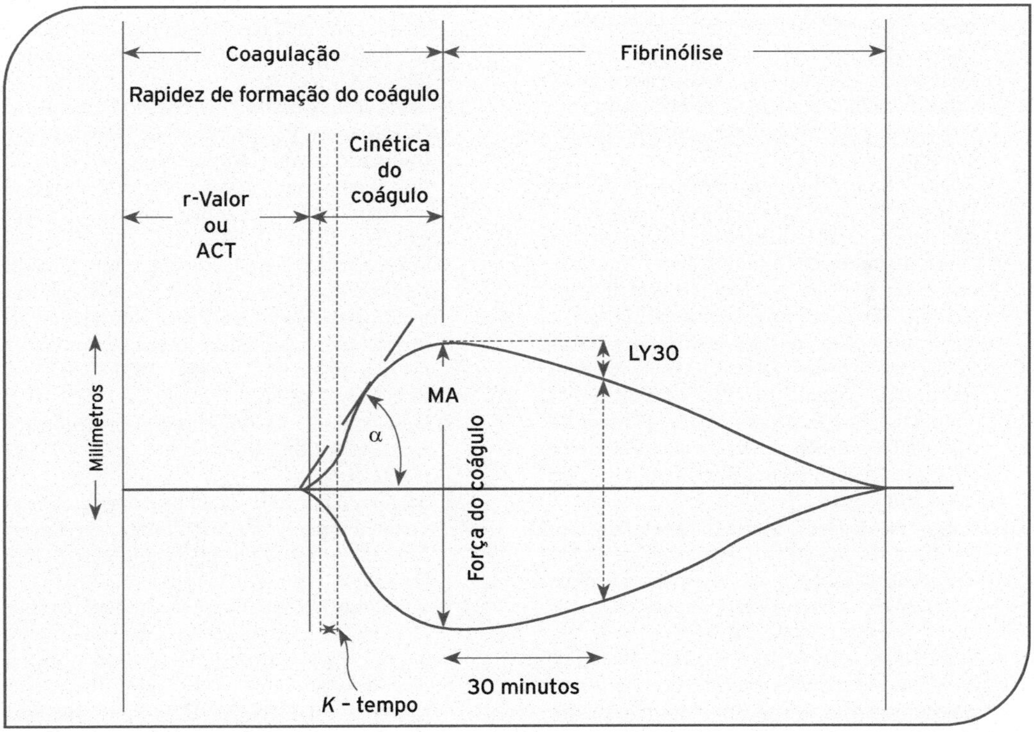

Figura 8.1. Gráfico normal da rTEG e seus parâmetros avaliados. A coagulação é representada pelo r-valor ou ACT (*activated clotting time* = tempo entre o início do teste e a formação da fibrina), pelo *k*-tempo (tempo necessário para o traçado alcançar 20 mm a partir de 2 mm), pelo α-ângulo (taxa de formação do coágulo) e pela MA (máxima amplitude = a maior amplitude do traçado). A fibrinólise é representada pela LY30 (porcentagem de lise a 30 minutos = porcentagem de redução da amplitude em 30 minutos após ter sido alcançada a MA). (Fonte: Adaptada de Vogel, 2013.[27])

Referências bibliográficas

1. Advanced Trauma Life Support ATLS Student Course Manual, 2018.
2. Schreiber MA, Perkins J, Kiraly L, Underwood S, Wade C, Holcomb J. Early predictors of massive transfusion in combat casualties. J Am Coll Surg 2007.
3. Sauaia A, Moore FA, Moore EE, Moser KS, Brennan RRN, Read RA, Pons PT. Epidemiology of trauma deaths: a reassessment. J Trauma 1995;38:185-93.
4. Holcomb JB. Methods for improved hemorrhage control. Crit Care 2004;8(Suppl 2):S57-S60.
5. Mesar T, Larentzakis A, Dzik W, Chang Y, Velmahos G, Yeh DD. Association Between Ratio of Fresh Frozen Plasma to Red Blood Cells During Massive Transfusion and Survival Among Patients Without Traumatic Injury. JAMA Surg 2017 Jun 1;152(6):574-80.
6. Como JJ, Dutton RP, Scalea TM, Edelman BB, Hess JR. Blood transfusion rates in the care of acute trauma. Transfusion 2004;44:809-13.
7. Rizoli SB, Nascimento B Jr., Osman F et al. Recombinant activated coagulation factor VII and bleeding trauma patients. J Trauma 2006;61:1419-25.
8. Callum JL, Pinkerson PH. Bloody easy 2: blood transfusion, blood alternatives and transfusion reactions: a guide to transfusion medicine. Toronto: Savattuq Inc., 2005.
9. Coimbra R, Hoyt DB, Junger WG, Angle N, Wolf P, Loomis W et al. Hypertonic saline resuscitation decreases susceptibility to sepsis after hemorrhagic shock. J Trauma 1997;42:602-6.
10. Meng ZH, Wolberg AS, Monroe DM, III, Hoffman M. The effect of temperature and pH on the activity of factor VIIa: implications for the efficacy of high-dose factor VIIa in hypothermic and acidotic patients. J Trauma 2003;55:886-91.
11. Cotton BA, Guy JS, Morris JA Jr., Abumrad NN. The cellular, metabolic, and systemic consequences of aggressive fluid resuscitation strategies. Shock 2006;26:115-21.
12. Cosgriff N, Moore EE, Sauaia A, Kenny-Moynihan M, Burch JM, Galloway B. Predicting life-threatening coagulopathy in the massively transfused trauma patient: hypothermia and acidoses revisited. J Trauma 1997;42:857-61.
13. Ferrara A, MacArthur JD, Wright HK, Modlin IM, McMillen MA. Hypothermia and acidosis worsen coagulopathy in the patient requiring massive transfusion. Am J Surg 1990;160:515-8.
14. Johansson P, Stensballe J, Oliveri R, Wade C, Ostrowski S, Holcomb J. How I treat patients with massive hemorrhage. Blood 2014 Nov 13;124(20):3052-8.
15. Innerhofer P, Fries D, Mittermayr M, Innerhofer N, Langen D, Hell T et al. Reversal of trauma-induced coagulopathy using first-line coagulation factor concentrates or fresh frozen plasma (RETIC): a single-centre, parallel-group, open-label, randomized trial. Lancet Haemathol 2017.
16. Mueller M, Remoortel H, Meybohm P, Aranko K, Aubron C, Burger R et al. Patient blood management recommendations from the 2018 Frankfurt Consensus Conference. JAMA 2019.
17. The CRASH-3 trial. Effects of tranexamic acid on death, disability, vascular occlusive events and other morbidities in patients with acute traumatic brain injury (CRASH-3): a randomized, placebo-controlled trial. Lancet 2019.
18. Murphy EL, Kwaan N, Looney MR, Gajic O, Hubmayr RD, Gropper MA et al. Risk factors and outcomes in transfusion-associated circulatory overload. Am J Med 2013;126(4):357.e29-38.
19. Görlinger K, Saner FH. Prophylactic plasma and platelet transfusion in the critically Ill patient: just useless and expensive or even harmful? BMC Anesthesiol 2015;15:86. Review.
20. Nienaber U, Innerhofer P, Westermann I, Schöchl H, Attal R, Breitkopf R et al. The impact of fresh frozen plasma vs coagulation factor concentrates on morbidity and mortality in trauma-associated haemorrhage and massive transfusion. Injury 2011;42(7):697-701.
21. Schöchl H, Nienaber U, Maegele M, Hochleitner G, Primavesi F, Steitz B et al. Transfusion in trauma: thromboelastometry-guided coagulation factor concentrate-based therapy versus standard fresh frozen plasma-based therapy. Crit Care 2011;15(2):R83.
22. Watson GA, Sperry JL, Rosengart MR, Minei JP, Harbrecht BG, Moore EE et al. Fresh frozen plasma is independently associated with a higher risk of multiple organ failure and acute respiratory distress syndrome. J Trauma. 2009;67(2):221-7; discussion 228-30.
23. Luddington RJ. Thrombelastography/thromboelastometry. Clin Lab Haematol. 2005;27(2):81-90. Review.
24. Salooja N, Perry DJ. Thrombelastography. Blood Coagul Fibrinolysis 2001;12(5):327-37. Review. Erratum in: Blood Coagul Fibrinolysis. 2002;13 (1):75.
25. Spalding GJ, Hartrumpf M, Sierig T, Oesberg N, Kirschke CG, Albes JM. Cost reduction of perioperative coagulation management in cardiac surgery: value of "bedside" thrombelastography (ROTEM). Eur J Cardiothorac Surg. 2007;31(6):1052-7.
26. Lang T, von Depka M. [Possibilities and limitations of thrombelastometry/-graphy]. Hamostaseologie. 2006;26(3 Suppl 1):S20-9. German.
27. Vogel AM, Radwan ZA, Cox CS, Cotton BA. Admission rapid thrombelastography delivers real-time "actionable" data in pediatric trauma. J Pediatr Surg 2013;48:1371-6.

9

Uso de Droga Vasoativa no Paciente Politraumatizado com Choque

Lorena Macedo

Em todo mundo, estima-se que as vítimas de trauma excedam 8 milhões até o ano 2020. O choque hemorrágico e o traumatismo cranioencefálico são as principais causas de morte após o trauma.

Embora os fluidos intravenosos tenham sido tradicionalmente utilizados para otimizar a perfusão de órgãos no cenário de hemorragia, investigações recentes sugerem que a restrição à fluidoterapia, ao realizar hipotensão permissiva, pode acarretar melhora na sobrevida desses pacientes.

No entanto, a segurança da hipotensão permissiva permanece incerta, particularmente entre pacientes que sofreram lesão cerebral traumática e trauma raquimedular.[1]

Nos casos de traumas contusos com injúria cerebral grave, a hipotensão reduz a perfusão cerebral e eleva a taxa de mortalidade desses pacientes.[2]

Os vasopressores vasoconstrictores, que não atuam preferencialmente em órgãos vitais e vasos de capacitância, irão mobilizar o volume sanguíneo utilizado na periferia poupando a administração de excesso de volume. Usados como adjuvantes poupadores de fluidos, esses medicamentos podem complementar as medidas de ressuscitação corrigindo a hipotensão sem diluir os fatores de coagulação ou aumentar o risco de edema tecidual.[3]

A razão para a não realização da ressuscitação vigorosa com a administração de fluidos para elevar a pressão arterial seria a diluição dos fatores de coagulação, hipotermia, dificuldade para formação de coágulos e aumento consequente de sangramento, dificultando assim a hemostasia.[4] Considerando o trauma hemorrágico, recomenda-se manter a pressão arterial sistólica entre 80 e 90 mmHg na fase inicial de ressuscitação em pacientes sem traumatismo cranioencefálico ou raquimedular; nestes casos permanece a recomendação para o alvo de PAM em torno de 65 mmHg, com o objetivo de manter a pressão de perfusão cerebral e medular.[5]

A primeira etapa da ressuscitação do choque é restaurar rapidamente a pressão arterial média e o fluxo sanguíneo sistêmico para prevenir a hipoperfusão regional e a hipóxia tecidual. Nesta fase, os agentes vasopressores são necessários transitoriamente para manter a perfusão do tecido na presença de hipotensão com risco de vida.[6] Porém, estudos recentes, relatam que a administração de drogas vasoativas em altas doses na ressuscitação dos pacientes politraumatizados graves elevam a mortalidade quando comparados à ressuscitação agressiva desses pacientes com volume e hemoderivados sendo necessário cautela e indicação precisa para sua realização.[7]

Para acertar o momento em que se deve instalar os vasopressores é necessário entender a fisiopatologia do choque hemorrágico que pode ser resumida em duas fases: (1) fase inicial de vasoconstrição (simpatoexcitatória) e (2) fase vasodilatadora (simpatoinibitória).[8]

Durante a fase simpatoexcitatória, a pressão arterial é mantida por um aumento da resistência vascular sistêmica, aumento da frequência e contratilidade cardíacas.[9] Nessa fase, excluindo-se os traumas cranioencefálicos e raquimedulares, o início de vasopressores pode ser deletério e elevar a mortalidade por trazer prejuízo à perfusão de órgãos centrais e vasos de capacitância.

A segunda fase é marcada pela inibição do sistema simpático, caracterizada por choque distributivo como consequência da hiporreatividade vascular. Então, mesmo a medula adrenal aumentando a produção de adrenalina e noradrenalina, não há compensação da vasodilatação, sendo necessário início dos vasopressores para manter a perfusão tecidual.[10] A meta não deve ser a pressão arterial, deve ser a perfusão tecidual.

Desta forma, quando a administração de fluidos falha em restaurar a pressão arterial e/ou a perfusão orgânica não está adequada, a terapia com agentes vasopressores deve ser iniciada e individualizada

Como os vasopressores podem aumentar a pós-carga cardíaca se a taxa de infusão for excessiva ou a função ventricular esquerda já estiver prejudicada, uma avaliação da função cardíaca é essencial.

A função cardíaca pode estar alterada por contusão miocárdica, derrame pericárdico ou secundariamente à lesão cerebral.

Principais drogas vasoativas

- Noradrenalina: mediador endógeno do sistema nervoso simpático, é um potente agonista alfa-adrenérgico com efeitos agonistas beta-adrenérgicos menos pronunciados. A norepinefrina aumenta a pressão arterial média por vasoconstrição, com uma discreta elevação (10%-15%) no débito cardíaco e no volume sistólico. As pressões de enchimento são inalteradas ou elevadas discretamente (1-3 mmHg).[12]
- Adrenalina: é sintetizada, armazenada e liberada pelas células cromafins da medula adrenal. É um potente agente alfa e beta-adrenérgico que aumenta a pressão arterial média, o índice cardíaco e o tônus vascular periférico. Com essas características aumenta o fornecimento de oxigênio para as células, porém, também aumenta seu consumo de oxigênio. Dessa forma, os níveis de lactato já elevado pelos efeitos do choque, podem aumentar ainda mais pelo excesso de vasoconstrição e comprometimento da perfusão.[13]
- Dopamina: é um precursor imediato da noradrenalina; em doses baixas < 5 mcg/kg/min, a dopamina estimula receptores dopaminérgicos D1 em vasos sanguíneos no cérebro e nos rins, causando vasodilatação nesses sítios.

Em doses médias, entre 5 e 10 mcg/kg/min a dopamina passa a estimular mais receptores adrenérgicos beta-1, aumentando o débito cardíaco, (com efeitos variáveis sobre a frequência cardíaca). Nessas doses, a dopamina ainda ativa receptores alfa-1, gerando aumento da resistência vascular periférica, resultando em um ligeiro aumento na pressão arterial.

Já em doses mais altas > 10 mcg/kg/min, o principal efeito da dopamina é alfa-adrenérgico, com vasoconstrição periférica, aumento da resistência vascular periférica e aumento da pressão arterial.

- Vasopressina: é um hormônio peptídico sintetizado no hipotálamo e então transportado e armazenado na glândula pituitária. Liberado em resposta à dimi-

TABELA 9.1	POTÊNCIA RELATIVA DE AGENTES VASOATIVOS COMUMENTE USADOS[11]					
		Cardíaco		Vasculatura periférica		
	Dose	Frequência cardíaca	Contratilidade	Vasoconstrição	Vasodilatação	Dopaminérgico
Norepinefrina	2-40 μg/min	+	++	++++	0	0
Dopamina	1-4 μg/kg/min	+	+	0	+	++++
	4-20 μg/kg/min	++	++-+++	++-+++	0	++
Epinefrina	1-20 μg/min	++++	++++	++++	+++	0
Fenilefrina	20-200 μg/min	0	0	+++	0	0
Vasopressina	0,01-0,03 U/min	0	0	++++	0	0
Dobutamina	2-20 μg/kg/min	++	+++-++++	0	++	0
Milrinona	0,375-0,75 μg/kg/min	+	+++	0	++	0
Levosimendana	0,05-0,2 μg/kg/min	+	+++	0	++	0

Fonte: Adaptada de Am J Respir Crit Care Med. Vol 183 pp 847-855, 2011.

nuição do volume sanguíneo, diminuição do volume intravascular e aumento da osmolaridade plasmática, a vasopressina contrai o músculo liso vascular diretamente por meio dos receptores V1 e também aumenta a responsividade da vasculatura às catecolaminas.[14]

- Dobutamina: é uma mistura racêmica de dois isômeros com efeitos adrenérgicos. Predominantemente é inotrópico via estimulação dos receptores b1, com variável efeito na pressão arterial. A dobutamina eleva o débito cardíaco por meio do aumento da contratilidade e da frequência cardíaca, em graus diferentes em pacientes distintos. Quando existe suspeita de choque cardiogênico associado ela é o primeiro agente de escolha em pacientes com síndrome de baixo débito.[15]

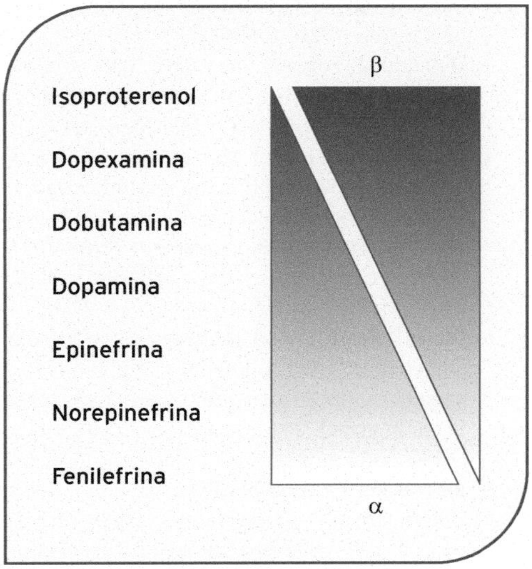

Figura 9.1. Drogas vasoativas e seus respectivos receptores. (Fonte: Adaptada de Am J Respir Crit Care Med. Vol 183 pp 847-855, 2011.)

A fisiopatologia do choque em pacientes politraumatizados é muito complexa. Muitos cenários clínicos podem existir o que pode justificar ou não a utilização precoce de agentes vasopressores.

Mais estudos são necessários para embasar essa estratégia, definir a melhor droga vasoativa a ser utilizada e metas tanto de pressão arterial quanto de perfusão para o paciente politraumatizado.

O diagnóstico preciso da etiologia do choque, lembrando que vários mecanismos podem estar presentes, como persistência de hipovolemia, vasodilatação por síndrome de resposta inflamatória sistêmica (SIRS), depressão miocárdica ou choque obstrutivo, é imperativo para a escolha do agente vasoativo mais indicado e da melhor opção terapêutica.[16]

Referências bibliográficas

1. Hylands M, Toma A, Beaudoin N, et al. Vasopressor use following traumatic injury: protocol for a systematic review. BMJ Open 2017.
2. Donat R Spahn E et al. Management of bleeding and coagulopathy following major trauma: an updated European guideline. Critical Care. [revista em internet]. 2013. [acesso em 28/08/2021]. Disponível em: https://www.ncbi.nlm.nih.gov/pmc/articles/PMC4056078/
3. Hylands M, Toma A, Beaudoin N, et al. Vasopressor use following traumatic injury: protocol for a systematic review. BMJ Open 2017.
4. Donat R Spahn E et al. Management of bleeding and coagulopathy following major trauma: an updated European guideline. Critical Care. [revista em internet]. 2013. [acesso em 28/08/2021]. Disponível em: https://www.ncbi.nlm.nih.gov/pmc/articles/PMC4056078/
5. Donat R Spahn E et al. Management of bleeding and coagulopathy following major trauma: an updated European guideline. Critical Care. [revista em internet]. 2013. [acesso em 28/08/2021]. Disponível em: https://www.ncbi.nlm.nih.gov/pmc/articles/PMC4056078/
6. Hollenberg SM. Vasoactive Drugs in Circulatory Shock. American Journal of Respiratory and Critical Care Medicine.. Vol. 183; 2011. pp. 847-855.
7. Kenichiro Uchida E et al. The impact of early administration of vasopressor agents for the resuscitation of severe hemorrhagic shock following blunt trauma. BMC Emergency Medicine [revista em internet]. Article number: 26; 2020. [acesso em 28/08/2021]. Disponível em: https://bmcemergmed.biomedcentral.com/articles/10.1186/s12873-020-00322-1
8. J C Schadt 1, J Ludbrook. Hemodynamic and neurohumoral responses to acute hypovolemia in conscious mammals. PubMed [revista em internet]. 1991. [acesso em 28/08/2021]. Disponível em: https://pubmed.ncbi.nlm.nih.gov/1671735/
9. Richards, Justin E. MD; Harris, Tim MD; Dünser, Martin W. MD; Bouzat, Pierre MD, PhD; Gauss, Tobias MD. Vasopressors in Trauma: A Never Event? Anesthesia & Analgesia; 2021 - Volume 133 - Issue 1. p.p 68-79.
10. K Sander-Jensen, J Mehlsen, C Stadeager, N J Christensen, J Fahrenkrug, T W Schwartz, J Warberg, P Bie. Increase in vagal activity during hypotensive lower-body negative pressure in humans. PubMed [revista em internet]. 1988. [acesso em 28/08/2021]. Disponível em: https://pubmed.ncbi.nlm.nih.gov/3394838/
11. Hollenberg SM, Parrillo JE. Acute heart failure and shock. In: Crawford MH, DeMarco J, Paulus WJ, editors. Cardiology, 3rd ed. Philadelphia: Mosby; 2010. p. 964.
12. Desjars P, Pinaud M, Bugnon D, Tasseau F. Norepinephrine therapy has no deleterious renal effects in human septic shock. Crit Care Med. 1989; 17. p.p426–429.
13. Day NP, Phu NH, Bethell DP, Mai NT, Chau TT, Hien TT, White NJ. The effects of dopamine and adrenaline infusions on acid–base balance and systemic haemodynamics in severe infection. Lancet. 1996; 348. p.p. 219–223.
14. Barrett BJ, Parfrey PS. Clinical practice: preventing nephropathy induced by contrast medium. N Engl J Med 2006; 354. p.p. 379–386.
15. Antman EM, Anbe DT, Armstrong PW, Bates ER, Green LA, Hand M, Hochman JS, Krumholz HM, Kushner FG, Lamas GA, et al. ACC/AHA guidelines for the management of patients with ST-elevation myocardial infarction– executive summary: a report of the American College of Cardiology/American Heart Association Task Force on Practice Guidelines. Circulation 2004; 110: p.p. 588–636.
16. Richards, Justin E. MD; Harris, Tim MD; Dünser, Martin W. MD; Bouzat, Pierre MD, PhD; Gauss, Tobias MD. Vasopressors in Trauma: A Never Event?. Anesthesia & Analgesia; 2021 - Volume 133 - Issue 1. p.p 68-79.

10

O Ácido Tranexâmico no Trauma: Estado da Arte

Luiza Lange Albino

Em 1962, o ácido tranexâmico (TXA) foi sintetizado em laboratório pela primeira vez. Classificado como uma droga antifibrinolítica, trata-se de um derivado do aminoácido lisina e inibe a fibrinólise através do bloqueio de conexões de sítios de plasminogênio à lisina.[1]

De forma competitiva, esse composto impede a conversão do plasminogênio em plasmina e, em última instância, previne a clivagem da fibrina, reduzindo o principal agente responsável pela fibrinólise. Por meio desse mecanismo o sangramento é reduzido ao impedir a dissolução de coágulos.[2,3]

Fisiologicamente, a fibrinólise envolve múltiplos mecanismos regulatórios, sendo a lesão endotelial e a liberação de múltiplos mediadores ativadores de plasminogênio responsáveis pela geração de plasmina.

Em contrabalanço, para compensação hemostática, a geração de plasmina ativa diversos inibidores como o α2-antiplasmina e inibidor-1 do ativador do plasminogênio.[4]

Após sofrer lesão tecidual extensa, seja por trauma ou cirurgia, o equilíbrio hemostático sofre grave interferência e a fibrinólise torna-se um importante contribuinte para sangramento e consequente coagulopatia, mecanismo conhecido como hiperfibrinólise.[5]

Considerando o mecanismo de ação do ácido tranexâmico (TXA) aqui discutido, a comunidade médica e científica postulou sua provável eficácia na redução de sangramentos secundários a insultos graves.

Por décadas o uso e a indicação formal do TXA foram restritos à prevenção de sangramentos em procedimentos cirúrgicos, dentários e médicos entre pacientes portadores de coagulopatias hereditárias, como os hemofílicos. Além disso, era utilizado como adjuvante na redução de metrorragia e outras hemorragias ginecológicas.[3,4]

Nos anos que se seguiram, o TXA foi extensamente estudado e utilizado nas rotinas cirúrgicas eletivas de diversas especialidades, incluindo cirurgias cardíacas e ortopédicas, com evidência de redução da necessidade de hemotransfusão no perioperatório.[6,7]

Conforme dados da Organização Mundial da Saúde (OMS), lesões traumáticas graves, acidentais ou associadas à violência, levaram à morte de 4,4 milhões de pessoas, correspondendo a aproximadamente 8% de todas as mortes mundiais do ano de 2021, por exemplo. Em sua maior parte, são vítimas de choque hemorrágico decorrente de acidentes de trânsito, homicídios e suici-

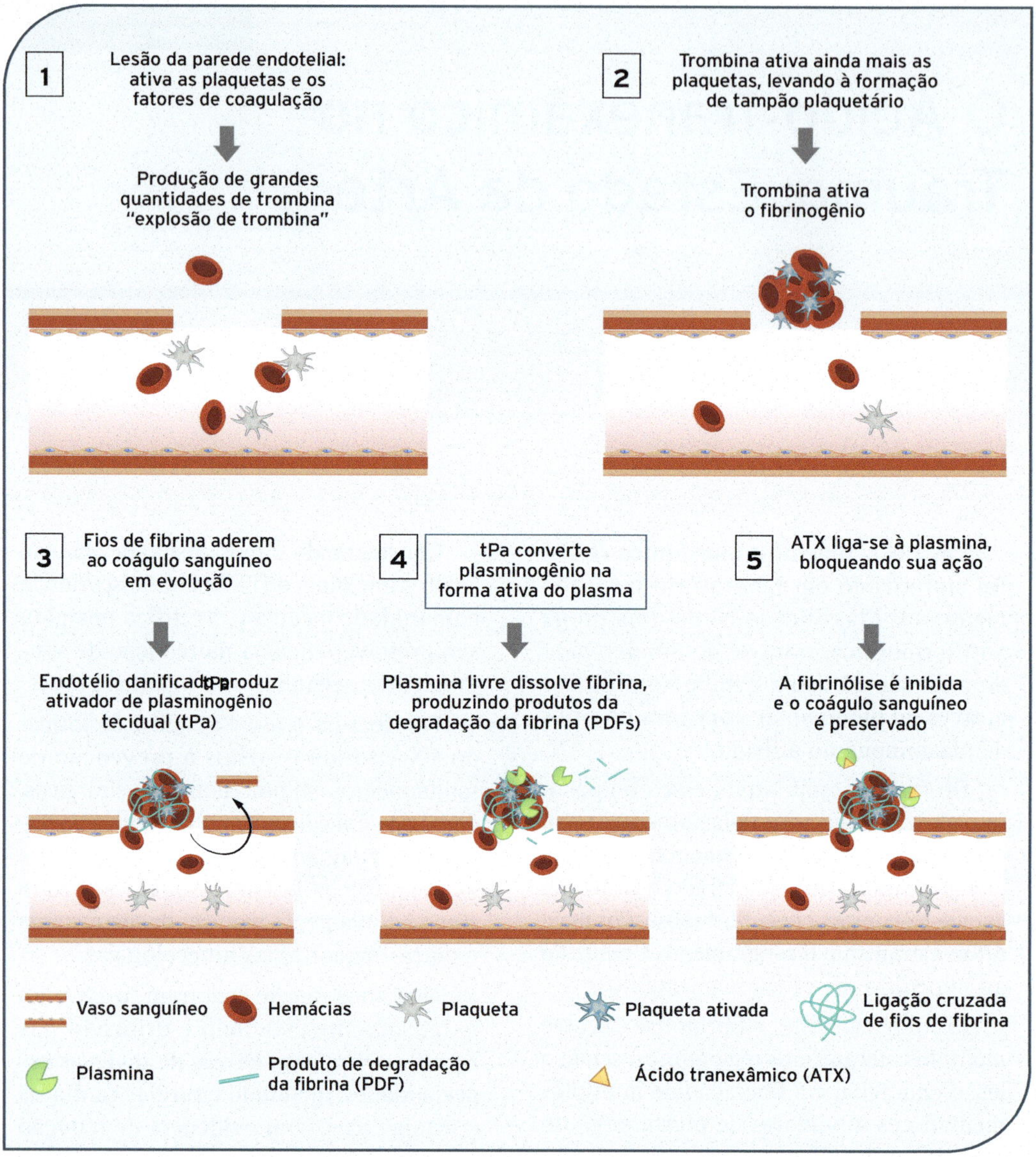

Figura 10.1 Os sistemas de coágulo e fibrinolítico. (Fonte: Ácido tranexâmico, Dra. Charlotte Earnshaw[1,†], Dra Melanie Poole.[2])

dios, a maioria delas crianças e jovens com idade entre 5 e 29 anos, do sexo masculino e residentes de países em desenvolvimento. Além das mortes, os acidentes e a violência são os responsáveis por cerca de 10% de todos os sobreviventes com sequelas graves, configurando queda de produtividade geral e aumento de custos globais.[8]

Considerando o grande impacto mundial em decorrência de trauma e a eficácia do TXA na redução de sangramento, foi iniciado em 2005 e publicado em 2010 o estudo icônico, de escala mundial, conhecido como CRASH-2 – estudo controlado e randomizado para avaliação dos efeitos do ácido tranexâmico nas vítimas de sangramento secundário a traumas, excluídas as vítimas de traumatismo cranioencefálico (TCE). Foi um desdobramento já previamente planejado do estudo CRASH-1, que analisou 10.008 pacientes quanto ao uso de corticosteroides no TCE.[9,10]

O CRASH-2, por sua vez, incluiu o número impressionante de 20.211 pacientes vítimas de traumas entre diversos hospitais de 40 países. O desenho desse ensaio clínico utilizou 1 grama de TXA endovenoso (EV) em 10 minutos, seguido de 1 grama EV infundido ao longo de 8 horas em 10.096 pacientes no grupo intervenção, sendo os outros 10.115 participantes do grupo placebo.[10]

Apesar de não ter demonstrado diferença significativa na necessidade de hemotransfusão entre o grupo intervenção e o placebo, o estudo demonstrou que o uso de TXA reduziu a mortalidade intra-hospitalar por todas as causas, em 28 dias, de 16% para 14,5%, e reduziu a morte por exsanguinação de 5,7% para 4,9%.[10]

A maior contribuição do CRASH-2 foi demonstrar que o efeito do TXA varia de acordo com o tempo entre o trauma e a infusão da medicação – *quanto mais precoce a infusão do TXA após o trauma, maior o impacto na mortalidade*. Entretanto, enquanto o uso de TXA em *até 3 horas* do trauma reduziu o risco de morte por sangramento em quase 30% (RR = 0,72; 95% CI 0,63-0,83; P <-0,001), seu uso *após 3 horas* aparentemente *aumenta o risco de óbito* por sangramento, uma vez que entre estes últimos 4,4% morreram no grupo TXA, enquanto apenas 3,1% deles morreram no grupo placebo (RR =,1,44; 95% CI 1,12-1,84; P = 0,004).[10,11]

Por fim, o estudo não evidenciou aumento de eventos pró-trombóticos no grupo intervenção, contribuindo para a segurança do uso do TXA nestes casos.[10-12]

O grande número de pacientes e de instituições incluídos no estudo permite que os resultados sejam considerados amplamente reprodutíveis; além disso, a efetividade similar em trauma contuso e penetrante, o uso de uma dose fixa independente do peso da vítima, a ausência de necessidade de testes laboratoriais prévios, a segurança da medicação e seu preço acessível levaram a OMS a incluir o TXA na lista de medicamentos essenciais e ele foi incorporado aos protocolos de tratamento de lesões traumáticas em todo o mundo.[11,12]

Apesar da robustez do estudo CRASH-2, o fato de o desenho do estudo não incluir questões como a participação de hospitais norte-americanos, a ausência de índices de gravidade do trauma e o uso de hemoderivados em "apenas" 50,8% dos pacientes fez com que a comunidade científica militar prosseguisse a investigação da eficácia do TXA dentro do contexto de guerra e seus graves ferimentos – realizaram, então, o estudo MATTERs em 2012, durante a Guerra do Afeganistão, focado na administração de hemoderivados e em complicações tromboembólicas.[13,14]

Estudo retrospectivo realizado entre 2009 e 2010, o MATTERs avaliou 896 pacientes militares, sendo que, desses, 293 receberam TXA a caminho do hospital em até 1 hora do ferimento. Os resultados demonstraram redução da mortalidade no grupo intervenção (17,4% *vs.* 23,9%, respectivamente, P = 0,03), mesmo o grupo intervenção apresentando lesões mais severas (valor médio do Injury Severity Score, ISS 25,2 *vs* 22,5, respectivamente, p < 0,001).

Nos pacientes que receberam transfusão sanguínea maciça, o benefício na redução de mortalidade foi ainda maior (14,4% *vs.* 28,1%; P = 0,004). Os achados sugerem, portanto, que o TXA tem efeito benéfico mais proeminente naqueles que apresentam as lesões mais severas e, além disso, após uma análise secundária com número adicional de pacientes e por período mais longo de análise, o MATTERs-2 sugeriu um benefício adicional com o uso combinado de TXA a crioprecipitado.[14,15]

Apesar de verificarem nesse estudo que a tendência à trombose venosa profunda (TVP) foi maior entre o grupo intervenção, o número de eventos foi pequeno demais para avaliação de risco específico da medicação. Além disso, a vítima de trauma grave tem por si só um risco aumentado de trombose pela instabilidade da cascata de coagulação e nenhum dos pacientes apresentou quadro grave decorrente do evento trombótico.[16,17]

Mesmo considerando que os dados dos estudos MATTERs não são passíveis de reprodutibilidade por não se tratarem de ensaios clínicos randomizados e por incluírem apenas pacientes com ferimentos graves em ambiente militar, seus resultados se encontram em consonância com mecanismos fisiopatológicos descritos por diversos autores, incluindo a análise de hiperfibrinólise medida por métodos viscoelásticos, e a teoria de que a hipo-oxigenação tecidual secundária ao choque hemorrágico leva a aumento da expressão de trombomodulina, que resulta na ativação patológica de proteína C - um anticoagulante endógeno - que, por sua vez, inibe os fatores V e VII, além do próprio plasminogênio, intimamente associado à fibrinólise.[18-21]

Com o objetivo de avaliar o uso de TXA em pacientes vítimas de TCE, grupo excluído do estudo prévio e dos protocolos de tratamento, foi realizado o estudo CRASH-3 entre 2012 e 2019. Ele incluiu pacientes com Escala de Coma de Glasgow (ECG) inferior a 13 na cena ou qualquer hemorragia intracraniana na tomografia e sem sangramentos extracranianos significativos, e utilizou a mesma dose de TXA descrita anteriormente. Após evidências do CRASH-2, reduziram-se as análises àqueles que realizaram a infusão do TXA em até 3 horas e, ao final, foram incluídos dentro dos critérios finais 9.127 pacientes, sendo 4.613 no grupo TXA e 4.514 no grupo placebo.[22]

Evidentemente complexo, esse último estudo CRASH mostrou pacientes mais graves e maior mortalidade geral, tanto no grupo intervenção quanto no grupo placebo (18,5% *vs.* 19,8%, RR = 0,94; 95% CI 86-1,02). Houve, então, a exclusão das análises daqueles pacientes com ECG 3 na cena e pupilas midriáticas, visto o prognóstico reservado. Adicionada esta seleção de análise, a intervenção mostrou mortalidade de 12,5% no grupo TXA e 14% no grupo placebo, mostrando que o uso do TXA tende a reduzir a mortalidade secundária ao TCE (RR = 0,89; 95% CI 0,8-1,0), porém, não estatisticamente significante.[22]

Houve, no entanto, um subgrupo que apresentou benefício relevante - aqueles com trauma leve a moderado (ECG 9-12), que apresentaram mortalidade 5,8% no grupo intervenção e de 7,5% no grupo placebo (RR = 0,78; 95% CI 0,64-0,95). Concluiu-se, portanto, que o uso do TXA é mais efetivo naqueles pacientes com TCE mais leve (p = 0,007) e, mais uma vez, seu uso não demonstrou aumento de eventos tromboembólicos nem piora de sequelas posteriores.[22]

Outro estudo realizado para avaliação da efetividade do TXA no período pré-hospitalar foi o STAAMP - realizado entre 2015 e 2019; trata-se de estudo duplo-cego, controlado e randomizado que incluiu 927 pacientes, sendo 460 no grupo intervenção e 456 no grupo placebo. Apesar de não ter demonstrado redução da mortalidade geral em 30 dias, apresentou análise *post-hoc* significativa entre grupos específicos: pacientes que fizeram uso da medicação em até 1 hora da lesão (mortalidade de 4,6% TXA *vs.* 7,6% placebo, $p < 0,002$) e naqueles com choque severo (pressão arterial sistólica inferior a 70) com mortalidade de 18,5% no grupo TXA *vs.* 35,5% no placebo, respectivamente ($p < 0,003$).[23]

Após todos estes estudos, podemos afirmar que ácido tranexâmico contribui para a redução de mortes secundárias a traumas, sendo indicado seu uso nos protocolos de atendimento primário às vítimas de traumas

ÁCIDO TRANEXÂMICO (TRANSAMIN) 5 ML/AMPOLA 1 AMPOLA 250 MG = 50 MG/ML	
Ataque	1 g (4 ampolas) + 100 mL SF 0,9% Infundir em 10 minutos
Manutenção	1 g (4 ampolas) + 250 mL SF 0,9% Infundir em bomba de infusão em 8 horas

gerais, sejam eles contusos, penetrantes ou traumatismo cranioencefálico isolado; levando em consideração que quanto mais rápida a administração do antifibrinolítico, maior sua eficácia, quanto mais grave o traumatismo extracraniano, melhor a sua ação e, paradoxalmente, é mais efetivo em TCEs leves a moderados (ECG 9-12), provavelmente porque a mortalidade do TCE grave é por si só extremamente elevada.

Reforçamos, por fim, que a droga deve ser realizada até a terceira hora após o trauma, a seguir ilustramos a dose preconizada pelo estudo CRASH-2 adotada pelos protocolos assistenciais mundiais.

Referências bibliográficas

1. Ker RK, Jairath V et Shakur H. The case for universal access to tranexamic acid. ISBT Science Series 2012;(7):173-6.
2. Pinto M, Silva J, Chedid A, Chedid M. Uso do ácido tranexâmico no trauma: uma análise de custo-efetividade para o uso no Brasil. Arquivo Brasileiro de Cirurgia Digestiva 2016;29(4):282-6.
3. Pusateri AE, Weiskopft RB et al. Tranexemic acid and trauma: current status and knowledge gaps with recommended research priorities. Shock 2013;39(22):121-6.
4. Levy JH, Dutton RP, Hemphill JC 3rd et al. Multidisciplinary approach to
5. the challenge of hemostasis. Anesth Analg 2010;110:354-64.
6. Cesarman-Maus G, Hajjar KA. Molecular mechanisms of fibrinolysis. Br J Haematol 2005;129:307-21.
7. Zufferey P, Merquiol F, Laporte S et al. Do antifibrinolytics reduce allogeneic blood transfusion in orthopedic surgery? Anesthesiology 2006;105:1034-46.
8. Brown JR, Birkmeyer NJ, O'Connor GT. Meta-analysis comparing the effectiveness and adverse outcomes of antifibrinolytic agents in cardiac surgery. Circulation 2007;115:2801-13.
9. https://www.who.int/news-room/fact-sheets/detail/injuries-and-violence
10. Roberts I, Yates D et al. Effect of intravenous corticosteroids on death within 14 days in 10008 adults with clinically significant head injury (MRC CRASH trial): randomized placebo-controlled trial. doi: http://10.1016/S0140-6736(04)17188-2.
11. Roberts I, Shakur H, Coats T, Hunt B, Balogun E, Barnetson L et al. The CRASH-2 trial: randomized controlled trial and economic evaluation of the effects of tranexamic acid on death, vascular occlusive events and transfusion requirement in bleeding trauma patients. Lancet 2010;376:23-32. doi: http://10.3310/hta17100.
12. Ker K, Kiriya J, Perel P et al. Avoidable mortality from giving tranexamic acid to bleeding trauma patients: an estimation based on WHO mortality data, a systematic literature review and data from the CRASH-2 trial. BMC Emerg Med 2012;12:3. doi: http://10.1186/1471-227X-12-3.
13. Guerriero C, Cairns J, Perel P et al. Cost-effectiveness analysis of administering tranexamic acid to bleeding trauma patients using evidence from the CRASH-2 Trial. PLoS ONE 2011;6(5):e18987. doi: http://10.1371/journal.pone.0018987.
14. Lipskym A, Abramovich A et al. Tranexamic acid in the prehospital settings: Israel Defense Forces initial experience. Injury 2013. doi: http://dx.doi.org/10.1016/j.injury2013.08.025.
15. Morrison J, Dubose J, Rasmussen T, Midwinter M. Military application of tranexemic acid in trauma emergency resuscitation (MATTERs) study. Arch Surg 2012;147(2):113. doi: http://dx.doi.org/10.1001/archsurg.2011.287.

16. Morrison J, Ross J, Dubose J, Jansen J, Midwinter M, Rasmussen T. Association of cryoprecipitate and tranexamic acid with improved survival following wartime injury (MATTERs-2). JAMA Surg 2013;148(3):218. doi: http://dx.doi.org/10.1001/jama.surg.2013.764.
17. Adams RC, Hamrick M, Berenguer C, Senkowski C, Ochsner MG. Four years of an aggressive prophylaxis and screening protocol for venous thromboembolism in a large trauma population. J Trauma 2008;65(2):300-8.
18. Reiff DA, Haricharan RN, Bullington NM, Griffin RL, McGwin G Jr, Rue LW III. Traumatic brain injury is associated with the development of deep vein thrombosis independent of pharmacological prophylaxis. J Trauma 2009;66(5):1436-40.
19. Brohi K, Cohen MJ, Ganter MT et al. Acute coagulopathy of trauma: hypoperfusion induces systemic anticoagulation and hyperfibrinolysis. J Trauma 2008;64(5):1211-7, discussion 1217.
20. Fouw NJ, Hinsbergh VW, Jong YF, Haverkate F, Bertina RM. The interaction of activated protein C and thrombin with the plasminogen activator inhibitor released from human endothelial cells. Thromb Haemost 1987;57(2):176-82.
21. Hinsbergh VW, Bertina RM, Wijngaarden A, Tilburg NH, Emeis JJ, Haverkate F. Activated protein C decreases plasminogen activator-inhibitor activity in endothelial cell-conditioned medium. Blood 1985;65(2):444-51.
22. Levi M, van der Poll T, Buller HR. Bidirectional relation between inflammation and coagulation. Circulation 2004;109(22):2698-704.
23. Roberts I, Shakur-Srill H et al. Effects of tranexamic acid on death, disability, vascular occlusive events and other morbidities in patients with acute traumatic brain injury (CRASH-3): a randomized, placebo-controlled trial. Lancet 2019;394(10210):1713-23. doi: https://doi.org/10.1016/S0140-6736(19)322233-0.
24. Guyette FX, Brown JB et al. Tranexamic acid during prehospital transport in patients at risk for hemorrhage after injury: a double-blind, placebo-controlled, randomized clinical trial. JAMA Surg 2021;156(1):11-20. doi https://doi.org/10.1001/jamasurg.2020.4350.

11

Reversão dos Novos Anticoagulantes no Trauma

Pedro Henrique Rigotti Soares | Roberta Muriel Longo Roepke | Viviane Cordeiro Veiga

Introdução

Desde sua aprovação inicial, em 2010, os novos anticoagulantes orais diretos (NOAC, *novel oral anticoagulants*, ou, mais recentemente, DOAC, *direct oral anticoagulants*, em inglês) têm-se tornado populares, estabelecendo-se como alternativas ao antagonista de vitamina K, a varfarina. Suas indicações estão se expandindo e são atualizadas constantemente, baseadas em estudos clínicos incluindo novos contextos terapêuticos em subpopulações específicas. No Brasil, outro fator também associado à expansão do uso é a própria quebra de patentes farmacêuticas, o que ampliou o acesso da população a estes medicamentos que ainda têm custo elevado.

Entre as principais vantagens do uso de NOACs estão a não dependência de exames para monitorização do efeito, início e término de efeito mais rápido (importante em contexto de sangramentos, como em trauma e periprocedimentos invasivos) e menor interação medicamentosa. As indicações também têm sido expandidas para situações clínicas cada vez mais amplas, como em pacientes com insuficiências renal e hepática crônicas, extremos de peso ou idade avançada, por exemplo.

De maneira geral, os estudos têm demonstrado superioridade ou não inferioridade à antagonista de vitamina K em redução de eventos tromboembólicos em diferentes populações e indicações, com risco semelhante ou reduzido de sangramento.[1,2]

Com o fenômeno de transição epidemiológica, o perfil de pacientes vítimas de trauma no Brasil tem mudado nas últimas décadas. Embora ainda seja frequente o politraumatismo grave multissistêmico, principalmente por acidentes de trânsito e agressões, em pacientes jovens e sem comorbidades, tem crescido o número de pacientes mais idosos, com comorbidades, frequentemente vítimas de traumas de menor energia (como quedas da própria altura e acidentes domésticos). Nessa população, é mais comum o uso de anticoagulação plena por várias indicações clínicas. Por esses motivos, médicos intensivistas, cirurgiões de trauma e demais especialistas envolvidos no atendimento ao paciente vítima de trauma devem estar familiarizados com os mecanismos de ação, principais indicações clínicas e potencial reversão dos NOACs.

Mecanismos de ação dos NOACs

Os NOACs podem ser divididos em classe por seu principal mecanismo de ação.

Inibidores orais diretos da trombina

O principal exemplo é a dabigatrana. Agem como inibidores reversíveis competitivos da trombina (fator IIa), bloqueando uma das últimas etapas da cascata da coagulação, clivagem do fibrinogênio em fibrina, ativação de plaquetas e estabilização do coágulo. A dabigatrana bloqueia a trombina já ligada à fibrina e ao coágulo, ao contrário da heparina, que bloqueia apenas a trombina livre. Seu pico de ação anticoagulante é em 1-3 horas, sendo pouco metabolizada e tendo excreção renal com meia-vida de aproximadamente 12 horas, sendo muito maior em insuficiência renal.

Inibidores orais diretos do fator anti-Xa

Os principais exemplos são a rivaroxabana, apixabana e edoxabana. Agem impedindo a ação do fator Xa sobre a clivagem de protrombina em trombina. Atuam com ligação direta no fator Xa, diferente da heparina, que atua aumentando a atividade antitrombina. Inativam o fator X ativado circulante/livre e o ligado ao coágulo. Têm metabolismo renal e, principalmente, hepático. O pico de ação é de 3 horas. A meia-vida é variável: de 12 horas para apixabana e edoxabana; 5-9 horas para jovens; e 11-13 horas para idosos, para rivaroxabana.

Particularidades no atendimento inicial do paciente que faz uso de NOAC

Durante a realização do atendimento inicial do paciente vítima de trauma, devemos ser cuidadosos e seguir o protocolo preconizado na literatura vigente.[3-5] Além disso, é importante investigar a utilização dos NOACs, principalmente pelo aumento do uso dessa medicação nos últimos 10 anos.[4,6]

Durante o atendimento é importante realizar uma anamnese focada questionando, especificamente, o uso dessa medicação e qual a indicação clínica deste uso. É fundamental estabelecer o momento exato da ingesta desse medicamento para que se estabeleça uma previsão de concentração plasmática do fármaco. A monitorização da cascata de coagulação deve ser realizada desde o início do atendimento do paciente, preferencialmente com exames laboratoriais e/ou com exames à beira leito (*point of care test* - POCT).[3,6] Ainda é controverso o benefício do uso do tromboelastograma no manejo da coagulação dos pacientes que utilizam NOACs.[7,8] A mensuração dos níveis plasmáticos dos fármacos é indicada para aqueles pacientes que fazem uso, ou que seja provável que usem essas medicações no momento da admissão.[6]

Os exames laboratoriais mais comumente solicitados são a atividade do fator anti-Xa para a apixabana, o rivaroxaban e o edoxabana, e o tempo de trombina diluído ou o tempo de trombina para monitorizar a atividade do dabigatrana.[3,6]

Reversão dos NOACs

Devido ao grande aumento do uso dos NOACs, a compreensão dos mecanismos de reversão e o conhecimento das medidas a serem realizadas são primordiais no atendimento do paciente vítima de trauma.[3,6] O intuito da reversão pode ser para parar o sangramento ativo ou reverter o fármaco nos pacientes com risco de sangramento, conforme resultados de exames laboratoriais e anamnese. As abordagens para a reversão podem ser separadas entre medidas não farmacológicas e farmacológicas.[9,10]

Medidas não farmacológicas

A utilização do carvão ativado tem boa eficácia na redução da ação de rivaroxabana mesmo administrado após 8 horas da medicação. No entanto, seu uso como medida para reverter os anticoagulantes orais não é recomendado pelo risco de aspiração e obstrução intestinal.[11] A terapia substitutiva renal só tem grande eficácia em pacientes que fazem uso do dabigatrana, sendo reservada a episódios de intoxicação.[10,11]

Medidas farmacológicas

Complexo protrombínico e complexo protrombínico ativado

O complexo protrombínico contém 3 fatores de coagulação – II, IX e X – ou 4 fatores – II, VII, IX e X – em uma concentração de 25 vezes à do plasma.[11,12] Publicações recentes não demonstram dados robustos dessa terapêutica na reversão dos NOACs, não sendo comparáveis com os dados que temos para a reversão dos cumarínicos.[11-13] Alguns estudos tentaram encontrar a dose do complexo protrombínico utilizando parâmetros de exames laboratoriais e critérios clínicos, sendo a dose entre 25 UI/kg e 35 UI/kg, mas apresentando resultados conflitantes. Já a dose de 50 UI/kg desempenha boa reversão somente dos inibidores do fator Xa.[11-14] A eficácia desta dose foi considerada moderada em 64% dos pacientes que apresentaram sangramento maior e eram usuários de rivaroxabana e apixabana num estudo prospectivo canadense.[11,12] Em outro estudo retrospectivo com pacientes com trauma cranioencefálico e sangramento espontâneo intracraniano que utilizavam inibidores do fator Xa, houve redução do hematoma e das complicações hemorrágicas com utilização de complexo protrombínico com 4 fatores de coagulação.[11-15]

A forma ativada do complexo protrombínico é outra opção para reversão dos NOACs, sendo composta por fatores de coagulação II, IX e X não ativados e o fator VII ativado.[12,13] Também a dose de 50 UI/kg, podendo chegar a 200 UI/kg, apresentou boa eficácia e segurança em estudos de coorte nos pacientes que, inclusive, utilizavam dabigatrana.[15,16] Outros estudos retrospectivos evidenciaram a não expansão de hematomas intraparenquimatosos em pacientes que faziam uso de NOACs,[13-15] além da boa eficácia em controle de sangramento nos pacientes vítimas de trauma.[11-14]

Não há dados suficientes na literatura para afirmar que existe diferença nos desfechos entre os dois complexos protrombínicos não ativados.[11,13] Contudo, em estudos *ex vivo*, o complexo protrombínico ativado foi superior na reversão quando comparado ao complexo não ativado.[10,11,14,16]

Plasma fresco congelado e terapia antifibrinolítica

Estudos específicos da administração de plasma fresco congelado, nesse contexto clínico de reversão de NOACs, são escassos.[9] Um dos poucos estudos que compararam plasma fresco congelado com o complexo protrombínico mostrou diferença de desfecho para o grupo do complexo protrombínico para reversão do INR em pacientes que utilizavam cumarínicos.[9,17,18] O uso de plasma fresco congelado fica reservado a hospitais que não possuem o complexo protrombínico em sua farmácia para pacientes que utilizam anticoagulantes cumarínicos.[9,18]

O uso de antifibrinolítico é bem estudado no trauma, sendo recomendado administrar ácido tranexâmico em todos os pacientes com sangramentos conforme *Guideline* europeu.[19,20] No que se refere à reversão de NOAC, o antifibrinolítico não é realizado com esse intuito. Sua aplicação fica reservada ao uso do atendimento ao paciente vítima de trauma para evitar maiores sangramentos no atendimento inicial, conforme os *guidelines* mais recentes.[3-8]

Andexanet Alfa

Esse medicamento foi o primeiro agente reversor aprovado em 2018 para inibidores do fator Xa e seu uso está restrito ao rivaroxabana e ao apixabana.[21,22] O tempo de início de ação é em torno de 2 horas e a sua meia-vida fica em torno de 12 a 17 horas. Há dois regimes de infusão endovenosa desta medicação, regime de baixa dose, que consiste na infusão de 400 mg, em *bolus*, numa taxa de 30 mg/min, e depois deve ser realizada infusão de 480 mg com duração de 2 horas em uma velocidade de infusão de 4 mg/min, e o regime de dose alta, que consiste na infusão de 800 mg em *bolus* na velocidade de 30 mg/min e, depois, deve ser realizada uma infusão de 960 mg com duração de 2 horas na velocidade de infusão de 8 mg/min. Os critérios para utilização do protocolo de alta dose são inferiores a 8 horas da ingesta de rivaroxabana e de apixabana com dose acima de 10 mg e de 5 mg, respectivamente, ou quaisquer doses nesse período de ingesta com menos de 8 horas.[9,21,22] Na ausência dos critérios anteriores está indicado o protocolo de baixa dose.[9,21]

O estudo ANEXXA-4 e outras subanálises desse grande estudo multicêntrico, aberto e prospectivo, totalizando 352 pacientes, evidenciou o benefício do uso de antídoto para o inibidor do fator Xa. A redução da atividade do inibidor do fator Xa foi de 92% após a realização do *bolus* inicial, e a hemostasia considerada excelente ou boa no estudo foi de 82% nas primeiras 12 horas do atendimento.[23,24]

Idarucizumab

Este antídoto para o anticoagulante dabigratana foi o primeiro reversor aprovado pelo FDA e tem a capacidade de neutralizar a atividade desse anticoagulante.[6,9] A meia-vida deste antídoto é de aproximadamente 44 minutos e com início de ação nos primeiros minutos após a infusão desse fármaco.[9,25] A posologia recomendada é de duas infusões de 2,5 g com intervalo de 15 minutos entre as doses, mas também se pode realizar dose única de 5 g. A necessidade de realizar nova infusão depende da avaliação clínica.[25,26] Apresenta poucos efeitos adversos durante infusão.[9]

O grande estudo RE-VERSE AD testou a administração do idarucizumab como antídoto para pacientes com hemorragia não controlada e/ou ameaçadora à vida. Foi um estudo clínico de fase III, prospectivo, aberto, com o total de 503 pacientes, sendo o desfecho primário a porcentagem máxima de reversão do anticoagulante. A mediana dessa porcentagem foi de 100% após 4 horas da infusão do idarucizumab. Esse estudo demonstrou boa eficácia na reversão do dabigatrana em situações de sangramento e de procedimentos de emergência.[27]

Conclusão

O conhecimento adequado das condutas a serem implementadas para reversão dos novos anticoagulantes orais em situação de trauma é essencial, principalmente, na vigência de sangramento maior. É importante estabelecer uma linha de pensamento para que não haja equívocos durante o atendimento e o conhecimento das doses adequadas de cada reversor é primordial.

Os estudos consolidam o uso desses antídotos para esses anticoagulantes orais. Infelizmente, ainda enfrentamos uma dificuldade de disponibilidade desses fármacos para reversão dos NOACs, a despeito do uso cada vez mais consolidado dessas medicações.

Referências bibliográficas

1. Steffel J, Collins R, Antz M, Cornu P, Desteghe L, Haeusler KG et al. 2021 European Heart Rhythm Association Practical Guide on the Use of Non-Vitamin K Antagonist Oral Anticoagulants in Patients with Atrial Fibrillation. Europace 2021 Oct 9;23(10):1612-76. doi: 10.1093/europace/euab065. Erratum in: Europace. 2021 Jun 28; PMID: 33895845.
2. Chen A, Stecker E, Warden B. Direct oral anticoagulant use: a practical guide to common clinical challenges. J Am Heart Assoc 2020 Jul 7;9(13):e017559. doi: 10.1161/JAHA.120.017559. Epub 2020 Jun 15. PMID: 32538234; PMCID: PMC7670541.
3. Galvagno SM Jr, Nahmias JT, Young DA. Advanced Trauma Life Support® Update 2019: management and applications for adults and special populations. Anesthesiol Clin 2019;37(1):13-32.

4. Cole E, Weaver A, Gall L, West A, Nevin D, Tallach R et al. A decade of damage control resuscitation: new transfusion practice, new survivors, new directions. Ann Surg 2021;273(6):1215-20.
5. Alharbi RJ, Lewis V, Shrestha S, Miller C. Effectiveness of trauma care systems at different stages of development in reducing mortality: a systematic review and meta-analysis protocol. BMJ 2021 open;11(6):e047439.
6. Rossaint R, Afshari A, Bouillon B, Cerny V, Cimpoesu D, Curry N et al. The European guideline on management of major bleeding and coagulopathy following trauma: sixth edition. Crit Care 2023 Mar 1;27(1):80.
7. Baksaas-Aasen K, Van Dieren S, Balvers K et al. Data-driven Development of ROTEM and TEG Algorithms for the Management of Trauma Hemorrhage: a prospective observational multicenter study. Ann Surg 2019;270(6):1178-85.
8. Baksaas-Aasen K, Gall LS, Stensballe J et al. Viscoelastic haemostatic assay augmented protocols for major trauma haemorrhage (ITACTIC): a randomized, controlled trial. Intensive Care Med 2021;47(1):49-59.
9. Palaiodimos L, Miles J, Kokkinidis DG et al. Reversal of novel anticoagulants in emergent surgery and trauma: a comprehensive review and proposed management algorithm. Curr Pharm Des 2018;24(38):4540-53.
10. Kaatz S, Kouides PA, Garcia DA et al. Guidance on the emergent reversal of oral thrombin and factor Xa inhibitors. Am J Hematol 2012 Jul;87(7):748]. Am J Hematol 2012;87 Suppl 1:S141-S145.
11. Position statement and practice guidelines on the use of multi-dose activated charcoal in the treatment of acute poisoning. American Academy of Clinical Toxicology; European Association of Poisons Centres and Clinical Toxicologists. J Toxicol Clin Toxicol 1999;37(6):731-51.
12. Franchini M, Lippi G. Prothrombin complex concentrates: an update. Blood Transfus 2010;8(3):149-54.
13. Barco S et al. In vivo reversal of the anticoagulant effect of rivaroxaban with four-factor prothrombin complex concentrate. Br J Haematol 2016;172(2):255-61.
14. Eerenberg ES et al. Reversal of rivaroxaban and dabigatran by prothrombin complex concentrate: a randomized, placebo-controlled, crossover study in healthy subjects. Circulation 2011;124(14):1573-9.
15. Brown KS et al. The impact of a three-factor prothrombin complex concentrate on the anticoagulatory effects of the factor Xa inhibitor edoxaban. Thromb Res 2015;136(4):825-31.
16. Schulman S et al. Prothrombin complex concentrate for major bleeding on factor Xa inhibitors: a prospective cohort study. Thromb Haemostasis 2018;118(5):842-51.
17. Song MM et al. Prothrombin complex concentrate (PCC, Octaplex) in patients requiring immediate reversal of vitamin K antagonist anticoagulation. Thromb Research 2012;129(4):526-9.
18. Schick KS et al. Prothrombin complex concentrate in surgical patients: retrospective evaluation of vitamin K antagonist reversal and treatment of severe bleeding. Critical care (London, England) 2009;13(6):R191.
19. Honda Y et al. Tranexamic acid failed to reverse the anticoagulant effect and bleeding by an oral direct factor Xa inhibitor edoxaban. Pharmacology 2018;101(1-2):92-5.
20. Levine M, Huang M, Henderson SO, Carmelli G, Thomas SH. Aminocaproic acid and tranexamic acid fail to reverse dabigatran-induced coagulopathy. Am J Ther 2016 Nov/Dec;23(6):e-1619-e1622.
21. Lu G, DeGuzman FR, Hollenbach SJ, Karbarz MJ, Abe K, Lee G et al. A specific antidote for reversal of anticoagulation by direct and indirect inhibitors of coagulation factor Xa. Nat Med 2013 Apr;19(4):446-51.
22. Connolly SJ, Milling TJ Jr, Eikelboom JW, Gibson CM, Curnutte JT, Gold A. Andexanet alfa for acute major bleeding associated with factor Xa inhibitors. N Engl J Med 2016 Sep 22;375(12):1131-41.
23. Connolly SJ, Crowther M, Eikelboom JW, Gibson CM, Curnutte JT, Lawrence JH et al. Full study report of andexanet alfa for bleeding associated with factor Xa inhibitors. N Engl J Med 2019 Apr 4;380(14):1326-35.
24. Demchuk AM, Yue P, Zotova E, Nakamya J, Xu L, Milling TJ Jr et al. Hemostatic efficacy and anti-FXa (Factor Xa) reversal with andexanet alfa in intracranial hemorrhage: ANNEXA-4 substudy. Stroke 2021 Jun;52(6):2096-105.
25. Schiele F, van Ryn J, Canada K, Newsome C, Sepulveda E, Park J et al. A specific antidote for dabigatran: functional and structural characterization. Blood 2013 May 2;121(18):3554-62.
26. Pollack CV Jr, Reilly PA, Eikelboom J, Glund S, Verhamme P, Bernstein RA Et al. Idarucizumab for dabigatran reversal. N Engl J Med 2015 Aug 6;373(6):511-20.
27. Pollack CV Jr, Reilly PA, van Ryn J, Eikelboom JW, Glund S, Bernstein RA et al. Idarucizumab for dabigatran reversal – full cohort analysis. N Engl J Med 2017 Aug 3;377(5):431-41.

12

Ressuscitação com Balão Endovascular de Oclusão da Aorta - REBOA

Ulisses de Oliveira Melo | Francisco Eduardo Silva

Introdução

A hemorragia causada por lesões vasculares continua sendo uma das principais causas de mortes evitáveis no paciente traumatizado, nas populações civis e em períodos de guerra, e cerca de 20% a 40% das mortes ocorrem após a admissão na sala de emergência.

Os sangramentos causados por lesões vasculares podem ser classificados em ferimentos que cursam com hemorragias em segmentos corporais que podem ser compressíveis, com controle mecânico imediato; e em segmentos não compressíveis, localizados em estruturas anatômicas corporais não passíveis de compressão direta (Figura 12.1).

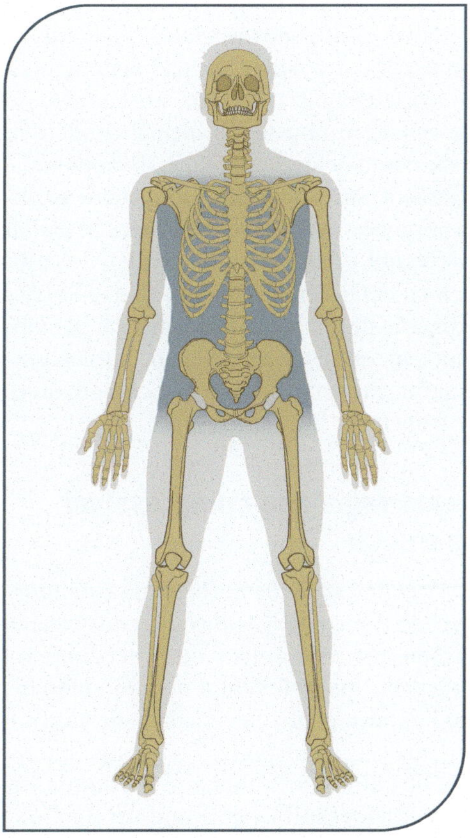

Figura 12.1. As áreas sombreadas denotam os sítios anatômicos da hemorragia não compressiva do tronco (HNCT). (Fonte: Desenvolvida pela autoria.)

As guerras no Afeganistão e Iraque designaram uma releitura da classificação de morte por hemorragia, que pode ser classificada em compressível e não compressível. A hemorragia envolvendo as extremidades corporais é acessível e passível de compressão, portanto, rapidamente controlada mecanicamente.

Embora tenham ocorrido grandes avanços no controle das hemorragias nas extremidades, o tratamento inicial da hemorragia nas cavidades torácica, abdominal e pélvica ainda representam um desafio na prática médica de emergência. O manejo atual da hemorragia não compressiva do tronco (HNCT) ocorre por procedimentos invasivos e a laparotomia é indicada para a realização da hemostasia em hemorragias intra-abdominais, assim como em choques hemorrágicos graves e refratários de tronco. A toracotomia lateral esquerda com clampeamento da aorta para ressuscitação cardiopulmonar e controle do sangramento é o método invasivo bastante utilizado nas grandes emergências para o controle de hemorragias volumosas intra-abdominais. A hemostasia temporária com a técnica de oclusão da aorta por clampeamento é usada há mais de 50 anos.[1,2]

As técnicas endovasculares oferecem várias opções para o controle da hemorragia no tronco. A embolização intra-arterial seletiva por cateter tornou-se a principal conduta na hemorragia de órgãos sólidos do abdome. A oclusão ressuscitativa por balão endovascular da aorta (*Ressuscitative Endovascular Ballon Occlusion of the Aorta* – REBOA) é uma técnica em desenvolvimento que envolve a expansão de um balão endovascular na aorta para que ocorra o controle da hemorragia nos sangramentos volumosos não compressíveis de tronco.[3,4]

Hemorragia não compressível do tronco

A definição de hemorragia não compressível do tronco (HNCT) inclui a existência de parâmetros fisiológicos ou procedimentos cirúrgicos que refletem a instabilidade hemodinâmica com a necessidade de controle urgente da hemorragia. Fisiologicamente, a oclusão da aorta durante o choque hemorrágico resulta em aumento do fluxo sanguíneo coronariano, débito cardíaco, pressão arterial média, fluxo sanguíneo carotídeo e pressão parcial de oxigênio no cérebro. Nas grandes emergências, no atendimento ao paciente vítima de trauma e com hemorragia abdominal volumosa e choque, a oclusão da aorta é classicamente realizada pela toracotomia de ressuscitação com clampeamento da aorta torácica descendente (CATD). A técnica de CATD é um procedimento invasivo com taxas de sobrevida abaixo de 10% relatadas na literatura. Os parâmetros clínicos para a realização de métodos de oclusão da aorta incluem hipotensão arterial sistêmica e choque hipovolêmico com a necessidade imediata de realizar laparotomia, toracotomia, ou outros procedimentos para controlar o sangramento de fraturas complexas do anel pélvico. A perspectiva do tratamento dos pacientes vítimas de trauma com HNCT baseia-se na premissa de que a ruptura vascular com sangramento volumoso pode surgir através de uma série de sítios anatômicos como os grandes vasos do tronco, lesões extensas de órgãos sólidos intra-abdominais, lesões do parênquima pulmonar e fraturas complexas do anel pélvico com lesão vascular.

O atraso no atendimento do paciente traumatizado sem controle do sangramento apresenta um aumento da mortalidade em 0,35% a cada minuto.

Oclusão do fluxo sanguíneo da aorta pela abordagem da técnica do REBOA

Conceito de oclusão da aorta

A oclusão transitória da aorta seguida de intervenção cirúrgica para controle da hemorragia não é novidade. A oclusão aórtica proximal, historicamente realizada por clampeamento direto da aorta descendente por toracotomia, pode fornecer estabilidade hemodinâmica temporária, aumentando a pós-carga cardíaca e fornecendo controle da hemorragia, permitindo o reparo definitivo da lesão. Em 1976, Ledgerwood *et al.* relataram sua experiência com oclusão aórtica através de toracotomia com clampeamento da aorta torácica na sala de cirurgia antes da laparotomia em pacientes com choque hemorrágico e hemoperitônio maciço com taxa de sobrevivência de 24%. A obtenção do controle do sangramento por meio da oclusão proximal da aorta, antes de descomprimir o sangramento intra-abdominal ou acessar um hematoma intracavitário, evita o colapso cardiovascular e a perda excessiva de sangue.

O Joint Theatre Trauma System (JTTS), um sistema modelo criado pelo departamento de defesa dos Estados Unidos (EUA), lançou recentemente uma diretriz de prática clínica recomendando a REBOA como um complemento para controlar a hemorragia com risco de vida como uma alternativa seletiva para o clampeamento da aorta descendente nas emergências cirúrgicas. Além disso, a maior disponibilidade e familiaridade com os procedimentos endovasculares representam um papel importante na disseminação do uso de REBOA. Os balões de oclusão aórtica são agora rotineiramente usados em reparos abertos e endovasculares nos aneurismas de aorta abdominal (AAA). Além disso, o uso de REBOA no cenário de AAA roto mostrou ser altamente eficaz no controle da hemorragia até que o reparo definitivo seja realizado.[5]

A técnica de REBOA requer uma rápida inserção de um cateter flexível por via arterial, progredindo até a aorta e a insuflação de um balão na extremidade do cateter. O balão insuflado na aorta evita o fluxo sanguíneo distal, diminuindo significativamente sangramentos intratorácico e intra-abdominal não compressível abaixo do local em que o dispositivo está localizado. A reanimação endovascular com balão aórtico surgiu como uma técnica promissora para hemostasia em pacientes com trauma grave e hipovolemia. Em modelos animais, a REBOA mostrou controle hemostático nas hemorragias volumosas e choque, aumentando a pressão arterial sistêmica, melhorando a oxigenação cerebral e o fluxo carotídeo com impacto positivo na sobrevida. Vários estudos sugerem que a ressuscitação pelo REBOA deve ser considerada uma estratégia de controle de danos no trauma, especialmente quando for difícil encontrar a origem real do sangramento e em casos da realização de procedimentos adicionais, como a embolização.

Embora o uso do REBOA melhore a perfusão cerebral e miocárdica, a diminuição do fluxo sanguíneo distal ao ponto de oclusão pode acarretar um estado de isquemia no tronco inferiormente ao local da insuflação do balão. A isquemia distal pode aumentar a carga inflamatória global e causar uma lesão de reperfusão quando o fluxo da aorta retornar. Além disso, o balão insuflado pode causar danos mecânicos na aorta como dissecção, ruptura da sua parede ou liberação de trombos causando embolia. Brenner *et al.* relataram a necessidade de amputação de membros por embolia em pacientes submetidos ao tratamento com o REBOA. Complicações como rabdomiólise e insuficiência renal aguda também foram descritas por Piper *et al.* em 20 anos de experiência em pacientes tratados com o REBOA.[6]

O American College of Emergency Physicians publicou recentemente diretrizes clínicas sobre o uso seguro do REBOA, no entanto, ainda não existe um protocolo padrão para a sua utilização. A maior parte da técnica e utilização do REBOA fica a critério dos serviços de trauma e emergência. A oclusão do balão endovascular ressuscitativo da aorta tem aplicação potencial nos contextos civil e militar. Em um cenário civil, o REBOA pode ser benéfico no controle da hemorragia de tronco não compressível em pacientes sem acesso rápido a um centro de trauma ou à sala de cirurgia para controle definitivo do sangramento. No cenário militar, o REBOA pode ser benéfico no campo, pois pode ser colocado em soldados feridos para um controle temporário do sangramento enquanto se aguarda o transporte para uma unidade de trauma para a realização do controle definitivo da hemorragia.[7]

Indicações do uso do REBOA

Desenvolvido a partir da convergência da cirurgia do trauma com procedimentos endovasculares, o REBOA tem sido cada vez mais utilizado nos centros de trauma como complemento à ressuscitação em pacientes traumatizados com HNCT e em risco de vida. A intervenção pode ser realizada com uma oclusão completa (cREBOA), oclusão parcial (pREBOA) ou oclusão intermitente (iREBOA) da aorta. Como alternativa à toracotomia de emergência, o REBOA mostrou preservar a perfusão do tecido miocárdico e cerebral de forma menos invasiva. Seus objetivos são manter a circulação cerebral e coronária, controlar temporariamente a hemorragia arterial do órgão lesado por meio da oclusão pelo balão insuflado, até que o tratamento definitivo seja realizado.[8,9]

O tratamento do sangramento com a técnica do REBOA está indicado em pacientes com hipotensão (pressão arterial sistólica < 90 mmHg) após o trauma, com resposta parcial ou ausente à reposição de fluidos e hemocomponentes, de acordo com as diretrizes do Suporte Avançado de Vida no Trauma - ATLS. O tratamento com o REBOA está contraindicado em pacientes com exames de imagens com alargamento do mediastino, evidências de hemorragia acima dos locais indicados para a inserção do balão na aorta ou lesão torácica penetrante. Atualmente, nos EUA, as lesões cerebrais traumáticas não são mais consideradas contraindicação ao método.[10] O REBOA é reconhecido como um procedimento minimamente invasivo e de menor risco em comparação com a toracotomia. Quando comparada aos procedimentos invasivos para a oclusão aórtica, como toracotomia, o REBOA atingiu consistentemente a estabilidade hemodinâmica (47,8% *versus* 27,9%, p = 0,014), definida como pressão arterial sistólica > 90 mmHg por mais de 5 minutos. Além disso, não houve diferença significativa nas taxas de mortalidade entre os dois procedimentos.

Embora originalmente adotada como técnica de oclusão aórtica para controlar o HNCT no trauma, sua eficácia está comprovada no controle de sangramentos nos casos de hemorragia de origem pélvica, pacientes testemunha de Jeová com choque hipovolêmico, hemorragia digestiva, sangramento pós-parto e ruptura de aneurisma de aorta abdominal, além disso, o uso do REBOA reduz o risco de contaminação por sua natureza minimamente invasiva. Algumas desvantagens podem ser apontadas, como a necessidade de realizar procedimentos de emergência associados.

A descompressão do tamponamento cardíaco, do pneumotórax hipertensivo, ou a realização de massagem cardíaca direta são procedimentos cirúrgicos de emergência que podem dificultar o uso do REBOA. Períodos prolongados de hipertensão causada pelo REBOA podem levar a complicações cardiovasculares, em razão do aumento da pós-carga no ventrículo esquerdo. Complicações também podem surgir durante o procedimento de desinflar o balão, como a liberação de mediadores inflamatórios, espécies reativas de oxigênio, embolia, acidose metabólica e hemorragia na área afetada onde se controlava a hemostasia.

Variáveis como a abordagem no tratamento do paciente, técnica utilizada e estratégias de manejo, que podem diferir entre os diversos centros de trauma ao redor do mundo, podem afetar as complicações do REBOA.[11]

Técnica de implantação

A artéria femoral é considerada o local ideal para a introdução do cateter (Figura 12.2). Outros locais de acesso vascular são descritos em um número limitado de casos, como por exemplo, a artéria braquial esquerda e a artéria carótida comum esquerda. O acesso pode ser obtido por meio de diferentes técnicas, porém, o método de Seldinger é o mais utilizado. A introdução do cateter por exposição cirúrgica da artéria selecionada e a troca de um fio-guia através de uma linha arterial existente também podem ser consideradas. O uso de exames de imagens como a fluoroscopia é usado rotineiramente para posicionar o cateter na aorta. MacTaggart *et al.* descreveram o uso de "roteiros morfométricos" para a localização precisa do posicionamento do dispositivo na aorta, livre de fluoroscopia, de acordo com a indicação do quadro clínico do paciente. O mapa morfométrico prediz a distância entre a artéria femoral e os principais ramos da aorta. Este método utiliza cálculos que requerem informações adicionais como o histórico médico do paciente e o índice de massa corporal (IMC). Assim, essa abordagem, não pode ser usada de maneira simples e rápida em cenários de ressuscitação cardiopulmonar e no trauma grave.

A realização do procedimento de implantação do cateter para a técnica do REBOA pode ser executada por profissionais habilitados de acordo com o local de atendimento. A implantação pode ser realizada por um radiologista intervencionista, um cirurgião vascular, um cirurgião do trauma, um especialista em medicina intensiva ou um médico do departamento de emergência que esteja familiarizado com a abordagem endovascular e que tenha treinamento adequado.[12,13]

A aorta é dividida em três zonas (Figura 12.3). A zona I da aorta está localizada entre a artéria subclávia e o tronco celíaco, a zona II está localizada entre o tronco celíaco e a artéria renal mais baixa, e a zona III está localizada na área entre a artéria renal mais baixa e a bifurcação aórtica. A técnica de implantação do REBOA envolve a introdução de um cateter através da artéria femoral até a aorta, inflar o balão em uma das 2 zonas da aorta (zona I ou zona III), dependendo da indicação clínica e do local do sangramento. A zona II não é usada para oclusão com o balão. Após a introdução endovascular do balão, este então é inflado para conter o fluxo de sangue e, mais tarde, desinflado e removido. O acesso à artéria femoral comum é obtido por meio da inserção de um introdutor arterial femoral, variando em tamanho de

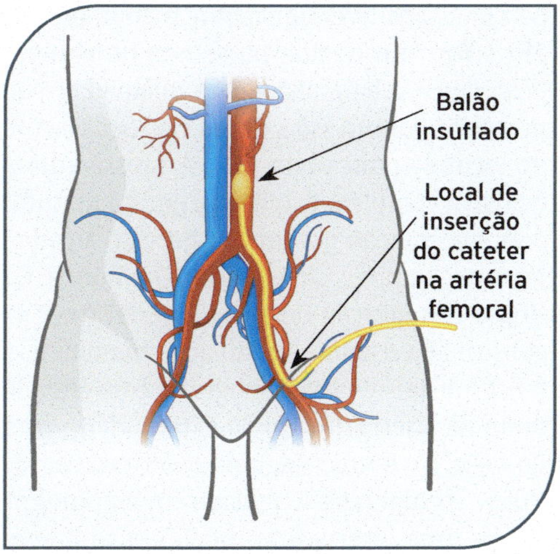

Figura 12.2. Local de introdução do cateter na artéria femoral. (Fonte: Desenvolvida pela autoria.)

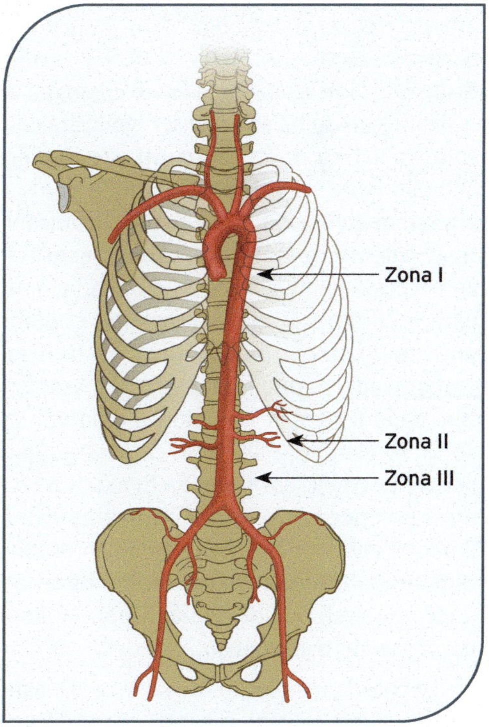

Figura 12.3. Divisão anatômica da artéria aorta em zonas. (Fonte: Desenvolvida pela autoria.)

7Fr a 14Fr pela escala de Charriére. A escala francesa de Charriére (Fr) é uma medida utilizada para expressar o calibre de diferentes dispositivos tubulares de uso em medicina, em que 1 French (Fr) é igual a 0,33 mm.

Existem vários tipos de balões para uso, mas o balão mais comumente selecionado é o ER REBOA, que é compatível com 7 Fr. O dispositivo possui uma ponta flexível não traumática, um canal de monitoração arterial proximal ao balão, que pode ser usado para medir com precisão a pressão arterial pré-oclusão, bem como a resposta arterial ao REBOA, marcas externas no cateter que facilitam a colocação e foram especificamente projetadas para aplicação no trauma.

A zona de oclusão aórtica é selecionada com base na avaliação inicial: a Zona I geralmente é a escolha para a colocação do balão em pacientes com suspeita de hemorragia intra-abdominal, enquanto a Zona III é escolhida em pacientes com hemorragia proveniente de fratura dos ossos da pelve. O posicionamento do cateter REBOA é confirmado por radioscopia na sala de emergência. A insuflação do balão pode ser realizada com solução salina estéril ou contraste iodado. O balão deve ser inflado até que a pressão arterial aumente e o pulso femoral contralateral seja interrompido. Atualmente, usa-se aproximadamente 8 mL para a Zona I e 3 mL para a Zona III. O médico deve ter cuidado para não inflar o balão além do volume preconizado para cada zona, uma vez que isso poderá romper o balão ou a parede da aorta. A insuflação do balão deve ser guiada por radioscopia, por resposta hemodinâmica e/ou por perda do pulso contralateral. É possível verificar a posição do balão usando radiografia ou fluoroscopia. A radiografia é o método preferido devido à disponibilidade nas áreas de reanimação.

Depois da insuflação do balão, o paciente deve ser levado para o centro cirúrgico ou setor de hemodinâmica, onde o tratamento definitivo será realizado. Uma vez que o controle vascular específico ou o controle definitivo da hemorragia tenha ocorrido, deve-se proceder à deflação do balão e à remoção da bainha. Nesta fase, os profissionais envolvidos no atendimento devem estar preparados para novos episódios de sangramento. As consequências metabólicas também podem aparecer devido ao efeito de reperfusão significativa, e a equipe cirúrgica deve garantir todo o suporte necessário para uma possível reintervenção. Pode ser necessário algum reparo vascular após a remoção da bainha.

Técnica de remoção

Após o procedimento, o balão é desinflando e a bainha removida. A remoção da bainha vai depender do tamanho e da forma como foi introduzida. Se a bainha do introdutor foi colocada por meio de dissecção arterial, será necessário o posterior reparo cirúrgico do local do acesso. A porção proximal e distal da artéria femoral ao local de entrada da bainha devem ser expostas para permitir o controle. O controle da artéria femoral pode exigir dissecção de 2 a 3 cm abaixo do ligamento inguinal quando a remoção da bainha é realizada por incisão padrão. No entanto, se a bainha usada tiver um calibre menor, ou seja, 7Fr e for introduzida na artéria de maneira percutânea, a bainha pode ser removida e com posterior compressão direta no local, acima do local da punção da pele. A pressão direta oclusiva completa é aplicada por 10 minutos, com diminuição gradual da pressão a cada 5 minutos, durante um total de 30 minutos. Por fim, a restauração do fluxo arterial deve ser confirmada usando-se palpação manual para pulsos distais e ultrassonografia com Doppler tanto da artéria quanto da extremidade distal do vaso. Se houver alguma incerteza sobre o fluxo, recomenda-se realizar uma angiografia ou uma intervenção imediata se houver anormalidades.[14-16]

A duração da oclusão continua sendo um fator importante quando se considera a implantação de um dispositivo REBOA. Dados em animais sugeriram que o tempo de insuflação de 30 minutos na Zona I é bem tolerado. Tempo superior a 60 minutos de oclusão na Zona I resulta em desequilíbrio fisiológico significativo que impede qualquer benefício potencial adicional. Com uma meta inferior a 60 minutos de oclusão na Zona I e cerca de 90 minutos na Zona III, além do acesso cirúrgico rápido para o tratamento da lesão grave, o tratamento definitivo se torna efetivo. Existe o potencial de expandir essa janela de tempo com o uso de REBOA parcial, embora sejam necessários estudos adicionais para definir essa técnica e seus parâmetros exatos. A oclusão parcial da aorta pode ser alcançada não se inflando o balão até o ponto de oclusão da aorta.[17-19]

O objetivo do REBOA é melhorar a sobrevivência e não prolongar o tempo até a morte.

Complicações

As complicações do tratamento com o REBOA podem variar desde lesões mecânicas na artéria aorta como a dissecção, ruptura e perfuração, a embolizações em locais distantes e isquemia nas regiões inferiores à oclusão pelo balão. A maior complicação é a isquemia causada pela oclusão total da aorta. Isquemia prolongada seguida de reperfusão pode resultar em falência múltipla de órgãos, incluindo lesão renal aguda, insuficiência hepática, infarto da medula espinal, isquemia intestinal, mionecrose, perda de membro e morte.

Conclusão

A oclusão endovascular por balão de ressuscitação da aorta tem sido usada cada vez mais nos últimos 10 anos para elevar a pressão arterial central em vítimas de trauma grave com sangramento abdominal ou pélvico, limitando o volume de líquido e hemoderivados infundidos. Os estudos publicados demonstram homogeneidade no uso do REBOA em pacientes gravemente feridos através de acesso pela artéria femoral com o objetivo de interromper temporariamente ou reduzir o fluxo sanguíneo aórtico distal, enquanto outros procedimentos para o controle do sangramento são realizados.

As complicações diretas relacionadas com o REBOA parecem ter menor papel na mortalidade em relação às altas taxas de mortalidade do paciente grave com sangramento volumoso de difícil controle. O papel do REBOA como procedimento para controle final do sangramento evoluiu com as novas técnicas, no entanto, mesmo associada a uma equipe médica habilitada para sua realização, ainda não apresenta efetividade em muitos casos. O uso do REBOA para controle de sangramento no pré-hospitalar, a inserção profilática em casos selecionados, combinados com outros procedimentos invasivos para controle do sangramento como a toracotomia na parada cardíaca traumática e a inflação parcial ou intermitente do balão são questões que estão sendo avaliadas para serem posteriormente sugeridas para o tratamento do choque hemorrágico não compressível.

A heterogeneidade no cenário mundial da equipe multidisciplinar que utiliza o REBOA, os protocolos e diagramas de fluxo variados, dificultam as conclusões dos diversos estudos acerca do prognóstico dos pacientes com a utilização do REBOA, assim como o estabelecimento de linhas guias para sua utilização. A unificação de protocolos dos diversos centros de trauma e a realização de estudos clínicos de boa qualidade serão o caminho para melhor entender e indicar a ressuscitação pelo REBOA no trauma grave hemorrágico.[12,20]

Referências bibliográficas

1. Morrison JJ, MB, Rasmussen TE. Noncompressible torso hemorrhage. A review with contemporary definitions and management strategies. Surg Clin N Am 2012;92:843-58.
2. Kisat M, Morrison JJ, Hashmi ZG, Efron DT, Rasmussen TE, Haider HA. Epidemiology and out-

comes of non-compressible torso hemorrhage. Journal of Surgical Research 2013;184:414-21.

3. Dubose JJ, Scalea TM, Brenner M, Skiada D, Inaba K, Cannon J et al. AAST AORTA Study Group. The AAST prospective Aortic Occlusion for Resuscitation in Trauma and Acute Care Surgery (AORTA) registry: Data on contemporary utilization and outcomes of aortic occlusion and resuscitative balloon occlusion of the aorta (REBOA). J Trauma Acute Care Surg 2016;81(3):409-19.
4. Bekdache O, Paradis T, Shen YBH, Elbahrawy A, Grushka J, Deckelbaum DL et al. Resuscitative endovascular balloon occlusion of the aorta (REBOA): a scoping review protocol concerning indications-advantages and challenges of implementation in traumatic noncompressible torso haemorrhage. BMJ Open 2019;9:275-72.
5. Moore LJ, Megan B, Kozar RA, Pasley J, Wade CE, Baraniuk MS et al. Implementation of resuscitative endovascular balloon occlusion of the aorta as an alternative to resuscitative thoracotomy for noncompressible truncal hemorrhage. Journal of Trauma and Acute Care Surgery Issue 2015 Oct;79(4):523-32.
6. Joseph B, Zeeshan M, Sakran JV, Hamidi M ,Kulvatunyou N, Khan M et al. Nationwide analysis of resuscitative endovascular balloon occlusion of the aorta in civilian trauma. JAMA Surgery 2019 June;6:154.
7. Melendez JJ, Ordóñez CA, Parra MW, Orlas CP, Manzano-Núñez R, Garcia AF, Salazar J et al. Resuscitative endovascular balloon occlusion of the aorta in patients in danger of hemorrhagic shock: experience in a Latin American trauma center. Rev Colomb Cir 2019;34:124-31.
8. Johnson MA, Davidson AJ, Russo RM, Ferencz SE, Gotlib O, Rasmussen TE, et al. Small changes, big effects: the hemodynamics of partial and complete aortic occlusion to inform next generation resuscitation techniques and technologies. J Trauma Acute Care Surg 2017;82(6):1106-11.
9. Aso S, Matsui H, Fushimi K, Yasunaga H. Resuscitative endovascular balloon occlusion of the aorta or resuscitative thoracotomy with aortic clamping for noncompressible torso hemorrhage: a retrospective nationwide study. J Trauma Acute Care 2017;82(5):910-4.
10. Daley J, Morrison JJ, Sather J, Hile L. The role of resuscitative endovascular balloon occlusion of the aorta (REBOA) as an adjunct to ACLS in non-traumatic cardiac arrest. Am J Emerg Med 2017;35(5):731-6.
11. Ribeiro Junior, MAF, Feng CYD, Nguyen ATM, Rodrigues VC, Bechara GEK, Moura RR et al. The complications associated with Resuscitative Endovascular Balloon Occlusion of the Aorta (REBOA). World Journal of Emergency Surgery 2018;20:13:20.
12. Gamberini E, Coccolini F, Tamagnini B, Martino C, Albarello V, Benni M et al. Resuscitative endovascular balloon occlusion of the aorta in trauma: a systematic review of the literature. World Journal of Emergency Surgery 2017;12:42.
13. MacTaggart JN, Poulson WE, Akhter M, Seas A, Thorson K, Phillips NY et al. Morphometric roadmaps to improve accurate device delivery for fluoroscopy-free resuscitative endovascular balloon occlusion of the aorta. J Trauma Acute Care Surg. 2016;80(6):941-6.
14. DuBose JJ. How I do it: partial resuscitative endovascular balloon occlusion of the aorta (P-REBOA). J Trauma Acute Care Surg. 2017;83(1):197-9.
15. Pasley J, Cannon J, USAF, Glaser J, MC, Polk T, Morrison J, Brocker J et al. Trauma System Clinical Practice Guideline. Resuscitative Endovascular Balloon Occlusion of the Aorta (REBOA) for Hemorrhagic Shock (CPG ID: 38). JTS CPG. 2017;1-23.
16. Okada Y, Narumiya H, Ishi W, Iiduka R. Anatomical landmarks for safely implementing resuscitative balloon occlusion of the aorta (REBOA) in zone 1 without fluoroscopy. Scand J Trauma Resusc Emerg Med. 2017;25(63):1-5.
17. Osborn LA, Brenner ML, Prater SJ, Moore LJ. Resuscitative endovascular balloon occlusion of the aorta: current evidence. Open Access Emerg Med. 2019;11:29-38.
18. Tibbits EM, Hoareau GL, Simon MA et al. Location is everything: the hemodynamic effects of REBOA in zone 1 versus zone 3 of the aorta. J Trauma Acute Care Surg. 2018;85(1):101-7.
19. Reva VA, Matsumura Y, Hörer T et al. Resuscitative endovascular balloon occlusion of the aorta: what is the optimum occlusion time in an ovine model of hemorrhagic shock? Eur J Trauma Emerg Surg 2018;44(4):511-8.
20. Morrison JJ, Galgon RE, Jansen JO, Cannon JW, Rasmussen TE, Eliason JL. A systematic review of the use of resuscitative endovascular balloon occlusion of the aorta in the management of hemorrhagic shock. J Trauma Acute Care Surg 2016 Feb;80(2):324-34.

13

Monitorização Hemodinâmica do Politraumatizado

Lorena Lopes Pinheiro da Silva | João Manoel Silva Junior

Introdução

O trauma é uma doença multissistêmica considerada a terceira maior causa de morte na população geral e, na faixa etária abaixo dos 40 anos, a morte por causas externas ocupa o primeiro lugar. Além dos óbitos, o trauma também é responsável por grande número das incapacitações permanentes na população. A principal causa de óbito desses pacientes é o choque hipovolêmico. Por esse motivo, é importante e necessária a análise para adoção de condutas terapêuticas precoces com a finalidade de melhorar o prognóstico desses pacientes. Dessa forma são necessárias terapias controladas por metas e monitorização hemodinâmica contínua.

A monitorização é fundamental para que sejam identificadas as alterações cardiovasculares e para que as terapêuticas possam ser otimizadas, evitando a hipóxia tecidual global e a falência de múltiplos órgãos.

Com esse propósito o Colégio Americano de Cirurgiões criou o treinamento médico para atuação no trauma, o Suporte Avançado de Vida no Trauma – ATLS (*Advanced Trauma Live Support*), onde foi estabelecido o conceito de análise primária, os tratamentos rápidos, garantindo melhores resultados no diagnóstico e prognóstico, principalmente na "*Hora de Ouro*", que são os primeiros 60 minutos iniciais após o trauma, sendo considerados decisivos para o melhor desfecho dos pacientes (Figura 13.1).

Não esquecer!

Na maioria dos pacientes, o aumento da demanda de O_2 é acompanhado por aumento do débito cardíaco e da extração tecidual de oxigênio. Entretanto, o paciente com pouca reserva funcional pode ser incapaz de elevar seu débito cardíaco em condições que acompanhem o aumento da demanda tecidual, gerando hipóxia, morte celular e falência de múltiplos órgãos. Portanto, é fundamental identificar e monitorizar esses pacientes, pois mudanças precoces e baseadas em práticas seguras do manejo clínico do trauma podem evitar evoluções desfavoráveis.

Embora a maioria dos métodos de monitorização se baseie na macrocirculação, não podemos esquecer que as alterações hemodinâmicas também envolvem a microcirculação (Figura 13.2).

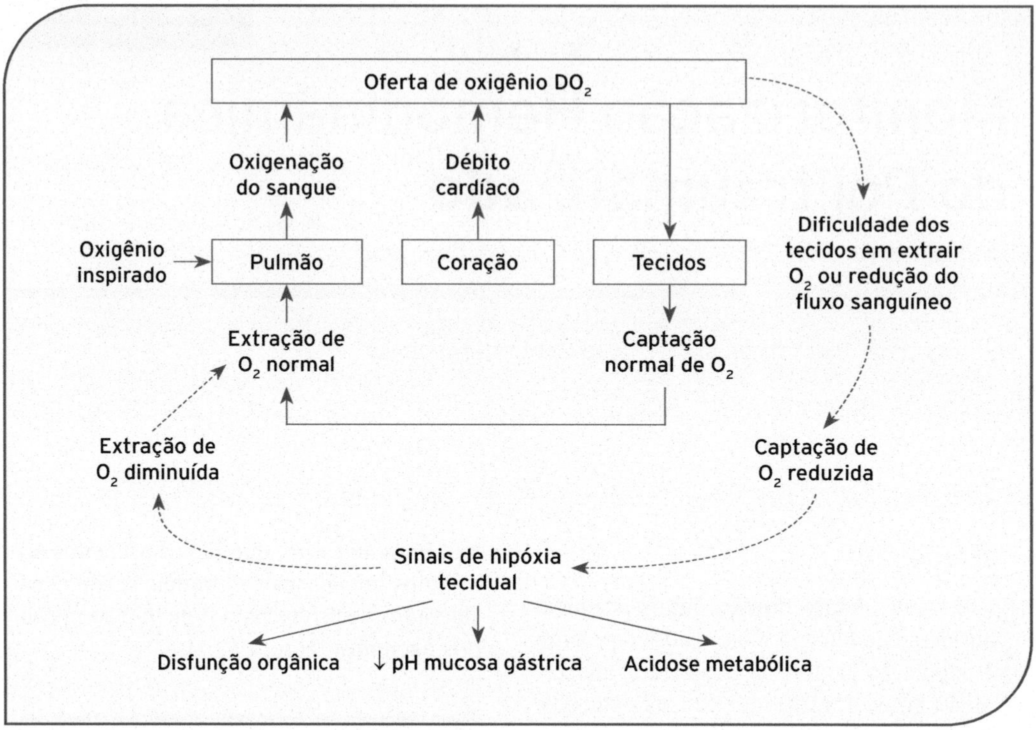

Figura 13.1. Oferta de oxigênio para os tecidos e durante estados de choque (pontilhado). (Fonte: Autoria própria.)

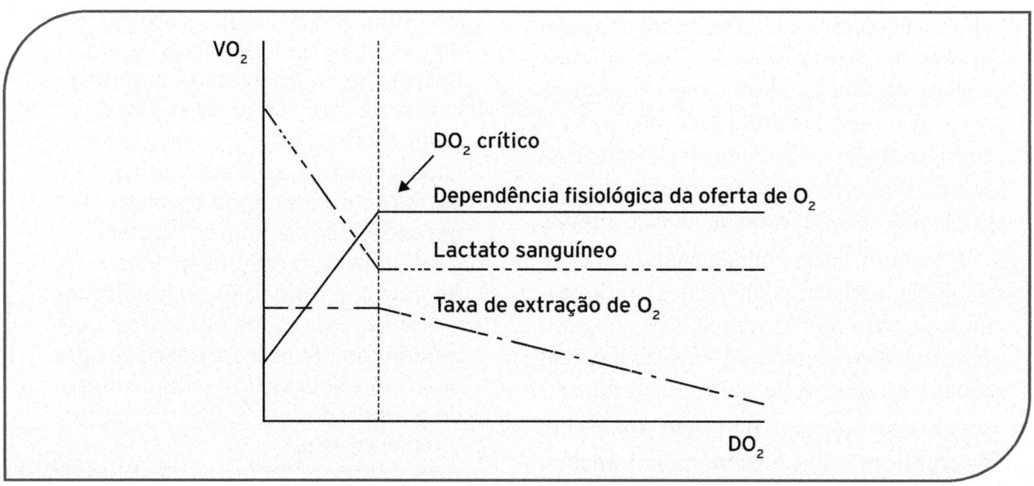

Figura 13.2. Dependência fisiológica da oferta de O_2. Quando a queda na DO_2 atinge o ponto de DO_2crítico, o VO_2 começa a cair com relação linear à queda na DO_2, e como a TEO_2 já atingiu sua máxima capacidade de compensação, a demanda metabólica de O_2 deixa de ser atendida, iniciando-se então metabolismo anaeróbico e elevação do lactato sanguíneo. Em condições patológicas essas curvas sofrem alterações com maior dependência do VO_2 em relação a DO_2. (Fonte: Adaptada de Intensive Care Med 2007;33:575-90.)

A monitorização básica pré-hospitalar, como o uso de cardioscópio para monitorização de ritmo e frequência cardíaca, oximetria de pulso e aparelho de pressão não invasiva, fornece dados que avaliam se o paciente precisa de reposição volêmica, de inotrópico ou vasopressor. Essas são medidas chamadas estáticas e dentre as citadas também temos a pressão venosa central (PVC) e a pressão da artéria pulmonar, que estão sendo paulatinamente substituídas por marcadores dinâmicos da hemodinâmica, por exemplo: variação da pressão de pulso (VPP), resposta à elevação passiva dos membros inferiores e variação da saturação venosa central de O_2.

Características ideais de um sistema de monitorização hemodinâmica

- Medidas de variáveis relevantes de forma acurada e reprodutível.
- Facilidade de uso.
- Operador independente.
- Rápido tempo-resposta.
- Não causar danos ao paciente.
- Ser custo-efetivo.
- Fornecer dados que norteiem a terapêutica.

Infelizmente nenhum dos sistemas utilizados atualmente preenche todos esses critérios e, por isso, o uso de tais dispositivos depende da experiência das equipes com tais equipamentos.

Fases de resposta metabólica ao trauma

Definidas em 1942, por David Cuthbertson, duas fases:

- EBB (fase inicial): ocorre imediatamente após a agressão e dura até 2 a 3 dias. Caracterizada por instabilidade hemodinâmica, hipovolemia, hipotensão, aumento da resistência vascular sistêmica (RVS), diminuição da insulina e aumento do glucagon; aumento das catecolaminas, glico e mineralocorticoides, aumento do consumo de oxigênio (VO_2) e hiperglicemia.
- FLOW (fase tardia): inicia-se logo após a EBB. Caracterizada por estado hiperdinâmico, retenção hídrica, aumento da permeabilidade vascular, diminuição da resistência vascular sistêmica, aumento da insulina, proteólise e hiperglicemia.

Subdivididas em:

- Catabolismo: catabolismo de lipídios e proteínas; excreção urinária de nitrogênio; balanço nitrogenado negativo.
- Anabolismo: recuperação do estoque lipídico e proteico, ganho de peso, balanço nitrogenado positivo, depende da ingesta calórica adequada.

O aumento da concentração plasmática de catecolaminas, cortisol e glucacon provoca a gliconeogênese. Está associado a aumento da resistência vascular periférica à ação da insulina, facilitando o surgimento da hiperglicemia e o balanço nitrogenado negativo.

Os hormônios catabolizantes fazem hipermetabolismo, aumentando o gasto energético basal.

Durante o estado hiperdinâmico, há redução da extração de oxigênio periférica residual por volume sanguíneo, ocorrendo também a perda da autorregulação endocrinometabólica, esta desencadeando a ativação do eixo hipotálamo-hipófise, resultando em liberação de ADH pela hipófise posterior, ocasionando retenção hídrica e vasoconstrição.

Monitorização não invasiva

- Oximetria de pulso: é um método confiável para a avaliação de O_2 em um grande espectro de níveis de hemoglobina. Com saturação de 90%, a PaO_2 estimada é de 60 mmHg, porém, em 100%, não é possível afirmar quão alta se encontra a PaO_2. Funciona por espectrofotometria. A pressão parcial de oxigênio pode apresentar valores

TABELA 13.1	LIMITAÇÕES DA OXIMETRIA DE PULSO
Pulso fraco: hipotermia, qualquer situação que reduza a perfusão tecidual periférica (hipotensão arterial, hipovolemia, uso de drogas vasoativas, por exemplo), reduzem a saturação de oxigênio, sem que, necessariamente, o paciente esteja em situação de hipóxia.	
Variações da hemoglobina: carboxiemoglobina, metemoglobina, indocianina (85%).	
Anemia grave: hemoglobina < 5 g/dL e/ou Htc < 24%.	
Luz externa: pode interferir na medida da oximetria, dando valor inferior ao verdadeiro.	

Fonte: Autoria própria.

considerados normais em pacientes com intoxicação por monóxido de carbono. A metemoglobina tem a mesma absorção de onda infravermelha e vermelha. A partir da concentração de 40% de metemoglobina registra-se uma saturação aproximada de 85% independentemente do valor real (Tabela 13.1).

- **Eletrocardiograma:** realizado com a disposição de 3 a 5 eletrodos em região torácica do paciente para avaliação do ritmo e da frequência cardíaca. No caso de pacientes politraumatizados, a diminuição de voltagem pode ocorrer na presença de derrame pericárdico e/ou pequenos infartos múltiplos secundários à contusão miocárdica.
- **Pressão arterial não invasiva:** permite monitorar a pressão arterial e sua resposta às manobras de expansão volêmica, inicialmente. Como é uma forma não invasiva de aferição, o resultado pode não ser tão preciso, principalmente no caso de mobilização do braço no momento da insuflação ou na utilização de manguito maior e/ou menor em relação ao tamanho do paciente. Na presença de instabilidade hemodinâmica também há perda da acurácia.
- **Ecocardiograma transtorácico:** instrumento de utilização seriada que nos permite avaliar a função cardíaca global e segmentar além das anormalidades em estruturas valvares e observação de derrame pericárdico. A avaliação da função cardíaca pode ser realizada pela estimativa visual da fração de ejeção ou por métodos tradicionais como o Simpson. Apesar de ser um método totalmente não invasivo, é importante salientar que é um método operador dependente e que pelo menos 30% dos pacientes não apresentam janela visual adequada para realização do exame, especialmente quando em ventilação mecânica. A experiência com o método é extremamente importante, portanto, é necessária uma curva de aprendizagem para o pleno uso do método como monitor hemodinâmico.

Monitorização minimamente invasiva

- **Sistema PiCCO:** utiliza a termodiluição transpulmonar de forma bem parecida com a do CAP. É realizada a infusão de soro em temperatura diferente do sangue no sistema venoso central, obrigatoriamente; a partir desse momento é construída uma curva de termodiluição que permite determinar o débito cardíaco e a calibração do sistema, o termistor encontra-se na artéria, que deve ser obrigatoriamente femoral ou axilar, pois a aferição do débito cardíaco contínuo é dada utilizando-se a morfologia da curva arterial.

Permite:

- Cálculo de pressão de pulso (VPP).
- Variação do volume ejetado (VVE).
- Índice de permeabilidade vascular pulmonar.
- Cálculo dos volumes de compartimento intravascular:
  - Volume diastólico global final.
  - Índice do volume cardíaco intratorácico.

Suas calibrações são feitas a cada 8 horas.

- Sistema Vigileo/FloTrac: não precisa de calibração de débito cardíaco e, por isso, não precisa de acesso venoso central ou periférico. Sua calibração é dada por algoritmos que usam dados antropométricos do paciente como idade, sexo, altura e peso, e faz a análise da forma do pulso arterial.

  Permite:

  - Cálculo do débito cardíaco contínuo.
  - Variação de pressão de pulso (VPP).
  - Resistência vascular sistêmica.
- Doppler esofageano: é realizada uma passagem de sonda flexível pelo esôfago do paciente e, por ela, é feita a monitorização do fluxo da aorta descendente. Permite a aferição do débito cardíaco pela velocidade do fluxo em determinado tempo. Avalia, também, a contratilidade cardíaca e a resistência periférica. Utiliza-se o Doppler de forma contínua a 4 MHz ou pulsado a 5 MHz. Sua maior limitação é a necessidade constante de mobilização da sonda esofágica para obtenção do Doppler, especialmente em pacientes em respiração espontânea e não sedados. Esse sistema é bastante útil na avaliação de monitorização da resposta a volume quando utilizamos a elevação passiva das pernas.
- Sistema NICO: esse sistema utiliza o CO_2 expirado como indicador para fornecer o débito cardíaco de forma não invasiva.[8] Utilizado em pacientes em ventilação mecânica, é colocado um sistema de reinalação que permite a verificação do CO_2 reinalado comparado com o CO_2 em condições normais; dessa forma é indiretamente aferido o débito cardíaco. Seu uso em pacientes críticos, como no politrauma, é limitado em caso de pós-operatório sem doença pulmonar prévia, porque condições como CO_2 inferior a 30 mmHg, ou com alteração do espaço morto e/ou de ventilação/perfusão têm o cálculo de débito cardíaco alterado.

Monitorização invasiva

- Cateter de artéria pulmonar (CAP): introduzido pela primeira vez em 1970, por J. C. Swan e W. Ganz.[4] O cateter é inserido por um acesso venoso central, na parte superior do corpo, até um ramo da artéria pulmonar, onde medidas de pressão e fluxo são determinadas. As medidas de pressão apresentadas serão a pressão venosa central (do átrio direito), a pressão da artéria pulmonar sistólica e diastólica, e a pressão de oclusão da artéria pulmonar (POAP), também chamada de pressão venosa pulmonar. A POAP é dada após a insuflação do balonete distal do cateter e prediz, em condições ideais, a pressão venosa do átrio esquerdo e a pressão diastólica final do ventrículo esquerdo.[21] A colocação do CAP exige experiência e não está isenta de complicações como arritmia cardíaca, complicações associadas à punção, infecção do cateter e ruptura da artéria pulmonar. A medida do débito cardíaco é dada por termodiluição. É injetado um líquido de temperatura diferente na via proximal do cateter e um termistor localizado na ponta desse cateter detecta a diferença de temperatura do sangue e calcula o débito de forma intermitente. Apesar de estudos terem mostrado que a monitorização por cateter de artéria pulmonar não reduz a mortalidade,[28] mesmo quando seu uso está associado à terapia por metas, esse método continua sendo visto como padrão

TABELA 13.2	VALORES HEMODINÂMICOS MENSURADOS NA CAP
Parâmetros	**Faixa normal**
Pressão venosa central (PVC)	1-6 mmHg
Pressão de oclusão da artéria pulmonar (PAPO)	2-12 mmHg
Pressão da artéria pulmonar (PAP)	Sistólica 15-30 mmHg
	Diastólica 4-12 mmHg
Pressão média artéria pulmonar	9-16 mmHg
Indice cardíaco (IC)	2,8-4,2 L/min/m^2
Indice de volume sistólico (IVS)	30-65 mL/bat/m^2
Indice trabalho sistólico do ventrículo esquerdo (ITSVE)	40-60 g × m/m^2
Indice trabalho sistólico do ventrículo direito (ITSVD)	4-8 g × m/m^2
Fração de ejeção do ventrículo direito (FEVD)	35-50%
Volume diastólico do ventrículo direito (VDFVD)	80-150 mL/m^2
Resistência vascular sistêmica (RVS)	1.600-2.400 dins × s × cm-5
Resistência vascular pulmonar (RVP)	250-340 dins × s × cm-5

Fonte: Autoria própria.

ouro, com o qual todos os outros métodos de aferição do débito cardíaco precisam ser comparados.[21] Outro dado que podemos obter é a saturação venosa mista de oxigênio (SvO_2) através da via distal do cateter. Com isso conseguimos obter a oferta de oxigênio (DO_2), o consumo de oxigênio (VO_2) e o percentual de *shunt* pulmonar. É indiscutível que a correta localização do CAP, com correta análise dos dados obtidos por ele, fundamenta o diagnóstico e a terapêutica de pacientes hemodinamicamente instáveis.

Monitorização indireta da microcirculação

A função principal da microcirculação é permitir o transporte de oxigênio e nutrientes para as células, garantindo assim a manutenção de suas funções. É na microcirculação que o oxigênio é liberado para as células.

- $SvO_2/SvcO_2$: a saturação venosa mista (SvO_2), colhida pelo cateter de artéria pulmonar, nos dá, de modo indireto, o consumo de oxigênio pelos tecidos. Reflete adequada relação entre oferta e consumo de oxigênio quando seu valor está entre 65% e 75%, valores inferiores a este estão relacionados com o comprometimento da oferta de oxigênio (Do_2), hipoperfusão tissular global, principalmente se baixo débito cardíaco. Seu aumento, está relacionado com o consumo reduzido de oxigênio pelos tecidos, elevação do débito cardíaco, aumento do conteúdo arterial de oxigênio, ou presença se *shunts* teciduais.[13,16,17] A análise da saturação venosa central de oxigênio ($SvcO_2$), coletada na veia cava superior, possui limitações, porém, pode substituir a análise da saturação venosa mista do oxigênio, com o mesmos valores, podendo ser obtida pela análise seriada de gasometrias, ou com o uso de cateteres com reflexão de infravermelho[13] (PreSep acoplado a um monitor Vigilance ou Vigileo). Apesar de constituírem medidas diferentes, uma vez que a $PvCO_2$ não leva em consideração boa parte da saturação venosa esplâncnica, seio venoso coronariano e veias tebesianas.[21] Valores de 70%-75% indicam uma taxa de extração de O_2 em torno de 25%-30%.

- Lactato: o nível do lactato sérico é considerado um dos melhores indicadores para avaliar o metabolismo celular em pacientes graves, dentro desses os politraumatizados, porém, sua interpretação nem sempre é direta, apesar disso, esse tem-se mostrado superior como preditor prognóstico, quando comparado às variáveis derivadas da oxigenação tecidual, como oferta e consumo de oxigênio.[18,19] O lactato é o produto final da glicólise anaeróbica e a maior parte de sua produção fisiológica ocorre na musculatura esquelética, intestino, cérebro e células eritrócitos circulantes. A partir de sua formação, pode ser utilizado de duas formas: convertido pelo fígado em glicose, através da gliconeogênese e/ou utilizado como energia (oxidação).[18] A concentração normal do lactato é de menos de 2 mmol/L ou 18 mg/dL. Seu aumento pode ocorrer por várias condições como hipóxia tecidual por baixa perfusão tecidual; esta pode ocorrer na hipovolemia, sepse, infusão de epinefrina, alcalose, disfunção hepática e intoxicação por nitroprussiato. A principal causa de hiperlactatemia em pacientes com choque é a hipóxia tecidual, no entanto, devemos dividir a síndrome do choque em duas categorias fisiológicas, listadas na Figura 13.3.
- Diferença venoarterial de CO_2 (delta CO_2): baseia-se na diferença entre a PCO_2 no sangue venoso, coletado da artéria pulmonar e a arterial. Em condições normais, o valor do Delta PCO_2 é de 2 a 5 mmHg. A diferença é inversamente proporcional ao débito cardíaco. Seu valor normal mostra se o débito cardíaco é suficiente para "filtrar" todo o CO_2 produzido pelos tecidos periféricos.[22] Uma das características mais importantes do delta CO_2 é sua precocidade em se alterar e isso ocorre muito antes da

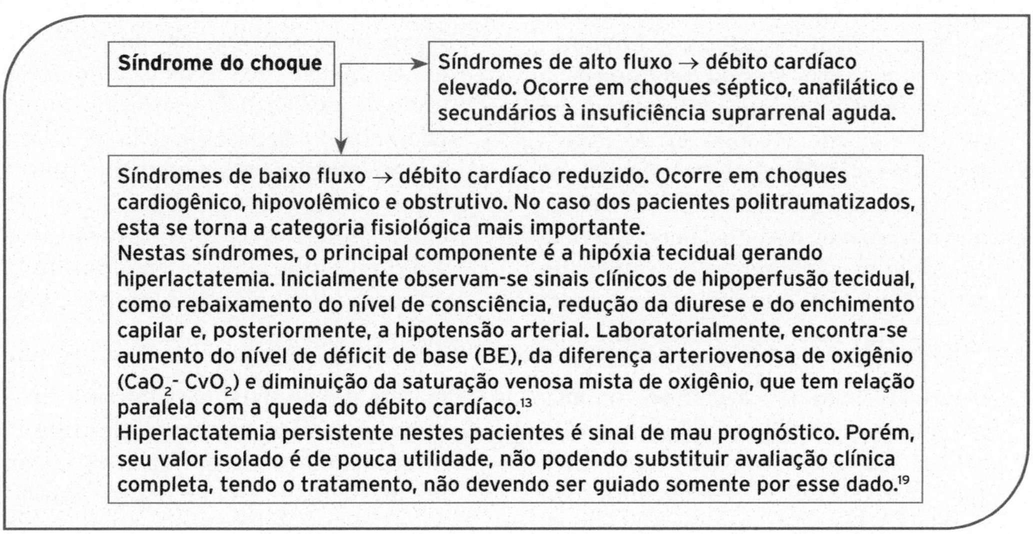

Figura 13.3. Categorias fisiológicas do choque. (Fonte: Autoria própria.)

mudança de frequência cardíaca, pressão arterial e do lactato.

Um delta PCO_2 aumentado pode sugerir que o débito cardíaco não esteja sendo alto o suficiente para suprir necessidades metabólicas globais, como no caso dos pacientes hipovolêmicos. Nossa principal preocupação nos pacientes politraumatizados, nesse caso, é a diminuição do delta PCO_2 após intervenção terapêutica que pode interferir indiretamente no aumento do débito cardíaco e no seu impacto positivo no metabolismo global.

- **Excesso de bases (BE):** da mesma forma que se instala um desequilíbrio entre oferta e consumo de oxigênio, se desenvolve também o metabolismo anaeróbico e a acidose láctica. A intensidade dessa acidose pode ser estimada pelo excesso de bases, a partir de uma gasometria arterial. O valor do BE tem sido superior ao valor do pH na avaliação da acidose metabólica e na predição de complicações oriundas da acidose.[13] Além desse dado, existe uma relação importante entre BE, hipovolemia e mortalidade em pacientes em estado de choque.

Medidas estáticas de pré-carga

- **Pressão venosa central (PVC):** é uma medida relativamente simples em que é necessário um acesso venoso central preferencialmente por via alta (veia subclávia ou veia jugular interna), localizado entre a veia cava superior e o átrio direito. Representa a pressão dentro do átrio direito que espelha a pressão diastólica final do ventrículo direito, que, retrogradamente, reflete a pressão de enchimento do ventrículo esquerdo. A PVC é muito utilizada para avaliação de volemia. Pode ser utilizada como parâmetro na fase precoce de ressuscitação volêmica do paciente pós-trauma, nos limites de metas entre 8 e 12 mmHg para pacientes em ventilação espontânea e de 12 a 15 mmHg para pacientes em ventilação mecânica, ou com aumento da pressão intra-abdominal. *Limitações*: não é fidedigna na presença de anormalidades no ventrículo esquerdo; anormalidades pulmonares. Pacientes com PVC baixa podem estar hipervolêmicos e pacientes com PCV alta, hipovolêmicos. Outros estudos, pelos mesmos autores, foram feitos para avaliar se a PVC seria capaz de prever quais pacientes seriam responsivos ao teste de volume em infusão rápida de líquidos. Por esses estudos demonstrou-se que as PVCs dos respondedores e dos não respondedores eram semelhantes.[27] Sobre utilizar a PVC como marcador em pacientes jovens, com boa função cardiopulmonar e com quadro de politraumatismo, observou-se que a PVC não foi capaz de determinar a volemia tampouco prever resposta à expansão volêmica.
- **Pressão de oclusão de artéria pulmonar (POAP):** para que a POAP seja determinada é necessária a passagem de cateter de artéria pulmonar (Swan-Ganz) e seu posicionamento adequado, devido a redução do uso deste, a POAP vem perdendo espaço na prática clínica. É utilizada para avaliar a pressão de enchimento do ventrículo esquerdo.

Variáveis dinâmicas

- **Elevação passiva das pernas (EPP):** manobra aplicada em associação a outros testes de avaliação de resposta a volume, podendo ser repetida sem risco de indução à hipovolemia. Frequentemente utilizada na abordagem inicial de paciente em choque hipovolêmico. A elevação se dá a 45 graus, ocorrendo a "autotransfusão" do sangue das veias de capacitância das pernas em direção ao compartimento intratorácico que mimetiza, de forma temporária e reversível, uma infusão rápida de volume, aumentando a pré-carga e o índice cardíaco em pacientes hipovolêmicos. Sua vantagem é poder ser usada em paciente em ventilação espontânea e com arritmias.

- Variação da pressão de pulso (Delta PP) (Figura 13.4): dada pela diferença entre a pressão de pulso máxima e a pressão de pulso mínima dividida pela média das duas ao longo de um ciclo respiratório. É diretamente proporcional ao volume sistólico e inversamente à elastância aórtica. O ponto de corte do valor é de 13% na discriminação dos respondedores a volume, sendo os pacientes com Delta PP > 13% portadores de bom indicador de que seria responsivo, e aqueles com delta PP < 13% com baixo indicador de responsividade a fluidos, devendo, então, outra medida ser adotada (Figura 13.5).

  Condições necessárias para uso:
  - Pacientem sob ventilação mecânica, sedados e curarizados.
  - Ventilação mecânica deve estar em modo controlado por volume (PCV), com volume corrente entre 6-8 mL/kg.
  - Ausência de arritmias, *shunt* intracardíaco ou doença valvar importante.
- Variação do volume sistólico (VVS): dá-se pelo percentual de mudança entre os

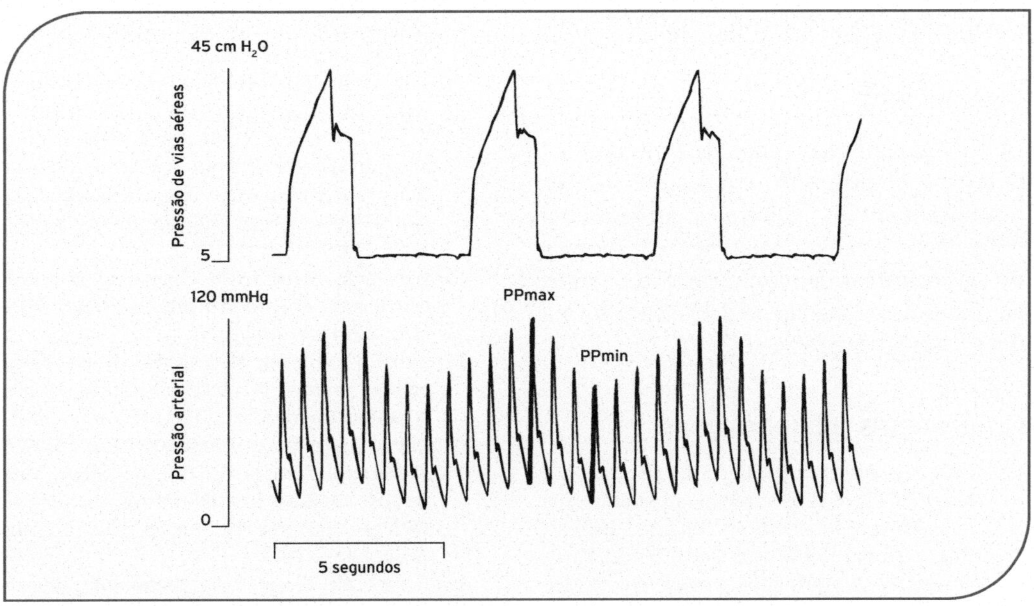

Figura 13.4. Variação de pressão de pulso. (Fonte: Adaptada de Michard F, et al. Am J Respir Crit Care Med 2000, 162:134-138.)

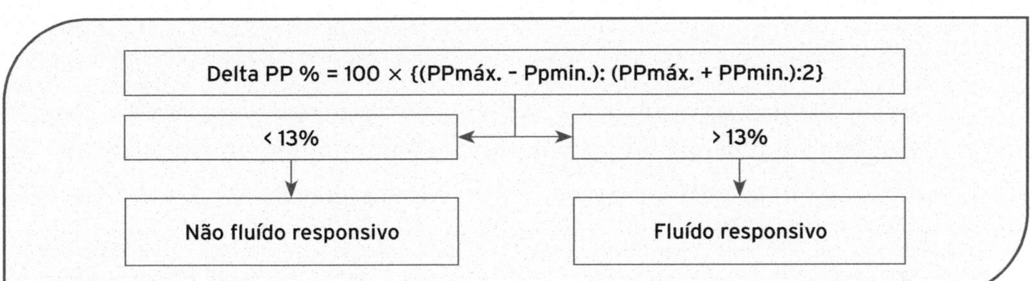

Figura 13.5. Cálculo e interpretação da variação de pressão de pulso. (Fonte: Adaptada de Michard F, et al. Am J Respir Crit Care Med 2000, 162:134-138.)

volumes sistólicos máximo e mínimo ao longo de um intervalo predeterminado. Possui as mesmas limitações do Delta PP e valor de referência.

- Variação do calibre da veia cava inferior: todas as variações cardiopulmonares descritas anteriormente alteram o diâmetro da veia cava inferior (VCI). Por aparelho de ecocardiograma transtorácico visualiza-se a veia cava inferior e deve-se medir seu grau de distensão, que é máximo em pacientes em ventilação mecânica, e sem esforço espontâneo ao final da inspiração. Índice de distensibilidade superior a 12% é correspondente à resposta à expansão volêmica.

Conclusão

Nos pacientes vítimas de politraumatismos, o objetivo principal, após conter o sangramento, é melhorar a perfusão e a oxigenação tecidual. Atualmente dispomos de várias formas de monitorização que nos auxiliam nas tomadas de decisão de forma mais assertiva e precoce.

Referências bibliográficas

1. Levy AM, Andrews PJ, Chastre J, Hudson LD, Manthous C et al. Hemodynamic monitoring in shock and implications for management: International Consensus Conference, Paris, France, 27-28 April 2006. Intensive Care Med 2007;33:575-90.
2. Asile FA, Suen VMM, Martins MA et al. Monitorização da resposta orgânica ao trauma e à sepse. Medicina (Ribeirão Preto) 2001 Jan.-Mar.;34:5-17.
3. Beaulieu Y. Specific skill set and goals of focused echocardiography for critical care clinicians. Crit Care Med 2007;35(5 Suppl):S1449.
4. Biais M, Vidil L, Sarrabay P, Cottenceau V, Revel P, Sztark F. Changes instroke volume induced by passive leg raising in spontaneously breathing patients: comparison between echocardiography and Vigileo/FloTrac device. Crit Care 2009;13(6):R195.
5. Connors AF, Speroff T, Dawson NV, Thomas C, Harrel FE Jr, Wagner D et al. The effectiveness of right heart catheterization in the initial care of critically ill patients. SUPPORT Investigators. JAMA 1996;276(11):889-97.
6. Creteur J, De Backer D, Sun Q, Vicent JL. The hepatosplanchnic contribution to hyperlactatemia in endotoxic shock: effects of tissue ischemia. Schock 2004;21:438-43.
7. De Backer D, Heenen S, Piagnerelli M et al. Pulse pressure variations to predict fluid responsiveness: influence of tidal volume. Intensive Care Med 2005;31(4):517-23.
8. De Backer D. Lactic acidosis. Intensive Care Med 2003;29:699-702.
9. Ellis CG, Jagger J, Sharpe M. The microcirculation: A functional system. Crit Care 2005;9(Suppl 4):S3-S8.
10. Figueiredo LFP, Silva E, Correa TD. Avaliação hemodinâmica macro e microcirculatória no choque séptico. Rev Med (São Paulo) 2008 Abr-June;87(2):84-91.
11. Ince C. The microcirculation is the motor of sepsis. Crit Care 2005;9(Suppl 4):S13-S19.
12. Keren H, Burkhoff D, Squara P. Evaluation of a noninvasive continuous cardiac output monitoring system based on thoracic bioreactance. Am J Physiol Heart and Circulatory Physiol 2007;293(1):H583-9.
13. Litton E, Morgan M. The PICCO monitor: a review. Anaesth Intensive Care 2012 May;40(3):393-409.
14. Marik PE, Baram M, Vahid B. Does central venous pressure predict fluid responsiveness? A systematic review of the literature and the tale of seven mares. Chest 2008;134(1):172-8.
15. Monge MI, Estella A, Diaz JC, Gil A. Minimally invasive hemodynamic monitoring with esophageal echo Doppler. Med Intensive 2008;32(1):33-44.
16. Pinsky MR, Vicent JL. Let us use the pulmonar artery cateter correctly and only when we need it. Crit Care Med 2005;33(5):1119-22.
17. Poli de Figueiredo LF, Cruz Jr, Yada-Langui M, Rochya e Silva M. Sustained gastric mucosal acidosis in spite of rapid global and regional hemodynamic restoration after hemorragic and resuscitation with blood or hypertonic/hyperoncotic solution. J Invest Surg 2005;18:257-64.
18. Rocha NR, de Menezes JAV, Suassuna JHR. Hemodynamic Assessment in the critically ill patient. Review Article. J Bras Nefrol 2010;32(2):201-12.
19. Rumberger JA, Behrenbeck T, Bell MR, Breen JF, Johnston DL, Holmes DR Jr. et al. Determination of ventricular eJjection fraction: a comparison of available imaging methods. Mayo Clin Proc 1997;72(9):860-70.

20. Silva OS, Fonseca AG, Triani AAA et al. Hemodinamic monitoring in critically ill patients. 2013;12(3):57.
21. Swan HJ, Ganz W, Forrester J, Marcus H, Diamond G, Chonette D. Catheterization of the heart in man with use of a flow-directed baloon-tipped cateter. N Engl J Med 1970 Aug 27;283(9):447-51.
22. Valenza F, Aletti G, Fossali T, Chevallaed G, SacconiF, Irace M et al. Lactate as marker of energy failure in critically ill patients: hypothesis. Crit Care 2005;9:588-93.
23. Vallet B, Teboul JL, Cain S, Curtis S. Venoarterial CO(2) difference during regional ischemic or hypoxic hypocia. J Appl Physiol 2000;89:1317-21.
24. Vicent JL, De Backer D. Microvascular dysfunction as cause of organ dysfunction in severe sepsis. Crit Care 2005;9(Suppl 4):S9-12.
25. Vicent J-L, Rhodes A, Perel A, Martins GS, Della Rocca G, Vallet B et al. Clinical review: Update on hemodynamic monitoring-a consensus of 16. Crit Care 2011;15(4):229.
26. Young BP, Low LL, Noninvasive monitoring cardiac output using partial CO(2) rebreathing. Crit Care Clin 2010;26(2):383-92.

14

Lesão Traumática Cerebral

Jorge Luiz da Rocha Paranhos | Mirella Cristine de Oliveira | Wellingson Silva Paiva

Introdução

A lesão traumática cerebral (LTC) é uma afecção com números alarmantes e com grande impacto socioeconômico.[1] Lesões traumáticas aumentaram significativamente nas últimas décadas em todo o mundo. O traumatismo cranioencefálico resulta em grande mortalidade e morbidade, especialmente em países de baixa e média renda, em que traumatismos são uma das principais causas de morte.[1,2]

Idealmente, todos os pacientes com LTC grave requerem atendimento médico especializado, com estrutura cirúrgica e de terapia intensiva avançada, necessitando, portanto, ser transferidos para um grande centro de trauma com cuidados neurocirúrgicos e neurocríticos especializados.[1]

Nas últimas duas décadas, vários estudos têm se dedicado a investigar os fatores de risco relacionados à morbimortalidade da LTC Por exemplo, descobriu-se que a idade, o sexo e a gravidade da LTC desempenham papéis essenciais na mortalidade.[3] Investigações posteriores também introduziram múltiplos fatores de risco para mortalidade por LTC como o comportamento da pressão intracraniana (PIC), consumo de bebidas alcoólicas, qualidade dos cuidados prestados e disfunções do estresse oxidativo.[3,4]

Epidemiologia

Estima-se que nos Estados Unidos ocorra 1,7 milhões de casos de LTC, dos quais 52 mil irão a óbito, 275 mil hospitalizados e 1.365.000 receberão atendimento hospitalar de urgência e emergência, com posterior liberação.[5,6] Estima-se que 6,2 milhões de europeus apresentam pelo menos uma sequela de TCE.[7,8] No Brasil, os dados são imprecisos devido à baixa confiabilidade das informações (dificuldade de notificação, já que a LTC não é doença de notificação compulsória). É provável que os números de vítimas e a avaliação do grau de incapacidade desses pacientes que sobrevivem estejam sendo subestimados.[9]

Etiologia

As causas mais comuns de LTC são, em ordem decrescente: quedas, acidentes automobilísticos, agressão, acidentes com objetos, outros (sem mecanismo especificado) e automutilação.[11] Enquanto as quedas são a principal etiologia nas crianças menores que 4 anos e idosos acima de 75 anos, os acidentes automobilísticos são na população entre 15 e 45 anos.[10,11]

Indivíduos com menos de 40 anos e do sexo masculino são os mais acometidos sendo os acidentes motociclísticos importante causa de LTC no Brasil.[10]

Avaliação inicial

O paciente vítima de LTC ao chegar à emergência deve ser avaliado seguindo os princípios do ATLS. É importante salientar que respeitar o ATLS também faz parte do manejo do próprio trauma de crânio. O paciente politraumatizado que se encontra estável do ponto de vista respiratório e hemodinâmico, já tem menor chance de apresentar lesão secundária da própria LTC, já que o hemometabolismo cerebral é diretamente relacionado com a hemodinâmica sistêmica.[12]

A avaliação neurológica inclui o nível de consciência através da Escala de Coma de Glasgow (ECG), reflexo fotomotor e motricidade voluntária. A ECG é o escore mais conhecido de avaliação do nível de consciência para pacientes politraumatizados. É dividida em 3 domínios: a abertura ocular, a resposta motora e a resposta verbal (Tabela 14.1).[13]

Com a publicação em 2018 do escore Glasgow-Pupila, houve a incorporação dele no último ATLS (2018), uma vez que no contexto do trauma de crânio esse escore determina o prognóstico. Para criar a relação estatística, o artigo original fez uma metanálise de dois ensaios clínicos randomizados (IMPACT e CRASH), cada um com cerca de 10.000 pacientes e construiu tabelas com informações sobre o prognóstico desses pacientes.[14] O escore de Glasgow-pupila tem como base o princípio da gravidade da anisocoria secundária à herniação uncal. Já era sabido que um paciente que tinha evolução com midríase ipsilateral no contexto da LTC, devido à compressão do III nervo craniano pelo *uncus*, tinha um prognóstico

TABELA 14.1 — ESCALA DE COMA DE GLASGOW

Domínio	Resposta	Pontos
Abertura ocular	Espontânea	4
	Ao som	3
	À dor	2
	Ausente	1
Resposta verbal	Orientada	5
	Confusa	4
	Palavras inapropriadas	3
	Sons incompreensíveis	2
	Ausente	1
Resposta motora	Obedece a comandos	6
	Localiza a dor	5
	Retirada inespecífica	4
	Flexão anormal	3
	Extensão anormal	2
	Ausente	1

Fonte: Dr. Jorge Luiz Paranhos.

neurológico pior do que aqueles pacientes sem herniação. Da mesma maneira que a herniação bilateral com midríase fixa bilateral era mais grave que a herniação unilateral. O mérito do novo escore foi dar valor estatístico a esse conhecimento já existente.

O escore de Glasgow-pupila é calculado por meio de diferença do valor da ECG Glasgow tirando 01 ponto para cada pupila dilatada. Por exemplo: se o valor da ECG foi de 06 e há 1 pupila dilatada, o escore Glasgow-pupila é de 05.

Propedêutica diagnóstica

Todos os pacientes vítimas de LTC moderada e grave devem ter avaliação radiológica do crânio e da coluna cervical.[12,13] Protocolarmente o exame ideal é a tomografia computadorizada de crânio sem contraste (TCC). A TCC é o exame de escolha pela sua sensibilidade e especificidade altas para localizar alterações traumáticas agudas no paciente vítima de LTC. É possível identificar tanto lesões focais quanto lesões difusas. Além disso, pode ser uma maneira indireta inicial de supor a existência de hipertensão intracraniana, sendo importante também, portanto, nessa linha de abordagem. Além disso, é o exame de escolha para controle na rotina do acompanhamento do paciente internado com lesões focais que não necessitam de cirurgia (avaliar a evolução dessas lesões focais) ou nos seus pós-operatórios imediatos (avaliar adequada drenagem das coleções/descompressão craniana efetiva).[13,15]

Além da tomografia de crânio sem contraste, algumas rotinas propedêuticas devem ser seguidas. A angiotomografia intracraniana ou angiografia cerebral pode auxiliar no diagnóstico das lesões vasculares arteriais por TCE penetrante/transfixante. Na fase venosa, é um exame necessário para o diagnóstico das tromboses dos seios venosos intracranianos, principalmente em fraturas ósseas que correm sobre esses seios.[16]

A ressonância magnética de encéfalo é uma das ferramentas diagnósticas para lesões difusas, especificamente a lesão axonal difusa (LAD). Apesar do falso-negativo da ressonância habitual para diagnóstico da LAD chegar a 20% (e da TCC chegando a 80%), uma sequência relativamente nova de imagem por tensor de difusão aumenta virtualmente a sensibilidade para próximo de 98%. A dificuldade é que essa sequência só tem sido executada em serviços de referência para estudo, uma vez que sua reconstrução é laboriosa e com pouca mudança prognóstica/terapêutica para os pacientes.[17]

Lesões dos envoltórios cranianos

As lesões dos envoltórios cranianos podem acometer a pele e tecidos subjacentes (subcutâneo, músculo, periósteo) e os ossos do crânio (da abóbada e base). As lesões do escalpo podem produzir sangramentos volumosos, já que suas veias não têm válvulas. Podem levar à formação de coleções subgaleais ou no caso dos ferimentos abertos, sangramentos profusos.[13,14]

As lesões da abóbada craniana podem ser:[18]

- Lineares.
- Cominutivas (múltiplas).
- Diastáticas (aumento do espaço entre as suturas cranianas).
- Com afundamento (quando a tábua óssea externa ultrapassa a tábua óssea interna).
- Em depressão (quando há depressão, mas a tábua óssea externa não ultrapassa a tábua óssea interna).

As lesões da base de crânio costumam cursar com sinais clínicos característicos que são o sinal de guaxinim (equimose palpebral bilateral), sinal de Battle (equimose retroauricular), otoliquorreia (saída de líquor pelo ouvido) e rinoliquorreia (saída de líquor pelo nariz).[13]

Lesões focais

Hematoma epidural

Corresponde a 1% das LTCs e é localizado fora da dura-máter, mas dentro do crânio, em forma biconvexa ou lenticular (Figura 14.1). Mais frequentemente localizado na região temporal ou temporoparietal, onde frequentemente as fraturas cranianas causam laceração da artéria meníngea média.[19]

São cirúrgicos, segundo o *Guidelines da Brain Trauma Foundation*, nos seguintes casos:[20]

- Volume ≥ 30 mL (supratentorial) e 16 mL (infratentorial).
- Espessura ≥ 1 cm.
- Deslocamento da linha média ≥ 5 mm.

Hematoma subdural

Corresponde a 30% dos casos de LTC grave e resulta principalmente da ruptura de uma veia-ponte que faz a ligação entre o córtex cerebral e a drenagem venosa para os seios. Ocorre com frequência adjacente a contusões do parênquima cerebral (laceração cortical). Caso o hematoma seja grande, pode causar compressão das estruturas com desvio da linha média. Comumente vem associado à LAD, devido ao trauma de alta energia cinética (Figura 14.2).[20]

São cirúrgicos, segundo o *Guidelines da Brain Trauma Foundation* nos seguintes casos:[20]

- Hematomas com volume maior que 30 mL (supratentorial) e 13 mL (infratentorial).
- Desvio de estruturas da linha mediana maior que 5 mm.
- Espessura do hematoma maior que 10 mm.

Contusão cerebral

As contusões ocorrem devido ao trauma do cérebro sobre as superfícies ósseas da base do crânio. O mecanismo de golpe e contragolpe em que um trauma na região frontal desloca o cérebro posteriormente, colidindo com o polo occipital na região do osso occipital. Da mesma forma, um trauma occipital faz com que o cérebro colida com o polo frontal e temporal, contra a fossa anterior e a asa do esfenoide, respectivamente. Toda contusão apresenta quatro componentes: hemorragia, edema, isquemia e necrose (Figura 14.3).[13]

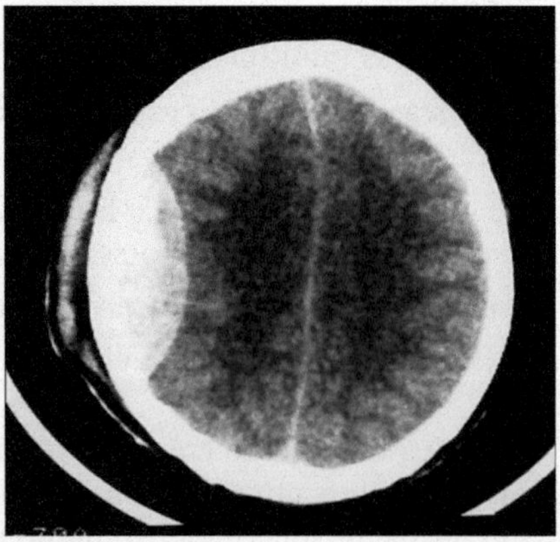

Figura 14.1. Tomografia computadorizada de crânio de hematoma epidural. (Fonte: Acervo pessoal do Dr. Jorge Luiz Paranhos.)

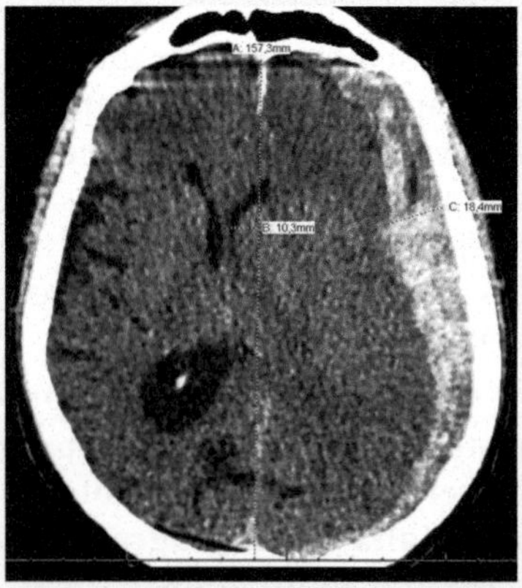

Figura 14.2. Tomografia computadorizada de crânio de hematoma subdural. (Fonte: Acervo pessoal do Dr. Jorge Luiz Paranhos.)

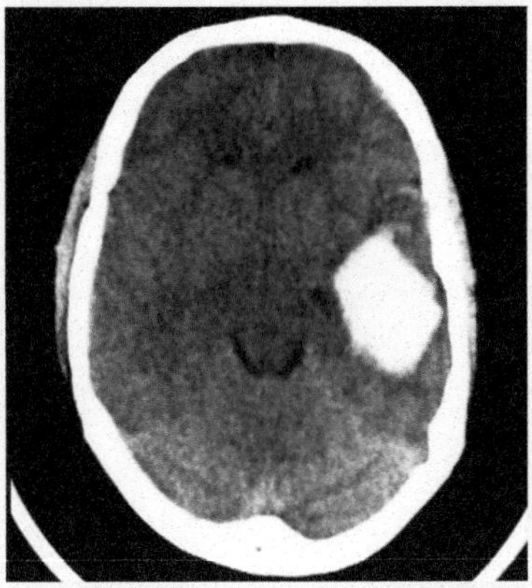

Figura 14.3. Tomografia computadorizada de crânio mostrando contusão cerebral. (Fonte: Acervo pessoal do Dr. Jorge Luiz Paranhos.)

Lesões difusas

São lesões associadas a mecanismos inerciais e usualmente estão ausentes lesões hemorrágicas maiores que 25 cm^3. A classificação de Marshall é a mais utilizada para estratificação dessas lesões[21] (Figura 14.4).

Concussão cerebral

É a alteração da consciência sem danos estruturais, resultante da lesão cerebral traumática não penetrante com duração < 6 horas.[22] A alteração da consciência decorre de um distúrbio transitório da função neuronal com aumento dos níveis de glutamato. Há alteração da autorregulação cerebral deixando o encéfalo suscetível a um pior prognóstico em um novo evento traumático (Figura 14.5).[23]

Lesão axonial difusa

Por definição é a manutenção da alteração do nível de consciência com duração maior que 6 horas na ausência de hipertensão intracraniana. Ocorre por desaceleração rotacional. Algumas regiões são mais suscetíveis à lesão (Figura 14.6):[13]

- Transição córtico-subcortical.
- Corpo caloso.
- Tronco cerebral.

Lesão difusa tipo I Sem patologia visível	Tomografia de crânio sem achados visíveis	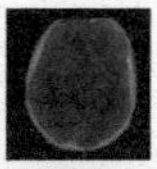
Lesão difusa tipo II Lesão axonial difusa	Cisternas perimesencefálicas presentes DLM 0-5 mm, sem lesão > 25 cm^3 de alta ou mista densidade	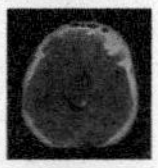
Lesão difusa tipo III Tumefação cerebral bi-hemisférica	Cisternas comprimidas ou ausentes DLM 0-5 mm, sem lesão > 25 cm^3 de alta ou mista densidade	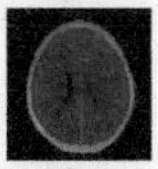
Lesão difusa tipo IV Tumefação cerebral hemisférica	DLM > 5 mm Sem lesão > 25 cm^3 de alta ou mista densidade	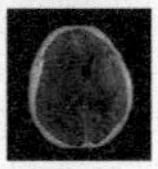
Lesão focal expansiva	Qualquer lesão focal > 25 cm^3 operada	
Lesão focal expansiva	Lesão de alta ou mista densidade > 25 cm^3 não operada Devido condições clínicas, localização, multiplicidade das lesões	

Figura 14.4. Classificação de Marshall para TCE grave. (Fonte: Acervo pessoal do Dr. Jorge Luiz Paranhos.)

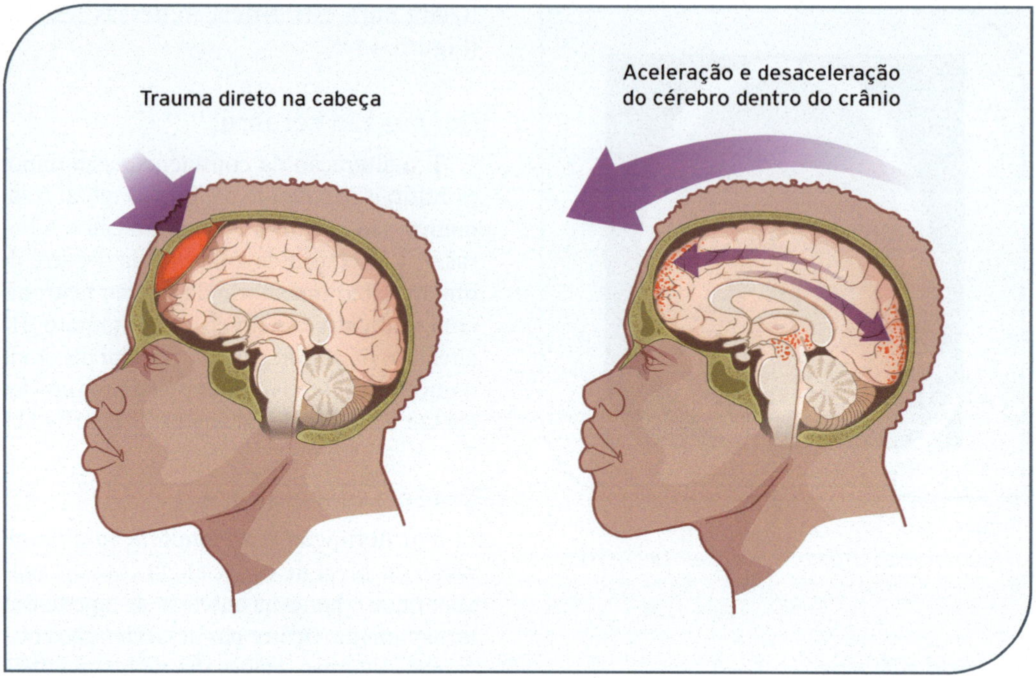

Figura 14.5. Concussão cerebral.

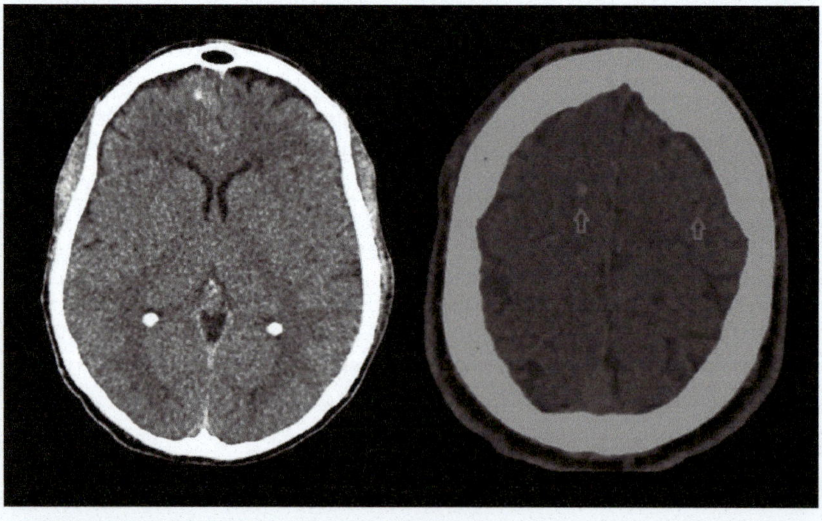

Figura 14.6. Lesão axonal difusa. (Fonte: Acervo pessoal do Dr. Jorge Luiz Paranhos.)

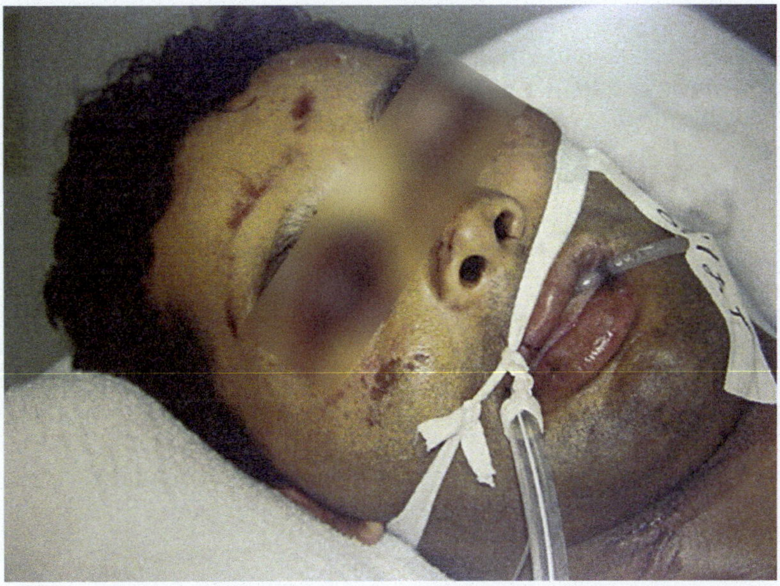

Figura 14.7. Fratura base crânio. (Fonte: Acervo pessoal do Dr. Jorge Luiz Paranhos.)

Monitorização na lesão traumática cerebral

Indicações para a monitorização da PIC

Todos os pacientes com GCS ≤8 pós-reanimação e uma TC anormal (presença de hematoma, contusão, inchaço, herniação cerebral ou cisternas basais comprimidas).[1]

Pacientes com TCE grave e TC normal e pelo menos duas das seguintes condições: idade > 40 anos; postura motora unilateral ou bilateral; ou pressão arterial sistólica < 90 mmHg.[1]

Outros métodos de neuromonitoração no paciente com LTC

O Doppler transcraniano (DTC) é uma técnica útil, não invasiva, à beira do leito, para detectar alterações do fluxo sanguíneo cerebral e avaliar a autorregulação cerebral. Pode indicar a necessidade de monitoração invasiva do cérebro e tratamento direto em uma abordagem multifatorial de neuromonitoração multimodal.[24] O DTC detecta a velocidade do fluxo sanguíneo através dos principais vasos intracranianos, mais comumente a artéria cerebral média. Nos casos de PIC elevada, a pressão externa nos vasos cerebrais aumenta, o que é refletido por alterações na velocidade de fluxo sanguíneo. A detecção de fluxo sanguíneo reduzido indica impedimento ao FSC e aumento indireto da PIC. No entanto, a precisão da técnica depende da experiência do operador e, além disso, 10% a 15% dos pacientes não têm janela óssea adequada.[25]

Outra ferramenta é a utilização de ultrassom da bainha do nervo óptico.[26] O nervo óptico origina-se do sistema nervoso central, é cercado por um espaço subaracnóideo cheio de LCR perineural, e envolto por uma bainha dural. A comunicação direta com o espaço subaracnóideo intracraniano significa que um aumento da PIC desloca o LCR ao longo dessa via, levando a um aumento do LCR na bainha do nervo óptico e sua subsequente expansão. Alterações na bainha do nervo óptico podem ser visualizadas em ultrassonografia, ressonância magnética (RM) e tomografia computadorizada. Vários estudos têm demonstrado uma forte associação entre a distensão da bainha do nervo óptico e um aumento da PIC.[27]

O valor de corte sugerido em estudos de adultos varia entre 4,1 e 5,9 mm e a definição de PIC aumentada varia entre 14,7 e 30 mmHg. Nas crianças, há diferenças relacionadas à idade nos valores de corte da bainha do nervo óptico.[27,28]

Oximetria cerebral direta

A prevenção da hipóxia/isquemia cerebral secundária é um dos pilares da terapia nos cuidados neurocríticos em pacientes com LTC. A monitoração direta da oximetria no tecido cerebral permite a detecção precoce de insultos hipóxicos/isquêmicos cerebrais secundários e o direcionamento de intervenções terapêuticas, como controle da pressão intracraniana (PIC), aumento da pressão de perfusão cerebral (CPP), transfusão de sangue e ventilação.[29]

Os valores normais de PO_2 no tecido cerebral variam de 20 a 40 mmHg. No cenário clínico do LTC, valores menores que 15 a 20 mmHg são considerados indicativos de isquemia cerebral e abaixo de 10 mmHg de isquemia grave, embora a PO_2 no tecido cerebral seja melhor interpretada no contexto da duração e da profundidade da isquemia.[27]

Quanto ao uso clínico, algumas casuísticas demonstraram uma associação entre $PtiO_2$ baixo e resultados desfavoráveis em pacientes com LTC grave, independentemente da PIC e da PPC. Estudos observacionais sugerem benefícios do manejo guiado por PIC/PPC com terapia dirigida por PO_2 do tecido cerebral para manter a PO_2 do tecido cerebral acima de 20 mmHg. Uma revisão sistemática de quatro estudos que incorporaram 491 pacientes confirmou que uso de $PtiO_2$ e a terapia dirigida por PIC/PPC combinadas estão associadas a resultados superiores em comparação à terapia guiada por PIC/PPC isolados, mas todos os estudos dessa revisão não foram randomizados e apenas dois (com amostras pequenas) eram prospectivos. O único estudo multicêntrico realizado até agora foi o BOOST2, que concluiu que o manejo da LTC grave, baseado pela monitoração multimodal da PIC e da $PtiO_2$, reduziu a hipóxia do tecido cerebral, com tendência a menor mortalidade e resultados mais favoráveis do que o tratamento somente com PIC. Embora não conclusivo, há indicativo de que esse método poderá tornar-se uma importante ferramenta no manejo dos pacientes com condições neurocríticas.[29]

Tratamento clínico

Alguns *guidelines* abordam o tratamento inicial dos pacientes com LTC de forma diferente, dessa maneira apresentaremos as diferentes orientações dos principais (Tabela 14.4).[20,30,31]

Manejo pré-hospitalar

As estratégias pré-hospitalares devem concentrar-se na prevenção de lesão cerebral secundária.

Avaliação e estabilização clínica do paciente: como em todos os casos, seguir o ABCDE: avaliação da via aérea, respiração e circulação inicialmente (Figura 14.8).[24]

As medidas devem ser adotadas visando a prevenção de lesão secundária com controle da pressão intracraniana (PIC) – normal em adulto é cerca de 22 mmHg, sendo acima de 40 mmHg HIC grave; e da pressão de perfusão cerebral (PPC = PAM-PIC). Para isso mantém-se a PaO_2 acima de 100 mmHg e a PAS acima de 90 mmHg.[1]

A pressão de perfusão cerebral (PPC) deve ser mantida acima de 60 mmHg no monitoramento da PIC.[1]

A	*Airway*	Desobstrução de vias aéreas
B	*Breathing*	Respiração e ventilação
C	*Circulation*	Circulação
D	*Disability*	Disfunção neurológica, estado neurológico
E	*Exposition*	Exposição e controle do ambiente (despir a vítima atentando para as medidas de prevenção de hipotermia)

Figura 14.8. Mnemônica do ABCDE segundo ATLS. (Fonte: Adaptada de American College of Surgeons. Comittee on trauma. Advanced Trauma Life Support course. 9ª ed. Chicago: ACS; 2012.

Transfusão e anticoagulação

A publicação do terceiro estudo clínico randomizado comparando a utilização de ácido tranexâmico com placebo, especificamente em pacientes com LTC – CRASH 3, suscitou o interesse pela possível utilização dessa droga nesse contexto, com o racional de que teria ação anti-inflamatória, além do potencial de diminuir a expansão do sangramento intracraniano.

Foram incluídos 9.127 pacientes, divididos em grupo-controle e intervenção, sendo administrada a medicação em estudos em até 3 horas do trauma.

O resultado não mostrou diferença estatisticamente significativa entre os dois grupos para o desfecho proposto; diminuição da mortalidade relacionada à lesão cerebral em até 28 dias.[32]

Posteriormente, após análise de subgrupos observou-se um possível benefício na redução da mortalidade para os pacientes com LTC leve e moderada (ECG 9-15), no entanto a amostra não teve poder para estabelecer a significância para o desfecho.

Outra crítica ao estudo é que não foram esclarecidos os tipos de lesão cerebral na amostra.

Uma recente metanálise concluiu que o uso do ácido tranexâmico não reduz a mortalidade ou melhora a recuperação neurológica. Contudo cabe considerar que 85% dos pacientes dessa análise eram do CRASH 3.[33]

Fato é que outros ensaios clínicos seriam necessários para estabelecer o benefício ou não dessa medicação nos portadores de LTC, mas como é improvável que um novo estudo com uma amostra tão significativa seja feito tão cedo, e considerando tratar-se de droga de baixo custo e poucos efeitos adversos, muitos centros vêm utilizando em todos os casos de traumatismo cranioencefálico (Tabela 14.2).

TABELA 14.2 RESUMO DE EXPERIMENTOS CONTROLADOS RANDOMIZADOS RECENTES QUE INVESTIGAM ADMINISTRAÇÃO DE ÁCIDO TRANEXÂMICO PARA PACIENTES COM TRAUMATISMO CRANIOENCEFÁLICO

Estudo	n	Invenção	População/Local	Medida(s) de desfecho	Achados/comentários
Rowell *et al.*[11]	966	*Bolus* 1 g ATX fora do hospital e infusão de 8 h de ATX 1 g no hospital ou *bolus* 2 g ATX *vs* placebo	EUA/Canada Idade ≥ 15 anos PAS ≥ 90 mmHg ECG ≤ 12	Desfecho neurológico favorável aos 6 meses (ECGe > 4)	Nenhuma diferença significativa em desfechos favoráveis em pacientes que recebem ATX (65% *vs* 62%, p = 0,016) ATX administrado dentro de 2 h da lesão
Fakharian *et al.*[12]	149	*Bolus* 1 g ATX no hospital depois infusão de 8 h de 1 g ATX	Irã Idade ≥ 15 anos Trauma não penetrante	Aumento do volume de lesão hemorrágica às 24-48 h	Volume de lesão hemorrágica não mudou com ATX
Chakroun-Walha *et al.*[13]	180	*Bolus* 1 g ATX no hospital depois infusão de 8 h de 1 g ATX	Tunísia Idade ≥ 18 anos Sangramento intracraniano no exame de TC Nenhum sangramento extracraniano significativo	Necessidade de cirurgia ou transfusão Taxa de mortalidade de até 28 dias após trauma	Nenhuma diferença entre grupos para necessidade de cirurgia, transfusão ou taxa de mortalidade. EP mais frequente com ATX (11,5% *vs* 2,4%; p = 0,02)
Colaboradores do experimento CRASH-3	9127	*Bolus* 1 g ATX no hospital, depois infusão de 8 h de 1 g ATX *vs* placebo	Adultos com TCE dentro de 3 h da lesão ECG <12 Qualquer sangramento intracraniano na TC Nenhum sangramento extracraniano importante	Morte relacionada com traumatismo craniano em hospital dentro de 28 dias em pacientes aleatoriamente alocados dentro de 3 h da lesão	Mortalidade relacionada com traumatismo craniano 18,5% com ATX *vs* 19,8% para placebo (RR 0,94 (IC 95% 0,86-1,02)). Quando pacientes com ECG 3 ou pupilas não reagentes bilaterais não foram estudadas, mortalidade 12,5% com ATX *vs* 14,0% para placebo (RR 0,89 (IC 95% 0,80-1,00))

ATX = ácido tranexâmico; ECG = escala de coma de Glasgow; ECGe = escala de coma de Glasgow estendida; EP = embolia pulmonar. (Fonte: Dra. Mirella Cristine de Oliveira.)

Hemoglobina e eritropoetina

A hemoglobina mais adequada para os pacientes com LTC tem sido tema de debate há muito tempo, mas os *guidelines* recomendam que seja mantida acima de 7 g/dL. Em uma revisão sistemática foram encontrados 4 estudos que compararam 2 grupos, em que um grupo a hemoglobina era mantida acima de 7 g/dL e em outro grupo acima de 9 g/dL, os estudos demonstraram que diminuía o risco de prognóstico neurológico ruim (ECG 4 a 5) quando a hemoglobina era mantida acima de 7, sem diferença na mortalidade entre os dois grupos.[34]

Cabe ressaltar que os estudos nela incluídos não eram de alta qualidade e tinham risco de viés moderado. Ensaios clínicos serão necessários para definir o melhor alvo para hemoglobina.

A eritropoetina também vem sendo investigada para uso nessa população, com a hipótese de um possível efeito neuroprotetor e neuroregenerativo. Uma metanálise demonstrou uma melhora discreta na mortalidade, mas sem efeito no prognóstico neurológico. Portanto, não há indicação da utilização clínica dessa droga no momento, necessitando de melhores estudos.[35]

Plaquetas

Com o aumento da idade da população aumentou o número de pacientes que são vítimas de LTC e usam terapia antiplaquetária, o que transforma essa população em um grupo de alto risco para sangramento intracraniano, mesmo em lesões menores e com alta mortalidade.[36,38]

A melhor abordagem para esse grupo de pacientes nesse quesito permanece incerta; uma metanálise[37] para avaliar o efeito da transfusão de plaquetas nessa população foi realizada e embora tenha demonstrado redução na expansão do hematoma, não houve diferença na mortalidade ou no prognóstico neurológico.

Da mesma maneira, a administração profilática de plasma fresco para os pacientes que utilizam anticoagulantes orais não está bem estabelecida, necessitando de novos estudos.[39-42]

Hipotermia terapêutica

Um grande estudo[43] avaliou a utilização profilática de hipotermia na LTC; temperatura alvo entre 33° C e 35° C por ao menos 72 horas e não houve diferença estatisticamente significativa no prognóstico neurológico entre os dois grupos.

No entanto, a hipotermia acidental que é relativamente comum nos pacientes traumatizados deve ser agressivamente tratada, pois é determinante de pior prognóstico na LTC. Nesse grupo de pacientes deve-se manter a normotermia, definida com temperatura central entre 36,5° C e 37,5° C.[44-46]

Corticoides

Um estudo multicêntrico foi realizado para investigação do uso de dexametasona em pacientes com hematoma subdural crônico em um regime de 16 mg/dia por até 2 semanas, comparado com placebo. O uso da dexamentasona foi associado a um prognóstico desfavorável em 6 meses (Rankin modificado 4-6) e uma incidência maior de eventos adversos.[47]

Crises convulsivas

As convulsões são comuns após o LTC e podem piorar a lesão cerebral secundária. Medicamentos antiepilépticos são comumente usados nos primeiros 7 dias após a lesão, a fim de reduzir a incidência e a gravidade das convulsões pós-traumáticas. A fenitoína tem sido a droga de escolha por muitos anos, mas atenção aos efeitos adversos, incluindo hipotensão, arritmias cardíacas e indução de enzimas hepáticas.

O levetiracetam é um novo medicamento antiepiléptico que se tornou cada vez mais popular devido à sua baixa incidência de efeitos adversos. Uma metanálise de 10 estudos que comparou o uso de levetiracetam com fenitoína em pacientes que sofreram LTC (n = 2.057) mostrou eficácia semelhante na prevenção de convulsões (OR (95% CI) 1,02 (0,72-1,45); p = 0,89) com menos efeitos adversos. No entanto, a dose ideal de levetiracetam permanece incerta e mais ensaios clínicos são necessários a esse respeito.[48]

Osmoterapia

Há um debate em andamento na comunidade de neurociências sobre o papel da osmoterapia no manejo com LTC. Há uma falta de benefício e de resultado claros para qualquer agente individual estudado (com solução salina hipertônica e manitol, ambos investigados extensivamente), mas essa continua sendo uma área de atividade de pesquisa, com sete metanálises publicadas nos últimos 3 anos. A metanálise mais recente envolveu 12 ensaios clínicos randomizados (ECR) contendo 464 pacientes e não mostrou diferença significativa entre solução salina hipertônica e manitol em termos de mortalidade (RR 0,69 (IC 95% 0,45-1,04); p = 0,08) ou resultado neurológico (RR 1,28 (95% CI 0,86-1,90); p = 0,23), apesar de ambas as drogas reduzirem a PIC e melhorarem a pressão de perfusão cerebral. Esses achados foram confirmados por um ECR multicêntrico subsequente de pacientes com LTC moderado a grave, no qual a osmoterapia contínua com infusão de solução salina hipertônica a 20% melhorou o resultado neurológico em 6 meses. Considerando esses achados, a osmoterapia deve ser vista apenas como uma medida temporária, e não como um tratamento definitivo, em pacientes com hipertensão intracraniana após LTC (Figura 14.9 e Tabela 14.5).[49,50]

TABELA 14.3 — INTERVENÇÕES ESPERADAS E RECOMENDADAS PARA TRATAMENTO DE TRAUMATISMO CRANIOENCEFÁLICO

Intervenções esperadas	Intervenções recomendadas
Admita na UTI	Insira cateter venoso central
Intubação endotraqueal e ventilação mecânica	Monitorize $ETCO_2$
Avalie regularmente o estado neurológico e a reatividade pupilar	Considere medicações anticonvulsivantes por 1 semana (na ausência de uma indicação para continuar)
Elevar a cabeceira da cama a 40-45 graus	Mantenha a pressão de perfusão cerebral inicialmente superior a 60 mmHg
Analgesia para manusear dor (não baseada na PIC ou $PbtO_2$ diretamente)	Mantenha hemoglobina > 7 g/dL
Sedação para prevenir agitação ou assincronias (não baseada na PIC ou $PbtO_2$ diretamente)	Evite hiponatremia

Continua...

TABELA 14.3	INTERVENÇÕES ESPERADAS E RECOMENDADAS PARA TRATAMENTO DE TRAUMATISMO CRANIOENCEFÁLICO - CONTINUAÇÃO
Intervenções esperadas	**Intervenções recomendadas**
Mantenha medidas para evitar febre • Medida da temperatura central • Manter temperatura central abaixo de 38°	Aperfeiçoe o retorno venoso da cabeça (mantenha a cabeça na linha média, certifique-se de que o colar cervical não esteja muito apertado)
	Mantenha a linha arterial para monitoramento contínuo da pressão arterial média
	Mantenha SpO_2 maior ou igual a 94%

PIC = pressão intracraniana; $PbtO_2$ = pressão tecidual de oxigênio. (Fonte: Adaptada de Chesnut R, Aguilera S, Buki A, Bulger E, Citerio G, Cooper DJ *et al.* A management algorithm for adult patients with both brain oxygen and intracranial pressure monitoring: the Seattle International Severe Traumatic Brain Injury Consensus Conference (SIBICC). Intensive Care Med. 2020 May;46(5):919-29.)

TABELA 14.4 — RESUMO DAS PRINCIPAIS RECOMENDAÇÕES DAS DIRETRIZES SOBRE MANEJO DE TRAUMATISMO CRANIOENCEFÁLICO

	National Institue for Health and Care Excellence: Traumatismo craniano: avaliação e manejo precoce[7]	**Brain Trauma Foundation: Diretrizes para o manejo de traumatismo cranioencefálico grave, 4 ed**[8]	**Association of Anaesthetists: diretrizes para transferência segura do paciente com traumatismo craniano: trauma e AVC, 2019**[9]
Pressão arterial	PAM ≥ 80 mmHg	PAS > 100 mmHg (idade 50-69 a) PAS ≥ 110 mmHg (idades 15-49 e > 70 anos)	PAS 110-150 mmHg PAM > 90 mmHg
Ventilação	$PaCO_2$ 4,5-5,0 kPa $PaCO_2$ > 13 kPa	Evitar $PaCO_2$ < 3,33 kPa	$PaCO_2$ 4,5-5,0 kPa PaO_2 ≥ 13 kPa
Pressão intracraniana	Nenhuma recomendação realizada	≤ 22 mmHg	Nenhuma recomendação realizada

Continua...

TABELA 14.4	RESUMO DAS PRINCIPAIS RECOMENDAÇÕES DAS DIRETRIZES SOBRE MANEJO DE TRAUMATISMO CRANIOENCEFÁLICO - CONTINUAÇÃO		
	National Institue for Health and Care Excellence: Traumatismo craniano: avaliação e manejo precoce[7]	**Brain Trauma Foundation: Diretrizes para o manejo de traumatismo cranioencefálico grave, 4 ed[8]**	**Association of Anaesthetists: diretrizes para transferência segura do paciente com traumatismo craniano: trauma e AVC, 2019[9]**
Pressão de perfusão cerebral	Nenhuma recomendação realizada	60-70 mmHg	Nenhuma recomendação realizada
Corticosteroides	Nenhuma recomendação realizada	Não recomendado	Nenhuma recomendação realizada
Osmoterapia	Nenhuma recomendação realizada	Nenhuma recomendação realizada	Manitol ou solução salina hipertônica se herniação uncal eminente
Temperatura	Nenhuma recomendação realizada	Hipotermia profilática não recomendada	Manter normotermia (36-37 °C)

PAS = pressão arterial sistólica; PAM = pressão arterial média. (Fonte: Dra. Mirella Cristine de Oliveira.)

TABELA 14.5	MEDIDAS CLÍNICAS DE TRATAMENTO DE TCE GRAVE NA UTI	
Terapia	**Comentário**	**Grau de recomendação**
Hipotermia profilática	• Não é recomendada	IIB
Terapia hiperosmolar	• Manitol: 0,25 a 1 g/kg de peso corporal • Cuidado com hipotensão arterial (PAS < 90 mmHg) • Evitar o manitol antes da MPIC em pacientes com sinais de herniação cerebral ou deterioração neurológica progressiva	

Continua...

TABELA 14.5	MEDIDAS CLÍNICAS DE TRATAMENTO DE TCE GRAVE NA UTI - CONTINUAÇÃO	
Terapia	**Comentário**	**Grau de recomendação**
Drenagem do LCR	• Estratégia possível para o tratamento da HIC • Considerar a drenagem do LCR para diminuir a PIC em pacientes com ECG inicial < 6 durante as primeiras 12 h	III
Terapias de ventilação	• Hiperventilação (HV) profilática: • Quando $PaCO_2 \leq 25$ mmHg não é recomendada • Como medida temporária para a redução da PIC • Evitar durante as primeiras 24 horas após a lesão (> risco do FSC estar reduzido) • Quando realizada, medir a SjO_2 ou $BtpO_2$	IIB
Anestésicos, analgésicos e sedativos	• Barbitúricos: • Não são recomendados inicialmente • Altas doses podem ser recomendadas para controlar a PIC elevada refratária aos tratamentos clínico e cirúrgico máximos • A estabilidade hemodinâmica é essencial • Embora o propofol seja recomendado para o controle da PIC, não demonstrou melhora da mortalidade ou desfechos em 6 meses	IIB
Corticoides	• Não são recomendados (aumentam a mortalidade)	I
Nutrição	• Alimentar os pacientes com reposição calórica basal pelo menos até o 5º dia e no máximo até o 7º dia pós-lesão • SNE é recomendada para reduzir a incidência de pneumonia associada à ventilação mecânica	IIA
Profilaxia de infecção	• Traqueostomia precoce é recomendada para reduzir os dias de ventilação mecânica (mas não há evidências de que reduz a mortalidade ou a taxa de pneumonia nosocomial) • Considerar cateteres de DVE impregnados de antibiótico	IIA
Profilaxia da TEV	• HBPM ou heparina não fracionada em baixa dose podem ser usadas em combinação com a profilaxia mecânica (apesar do risco de expansão da hemorragia intracraniana). A lesão cerebral deve ser estável e o benefício maior que o risco • Não há evidências suficientes em relação ao agente, dose ou tempo de profilaxia farmacológica	III

Continua...

TABELA 14.5	MEDIDAS CLÍNICAS DE TRATAMENTO DE TCE GRAVE NA UTI - CONTINUAÇÃO	
Terapia	**Comentário**	**Grau de recomendação**
Profilaxia de EPT	• O uso profilático de fenitoína ou valproato não é recomendado para prevenir EPT tardia • A fenitoína é recomendada para diminuir a incidência de EPT precoce (em 7 dias da lesão), se o benefício superar as complicações • Atualmente, não há evidências suficientes para recomendar o levetiracetam em comparação com a fenitoína	IIA

aBtpO_2 = pressão parcial de O_2 no tecido cerebral; FSC = fluxo sanguíneo cerebral; LCR = líquido cefalorraquidiano; CD = craniectomia descompressiva; DVE = drenagem ventricular externa; PIC = pressão intracraniana; HBPM = heparina de baixo peso molecular; $PaCO_2$ = pressão parcial de dióxido de carbono arterial; PIC = pressão intracraniana; SNE = sonda nasoentérica; EPT = epilepsia pós-traumáticas; SjO_2 = saturação venosa jugular de oxigênio; TCE = traumatismo cranioencefálico. (Fonte: Adaptada de Carney *et al.*, 2017.)

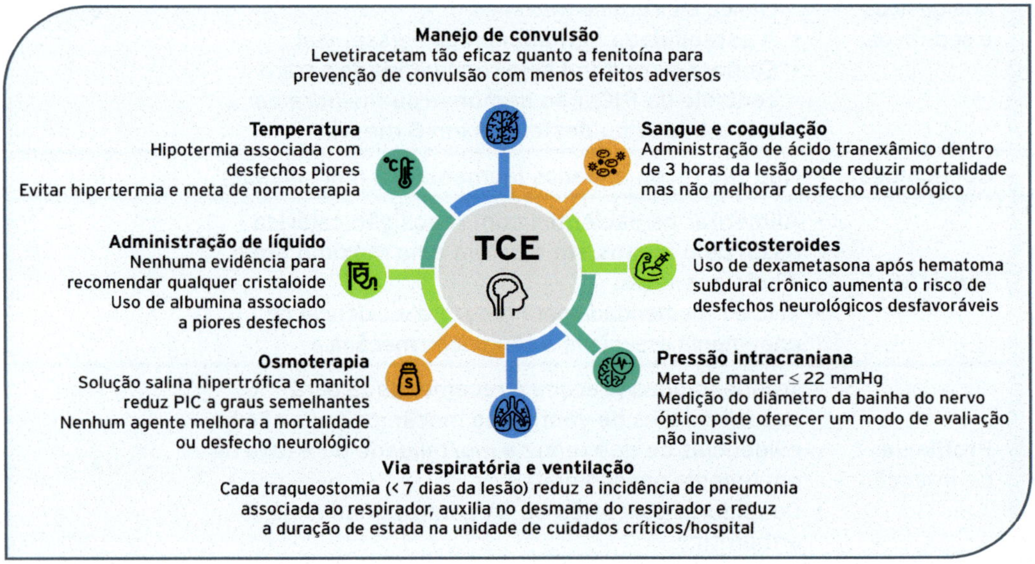

Figura 14.9. Resumo de recomendações recentes baseadas em evidência para o manejo de traumatismo cranioencefálico (TCE). (Fonte: Dra. Mirella Cristine de Oliveira.)

Novas intervenções terapêuticas

Diversos ECRs investigaram novas intervenções no manejo da LTC (Tabela 14.6). No entanto, nenhum deles mostrou evidências convincentes de benefício clínico, e todos os ensaios apresentam várias deficiências metodológicas. Parece improvável que qualquer uma das drogas testadas seja utilizada na prática clínica em um futuro próximo fora dos estudos de pesquisa.

TABELA 14.6 RESUMO DE EXPERIMENTOS CONTROLADOS RANDOMIZADOS RECENTES QUE INVESTIGAM NOVAS INTERVENÇÕES TERAPÊUTICAS PARA TRAUMATISMO CRANIANO TRAUMÁTICO

Fármaco	Mecanismo de ação hipotético	Invenção	Medida(s) de desfecho primária	N	Achados/comentários
Betabloqueadores	Reduz hiperatividade simpática paroxística induzida por TCE	20 mg propranolol via oral a cada 12 h por até 10 dias ou até alta[41]	Mortalidade intra-hospitalar	219	Nenhuma diferença significativa na mortalidade (razão de taxa de incidência (IC 95%) 0,6 (0,3-1,4); p = 0,2) ou desfecho funcional de longo prazo
Metformina	Reduz permeabilidade da barreira hematoencefálica; redução da inflamação; antioxidante	1 g metformina a cada 12 h por 5 dias consecutivos[42]	Perfil de concentração sérica de S100b	24	S100b significativamente menor em pacientes alocados para metformina em 48 h, 72 h e 120 h pós-tratamento Nenhum desfecho clínico registrado
Vitamina D	Diminui edema cerebral; atenua danos por radicais livres; e reduz dano neuronal e produção de citocina inflamatória	Dose única de vitamina D 120.000 u *vs* placebo[43]	Mortalidade	35	Nenhuma diferença nas taxas de mortalidade
Cerebrolisina	Atividade semelhante a fator neurotrófico com atividade neuroprotetora pleiotrópica	Cerebrolisina 50 mL por dia por 10 dias, seguido de 2 ciclos de tratamento adicional com 10 mL diários por 10 dias *vs* placebo[44]	Avaliação multidimensional complexa do desfecho neurológico usando 13 escalas	139	Tamanho de efeito pequeno a médio sugerindo superioridade da cerebrolisina

Fonte: Adaptada de Anaesthesia 2022,77(Suppl.1),102-112.

Lesões de couro cabeludo	**Pressão direta → cauterização → ligamento dos vasos → limpeza e inspeção cuidadosa → sutura, clipes ou grampeadores. Se houve vazamento de LCR indica que existe laceração da dura-máter associada.**
Fraturas com afundamento de crânio	**Pode desalojar fragmentos ou gerar cavalgamento ósseo, e associa-se com maior risco de infecção. Deve ser reduzida cirurgicamente se: a depressão for maior que a espessura da calota adjacente ou, se estiver exposta e grosseiramente contaminada.**
Lesões intracranianas de massa	**Hematomas epidurais e subdurais maiores que 30 mL, com espessura maior que 1 cm e desvio das estruturas da linha média maiores que 5 mm. Contusões cerebrais maiores que 30 mL ou com franca progressão hemorrágica.**

Figura 14.10. Tratamento cirúrgico de lesões traumáticas. (Fonte: Adaptada de *Brain Trauma Foundation Guidelines.*)

Craniectomia descompressiva no TCE

Quando necessária a craniectomia descompressiva, essa deve ser maior do que 12 cm de diâmetro com abertura da dura-máter de 18 a 20 cm de comprimento. Essa técnica deve ser usada em *swelling* hemisférica - lesão de Marshall 4, associada ou não a hematoma subdural.[30] As lesões difusas com hipertensão intracraniana refratárias devem ser submetidas a craniectomia descompressiva. A atual recomendação atualizada da BTF,[1] baseado nos dois últimos ensaios clínicos randomizados (DECRA Trial[31] e RescueICP trial[30]) é: craniectomia descompressiva secundária realizada para elevação tardia da PIC é recomendada para melhorar a mortalidade e os resultados favoráveis. A craniectomia descompressiva secundária realizada antes da elevação refratária da PIC não é recomendada para melhorar a mortalidade e os resultados favoráveis. Quando indicada, uma craniectomia frontotemporoparietal grande deve ser realizada (não inferior a 12 × 15 cm ou 15 cm de diâmetro) (Figura 14.10).

Conclusões

O traumatismo cranioencefálico é uma doença grave, ainda apresentando elevada mortalidade e morbidade com importantes sequelas neurológicas. O conhecimento dos mecanismos fisiopatológicos da lesão cerebral no traumatismo cranioencefálico é fundamental para o estabelecimento de medidas terapêuticas clínicas e cirúrgicas diante dos quadros emergenciais, geralmente envolvendo decisões rápidas e fundamentadas. O papel de uma equipe multidisciplinar e uma integração da equipe de cirurgia de trauma, neurocirurgia e terapia intensiva é essencial para adequada condução dos pacientes.

Referências bibliográficas

1. Carney N, Totten AM, O'Reilly C, Ullman JS, Hawryluk GW, Bell MJ, et al. Guidelines for the Management of Severe Traumatic Brain

Injury, Fourth Edition. Neurosurgery. 2017 Jan 1;80(1):6-15.

2. Rivera-Lara L, Videtta W, Calvillo E, Mejia-Mantilla J, March K, Ortega-Gutierrez S, Obrego GC, Paranhos JE, Suarez JI. Reducing the incidence and mortality of traumatic brain injury in Latin America. Eur J Trauma Emerg Surg. 2023 Jan 13. doi: 10.1007/s00068-022-02214-4.
3. Khalili H, Rismani M, Nematollahi MA, Masoudi MS, Asadollahi A, Taheri R, et al. Prognosis prediction in traumatic brain injury patients using machine learning algorithms. Sci Rep. 2023 Jan 18;13(1):960.
4. Palchak MJ, Holmes JF, Vance CW et al. Does an isolated history of loss of consciousness or amnesia predict brain injuries in children after blunt head trauma? Pediatrics. 2004;113(6):e507-e513.
5. Cancelliere C, Coronado VG, Taylor CA, Xu L. Epidemiology of Isolated Versus Nonisolated Mild Traumatic Brain Injury Treated in Emergency Departments in the United States, 2006-2012: Sociodemographic Characteristics. J Head Trauma Rehabil. 2017 Jul/Aug;32(4):E37-E46.
6. Allen CJ, Hannay WM, Murray CR, Straker RJ, Hanna MM, Meizoso JP, et al. Causes of death differ between elderly and adult falls. Journal of Trauma and Acute Care Surgery 2015;79:617-621.
7. Kinoshita K. Traumatic brain injury: pathophysiology for neurocritical care. J Intensive Care. 2016;4:29.
8. Capizzi A, Woo J, Verduzco-Gutierrez M. Traumatic Brain Injury. Medical Clinics of North America 2020;104, 213-38.
9. Magalhães ALG, Barros JLVM, Cardoso MGF, Rocha NP, Faleiro RM, Souza LC, et al. Traumatic brain injury in Brazil: an epidemiological study and systematic review of the literature. Arq Neuropsiquiatr. 2022 Apr;80(4):410-23.
10. Ribeiro Fernandes RN, Silva M. Epidemiology of traumatic brain injury in Brazil. Arq Bras Neurocir 2013;32:136-42.
11. PicettiE, Rossi S, Abu-Zidan FM, Ansaloni L, Armonda R, Baiocchi, GL et al. WSES consensus conference guidelines: monitoring and management of severe adult traumatic brain injury patients with polytrauma in the first 24 hours. World J Emerg Surg 2019;14:53.
12. American College of Surgeons (2018) Advanced Trauma Life Support. 10th ed. Chicago: American College of Surgeons.
13. Andrade AF, Paiva WS, Amorim RL, Figueiredo EG, Rusafa Neto E, Teixeira MJ. Mecanismos de lesão cerebral no traumatismo cranioencefálico [The pathophysiological mechanisms following traumatic brain injury]. Rev Assoc Med Bras (1992). 2009 Jan-Feb;55(1):75-81.
14. Brennan PM, Murray GD, Teasdale GM. Simplifying the use of prognostic information in traumatic brain injury. Part 1: The GCS-Pupils score: an extended index of clinical severity. J Neurosurg. 2018 Jun;128(6):1612-20. doi: 10.3171/2017.12.JNS172780.
15. Wiles MD, Braganza M, Edwards H, Krause E, Jackson J, Tait F. Management of traumatic brain injury in the non-neurosurgical intensive care unit: a narrative review of current evidence. Anaesthesia. 2023 Jan 12. doi: 10.1111/anae.15898.
16. Schoen N, Matichak D, Armstrong V, Sedighim S, Lew E, Jagid J et al. The Cost of Gun Shot Wounds to the Head: An unevenly distributed burden. World Neurosurg. 2023 Jan 4:S1878-8750(22)01837-X. doi: 10.1016/j.wneu.2022.12.130.
17. Grassi DC, Zaninotto AL, Feltrin FS, Macruz FBC, Otaduy MCG, Leite CC, Guirado VMP, Paiva WS, Santos Andrade C. Dynamic changes in white matter following traumatic brain injury and how diffuse axonal injury relates to cognitive domain. Brain Inj. 2021 Feb 23;35(3):275-284.
18. Brain Trauma Foundation; American Association of Neurological Surgeons; Congress of Neurological Surgeons; Joint Section on Neurotrauma and Critical Care, AANS/CNS; Carney NA, Ghajar J. Guidelines for the management of severe traumatic brain injury. Introduction. J Neurotrauma. 2007;24 Suppl 1:S1-2. doi: 10.1089/neu.2007.9997. Erratum in: J Neurotrauma. 2008 Mar;25(3):276-8.
19. Al-Busaidi F, Allawati M, Al-Araimi MA, Al-hosni A, Al-Jubouri Y, Al-Mufargi Y, Ali M, Al-Saadi H, Al-Saadi T. Pediatric traumatic brain injury in a high-income developing country: experience at a level 1 neuro-trauma center. J Trop Pediatr. 2022 Dec 5;69(1):fmac104.
20. Brain Trauma Foundation; American Association of Neurological Surgeons; Congress of Neurological Surgeons; Joint Section on Neurotrauma and Critical Care, AANS/CNS; Carney NA. Guidelines for the management of severe traumatic brain injury. Methods. J Neurotrauma. 2007;24 Suppl 1:S3-6. doi: 10.1089/neu.2007.9996.
21. Marshall LF, Marshall SB, Klauber MR et al. The diagnosis of head injury requires a classification based on computed axial tomography. J. Neurotrauma. 1992;9 Suppl 1: S287-92.
22. Nagumo MM, Ferretti-Rebustini REL, Balbinotti MAA, Silva DVD, Hayashi CY, Paiva WS,

Teixeira MJ, Amorim RLO. Brazilian version of the Rivermead Post-Concussion Symptoms Questionnaire. Arq Neuropsiquiatr. 2021 May;79(5):390-398. doi: 10.1590/0004-282X-ANP-2020-0273.

23. Ianof JN, Freire FR, Calado VTG, Lacerda JR, Coelho F, Veitzman S, Schmidt MT, Machado S, Velasques B, Ribeiro P, Basile LFH, Paiva WS, Amorim R, Anghinah R. Sport-related concussions. Dement Neuropsychol. 2014 Jan-Mar;8(1):14-19. doi: 10.1590/S1980-57642014DN81000003.
24. El-Swaify ST, Refaat MA, Ali SH, Abdelrazek AEM, Beshay PW, Kamel M., et al. Controversies and evidence gaps in the early management of severe traumatic brain injury: back to the ABCs. Trauma Surg Acute Care Open 2022; 7, e000859.
25. de-Lima-Oliveira M, Ferreira AA, Belon AR, Salinet AM, Nogueira RC, Ping BC, et al. The influence of intracranial hypertension on static cerebral autoregulation. Brain Inj. 2020 Jul 28;34(9):1270-1276.
26. Jeng BCP, de Andrade AF, Brasil S, Bor-Seng-Shu E, Belon AR, Robertis M, de-Lima-Oliveira M et al. Estimation of intracranial pressure by ultrasound of the optic nerve sheath in an animal model of intracranial hypertension. J Clin Neurosci. 2021 Apr;86:174-179.
27. Taccone FS. Multimodal non-invasive assessment of intracranial hypertension: an observational study. *Crit Care.* 2020;24:379.
28. Roba C, Santori G, Czosnyka M, Corradi F, Citerio G. Optic nerve sheath diameter: the next steps. *Intensive Care Med.* 2019;45:1842-43.
29. Bernard F, Barsan W, Diaz-Arrastia R, Merck LH, Yeatts S, Shutter LA. Brain Oxygen Optimization in Severe Traumatic Brain Injury (BOOST-3): a multicentre, randomised, blinded-endpoint, comparative effectiveness study of brain tissue oxygen and intracranial pressure monitoring versus intracranial pressure alone. BMJ Open. 2022 Mar 10;12(3):e060188.
30. Xiong C, Hanafy S, Chan V et al. Comorbidity in adults with traumatic brain injury and all-cause mortality: a systematic review. British Medical Journal Open 2019; 9: e029072. National Institute for Health and Care Excellence. Head injury: assessment and early management. [CG 176].2019. https://www.nice.org.uk/guidance/cg176 (accessed 06/10/2022).
31. Nathanson MH, Andrzejowski J, Dinsmore J et al. Guidelines for safe transfer of the brain-injured patient: trauma and stroke, 2019. Anaesthesia 2020;75:234-46.
32. CRASH-3 Intracranial Bleeding Mechanistic Study Collaborators. Tranexamic acid in traumatic brain injury: an explanatory study nested within the CRASH-3 trial. European Journal of Trauma and EmergencySurgery 2021;47:261-8.
33. Yokobori S, Yatabe T, Kondo Y, Kinoshita K. Efficacy and safety of tranexamic acid administration in traumatic brain injury patients: a systematic review and meta-analysis. Journal of Intensive Care 2020;8:46.
34. Florez-Perdomo WA, Garcıa-Ballestas E, Martinez-Perez R et al. Hemoglobin levels as a transfusion criterion in moderate to severe traumatic brain injury: a systematic review and meta- analysis. British Journal of Neurosurgery 2021 Epub 21 June. https://doi.org/10.1080/02688697.2021.1940850.
35. Florez-Perdomo WA, Garcıa-Ballestas E, Martinez-Perez R et al. Hemoglobin levels as a transfusion criterion in moderate to severe traumatic brain injury: a systematic review and meta- analysis. British Journal of Neurosurgery 2021 Epub 21 June. https://doi.org/10.1080/02688697.2021.1940850.
36. Fiorelli EM, Bozzano V, Bonzi M et al. Incremental risk of intracranial hemorrhage after mild traumatic brain injury in patients on antiplatelet therapy: systematic review and meta-analysis. Journal of Emergency Medicine 2020;59:843- 55.
37. Thorn S, Guting H, Mathes T, Schafer N, Maegele M. The effect of platelet transfusion in patients with traumatic brain injury and concomitant antiplatelet use: a systematic review and meta-analysis. Transfusion 2019;59: 3536-44.
38. Brogi E, Corbella D, Coccolini F et al. The role of platelet transfusions after intracranial hemorrhage in patients on antiplatelet agents: a systematic review and meta-analysis. World Neurosurgery 2020;141: 455-66.e13.
39. Lim XT, Ang E, Lee ZX, Hajibandeh S, Hajibandeh S. Prognostic significance of preinjury anticoagulation in patients with traumatic brain injury: a systematic review and meta- analysis. Journal of Trauma and Acute Care Surgery 2021;90:191-201.
40. Fuller G, Sabir L, Evans R, Bradbury D, Kuczawski M, Mason SM. Risk of significant traumatic brain injury in adults with minor head injury taking direct oral anticoagulants: a cohort study and updated meta-analysis. Emergency Medicine Journal 2020;37:666-73.
41. Nederpelt CJ, van der Aalst SJM, Rosenthal MG et al. Consequences of pre-injury utilization of direct oral anticoagulants in patients with

traumatic brain injury: a systematic review and meta-analysis. Journal of Trauma and Acute Care Surgery 2020;88:186-94.

42. Gruen DS, Guyette FX, Brown JB et al. Association of prehospital plasma with survival in patients with traumatic brain injury: a secondary analysis of the pamper cluster randomized clinical trial. Journal of the American Medical Association Network Open 2020;3:e2016869.
43. Cooper DJ, Nichol AD, Bailey M et al. Effect of early sustained prophylactic hypothermia on neurologic outcomes among patients with severe traumatic brain injury: the POLAR randomized clinical trial. Journal of the American Medical Association 2018;320:2211-20.
44. Andrews PJD, Sinclair HL, Rodrıguez A et al. Therapeutic hypothermia to reduce intracranial pressure after traumatic brain injury: the Eurotherm3235 RCT. Health Technology Assessment 2018;22:1-134.
45. Rosli D, Schnuriger B, Candinas D, Haltmeier T. The impact of accidental hypothermia on mortality in trauma patients overall and patients with traumatic brain injury specifically: a systematic review and meta-analysis. World Journal of Surgery 2020;44:4106-17.
46. Pegoli M, Zurlo Z, Bilotta F. Temperature management in acute brain injury: a systematic review of clinical evidence. Clinical Neurology and Neurosurgery 2020;197:106165.
47. Hutchinson PJ, Edlmann E, Bulters D et al. Trial of dexamethasone for chronic subdural hematoma. New England Journal of Medicine 2020;383:2.
48. Fang T, Valdes E, Frontera JA. Levetiracetam for seizure prophylaxis in neurocritical care: a systematic review and meta- analysis. Neurocritical Care 2021. Epub 20 July. https://doi.org/ 10.1007/s12028-021-01296-z.
49. Schwimmbeck F, Voellger B, Chappell D, Eberhart L. Hypertonic saline versus mannitol for traumatic brain injury: a systematic review and meta-analysis with trial sequential analysis. Journal of Neurosurgical Anesthesiology 2021;33:10-20.
50. Roquilly A, Moyer JD, Huet O et al. Effect of continuous infusion of hypertonic saline vs standard care on 6-month neurological outcomes in patients with traumatic brain injury: the cobi randomized clinical trial. Journal of the American Medical Association 2021;325:2056-66.
51. Hutchinson PJ, Kolias AG, Timofeev IS et al. Trial of decompressive craniectomy for traumatic intracranial hypertension. N Engl J Med. 2016;375(12):1119-1130.
52. Cooper DJ, Rosenfeld JV, Murray L et al. Decompressive Craniectomy in Diffuse Traumatic Brain Injury. N Engl J Med 2011;364:1493-502.

15

Ventilação Mecânica no Paciente Neurocrítico

Jorge Luis dos Santos Valiatti | Sérgio Nemer

Introdução

Um grande número de pacientes com lesão cerebral requer ventilação mecânica quando admitido na unidade de terapia intensiva (UTI). O objetivo da ventilação mecânica é aperfeiçoar o fornecimento de oxigênio e minimizar as lesões pulmonares e cerebrais.[1]

A ventilação mecânica (VM) frequentemente é utilizada em pacientes com traumatismo cranioencefálico, sobretudo quando o nível de consciência está visivelmente comprometido, na presença de insuficiência respiratória associada ou, ainda, na incapacidade de proteger as vias respiratórias. É importante assegurar que a VM não produza efeitos deletérios em parâmetros cerebrais básicos, como pressão intracraniana (PIC), pressão de perfusão cerebral (PPC) e fluxo sanguíneo cerebral (FSC). Pacientes com lesões neurológicas apresentam maior tempo de VM quando comparados a outros pacientes críticos. Além disso, a grande dificuldade é que, na vigência de uma agressão cerebral importante, os mecanismos de autorregulação são profundamente afetados, o que torna perfusão e fluxo muito dependentes da hemodinâmica sistêmica. Na ausência de comprometimento pulmonar ou choque, estes efeitos são mais facilmente controlados do que em situações nas quais existe franca insuficiência respiratória, como na síndrome do desconforto respiratório agudo (SDRA). Neste capítulo serão abordadas as principais interações entre os sistemas respiratório, cardiovascular e neurológico, para, assim, assegurar um manejo ventilatório racional para pacientes com traumatismo cranioencefálico (TCE).

Mecanismos de autorregulação pela pressão

A autorregulação cerebral (AC) é um mecanismo complexo de proteção cerebral contra alterações na pressão de perfusão cerebral (PPC) para manter um fluxo sanguíneo cerebral (FSC) adequado. Funciona equilibrando a vasoconstrição e a vasodilatação dos vasos cerebrais com o objetivo de manter um FSC constante. Alterações da pressão arterial desencadeiam uma série de mecanismos de autorregulação do fluxo sanguíneo aos órgãos e tecidos... E, assim, esse fluxo sanguíneo se mantém estável em um intervalo de oscilação de PAM que varia de 60-65 mmHg a, aproximadamente, 150-160 mmHg. Quando a PAM baixa de 60 a 65 mmHg, os mecanismos de autorregulação são ineficientes e o fluxo sanguíneo e, consequentemente, a oferta de O_2 são reduzidos, podendo levar à disfunção orgânica, como consta no Figura 15.1.

Em pacientes hipertensos essa curva desvia-se à direita e, com níveis superiores a 65 mmHg, já observamos redução do FST (Figura 15.2), hipoperfusão e risco de disfunção orgânica. Portanto, os mecanismos de

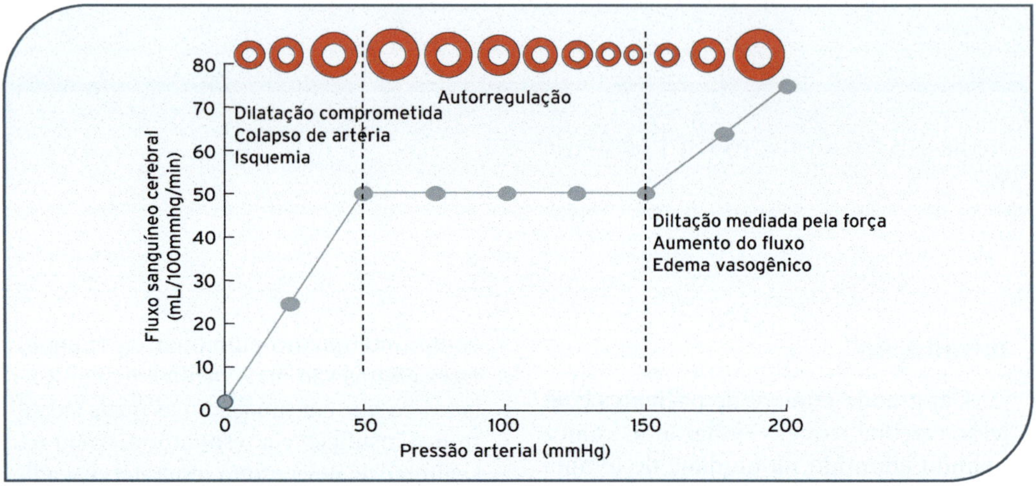

Figura 15.1. Alterações da pressão arterial desencadeiam uma série de mecanismos de autorregulação do fluxo sanguíneo aos órgãos e tecidos. E, assim, esse fluxo sanguíneo se mantém estável em um intervalo de oscilação de PAM que varia de 60-65 mmHg a, aproximadamente, 150-160 mmHg. Quando a PAM baixa de 60 a 65 mmHg, os mecanismos de autorregulação são ineficientes e o fluxo sanguíneo e, consequentemente, a oferta de O_2 são reduzidos, podendo levar à disfunção orgânica. A partir de valores elevados de pressão ocorre dilatação dos vasos cerebrais e edema vasogênico. (Fonte: Adaptada de Meng, L. and A. W. Gelb (2015). Regulation of cerebral autoregulation by carbon dioxide. The Journal of the American Society of Anesthesiologists 122(1): 196-205.)

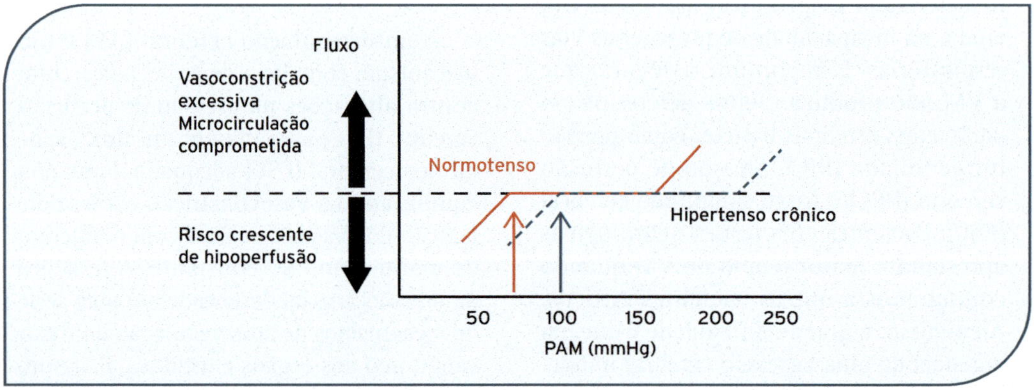

Figura 15.2. Autorregulação cerebral, onde o fluxo sanguíneo cerebral é mantido constante em uma faixa de pressão arterial média/pressão de perfusão cerebral para pacientes sem hipertensão e para pacientes hipertensos. (Fonte: Adaptada de Ackland GL, Brudney CS, Cecconi M et al. Br J Anaesth. 2019 May;122(5):542-551.)

autorregulação do fluxo sanguíneo tecidual podem ser insuficientes em níveis considerados normais de pressão nos pacientes hipertensos crônicos.[2,3]

Relação entre parâmetros de perfusão e fluxo sanguíneo cerebral com hemodinâmica sistêmica e ventilação mecânica

A perfusão cerebral é peculiar, refletindo a especificidade do cérebro no corpo humano. A função metabólica cerebral depende estritamente de oxigênio e glicose, mas não é capaz de armazená-los, o que significa que toda a energia deve ser fornecida por meio do fluxo sanguíneo, que deve ser rigidamente controlado para evitar hipoperfusão e, finalmente, isquemia. Apesar de representar apenas 2% do peso corporal total, o cérebro recebe 15% do débito cardíaco, resultando em um fluxo sanguíneo cerebral (FSC) de cerca de 50 mL/100 g a cada minuto. Este é um valor médio entre o fluxo recebido pela substância cinzenta (70 mL/100 g a cada minuto) e o fluxo recebido pela substância branca (20 mL/100 g a cada minuto). Tal discrepância se deve à atividade metabólica diferente dos dois tecidos. De fato, embora as células gliais representem quase metade do peso do cérebro, devido à sua baixa taxa metabólica, seu consumo de energia é de apenas 10% da energia total utilizada pelo próprio cérebro. Por outro lado, os neurônios necessitam de uma grande quantidade de energia e nutrientes para manter seu potencial de membrana e garantir a atividade sináptica, o que explica por que a perfusão que recebem é tão alta.[4-6]

O FSC varia ao longo do tempo, diretamente proporcional à PPC e inversamente à resistência vascular cerebral (RVC), portanto, FSC = PPC/RVC. Os valores normais de FSC situam-se na faixa de 50 a 60 mL/100 g/min de tecido cerebral. A PPC é definida pela diferença entre a pressão arterial média (PAM) e a PIC (PPC = PAM – PIC). Diversos fatores influenciam na RVC, dentre eles as características do leito vascular e a viscosidade sanguínea. Os principais determinantes da viscosidade são a concentração das hemácias, a viscosidade plasmática, a velocidade média sanguínea, a agregação dos elementos corpusculares do sangue e o diâmetro do vaso.

O FSC é regulado continuamente por diversos mecanismos, destacando-se a autorregulação mediada pela pressão e mecanismos químicos, por meio das variações de gás carbônico (CO_2), oxigênio (O_2) e sistema simpático. A nutrição cerebral, incluindo a oferta de oxigênio e demais nutrientes, é altamente dependente da PPC, que deve ser mantida acima de 60 mmHg.[7-9]

Do exposto, é fácil compreender que todas as vezes que a PPC se reduz (como no choque), mantendo-se o mesmo nível da PIC, o FSC tende a reduzir e a resposta fisiológica esperada é a vasodilatação cerebral, exatamente o contrário do observado nos leitos vasculares sistêmicos. Por outro lado, o aumento exagerado da pressão arterial sistêmica produz vasoconstrição cerebral, de modo a proteger o cérebro de um fluxo cerebral excessivo; fora dessa faixa de autorregulação, o FSC varia diretamente com a PAM. Fica clara, portanto, a necessidade de se evitar, na fase inicial ou tardia do atendimento de pacientes neurológicos agudos, a hipotensão sistêmica. Além disso, a presença da hipotensão está associada a aumento nas taxas de morbidade e mortalidade em pacientes com TCE grave.[10]

Gás carbônico e regulação do fluxo sanguíneo cerebral

O fluxo sanguíneo cerebral (FSC) varia inversamente à RVC e esta é amplamente influenciado pelo diâmetro das arteríolas cerebrais. Além dos mecanismos de autorregulação pela pressão, esta reatividade é amplamente influenciada pela variação da CO_2, potente vasodilatador cerebral, sendo, portanto, o FSC diretamente proporcional à pressão parcial de gás carbônico – $PaCO_2$.[8,9]

Variações mínimas na $PaCO_2$, da ordem de 1 mmHg, modificam o FSC em 2% a 3%. O principal mecanismo envolvido decorre da reação do CO_2 com a H_2O, promovendo a formação de ácido carbônico que, ao se dissociar, libera íons H^+, potente vasodilatador. Valores de $PaCO_2$ acima de 70 mmHg são capazes de dobrar o FSC, assim como valores abaixo de 25 mmHg produzem redução de 40% do FSC. Valores inferiores a 20 mmHg são acompanhados de redução extrema do FSC, fazendo com que os níveis caiam em torno de 20 a 25 mL/100 g, além de acarretar no achatamento do eletroencefalograma (EEG). Estas são as bases fisiológicas que corroboram com a utilização de normocapnia como alvo principal no atendimento inicial de pacientes neurocríticos.[11,12] Na Figura 15.3 observamos essas relações.

Por fim, é importante frisar que há diversas substâncias que podem alterar este comportamento, contudo, não serão abordadas aqui.

Oxigênio e fluxo sanguíneo cerebral

Valores muito baixos da pressão parcial de oxigênio (PaO_2), direta ou indiretamente, produzem profundos efeitos na oxigenação cerebral. A hipoxemia grave (PaO_2 < 50 mmHg), além de reduzir a oferta cerebral de oxigênio, induz rápida e intensa vasodilatação cerebral, com aumento do fluxo sanguíneo cerebral (FSC) em modelos experimentais. A vasodilatação cerebral coloca o cérebro em risco por duas razões principais: em primeiro lugar, promove hiperemia e predispõe ao edema cerebral nas áreas lesadas e também nas regiões normais; em segundo lugar, ao aumentar o FSC e o volume cerebral, eleva a PIC, podendo diminuir significativamente a PPC, causando isquemia secundária. Estudos clínicos têm confirmado que a hipoxemia em pacientes com doença neurológica aguda promove aumento nas taxas de morbidade e mortalidade.[7,10,13]

Em pacientes com SDRA existe uma correlação direta entre o nível da hipoxemia e a presença de sequelas neurológicas.[14]

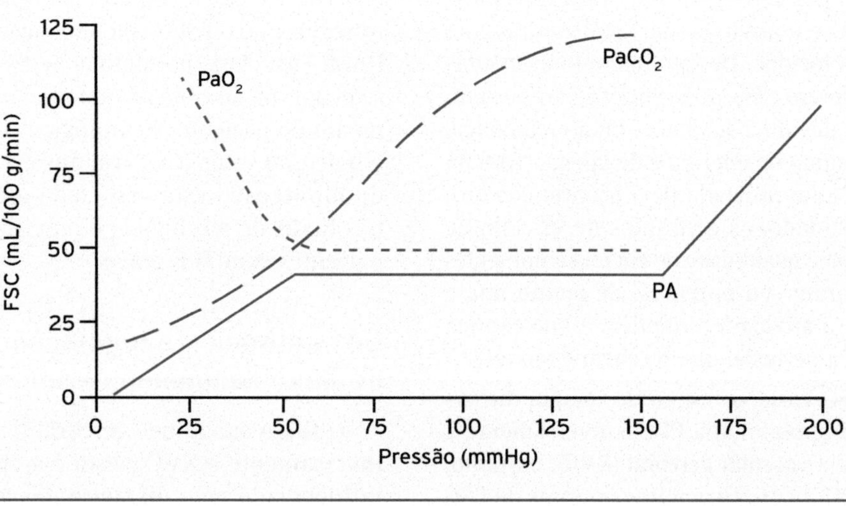

Figura 15.3. Relação entre valores de FSC com valores de PaO_2, $PaCO_2$ e PAM. FSC = fluxo sanguíneo cerebral; PaO_2 = pressão parcial de oxigênio; $PaCO_2$ = pressão parcial de gás carbônico; PAM = pressão arterial média. (Fonte: Adaptada de Cottrell JE, Young WL. Neuroanesthesia. 5th ed. Philadelphia: Mosby Elsevier; 2010.)

Resta determinar a partir de qual nível a hipoxemia produz vasodilatação cerebral com relevância clínica. Os valores de 50 mmHg são resultados de estudos experimentais e, portanto, podem não refletir a prática clínica. Estudo realizado em voluntários humanos sadios utilizando técnicas de Doppler transcraniano mostrou valores de PaO_2 = 58 mmHg ou saturação periférica de oxigênio (SpO_2) = 90%, portanto, acima do observado experimentalmente.[15]

O recomendado pelas diretrizes da Brain Trauma Foundation é evitar valores de PaO_2 < 60 mmHg para pacientes com TCE.[16]

Em consenso recente, os valores desejáveis da SpO_2 são maiores ou iguais a 94%. A hiperóxia importante, geralmente para valores de PaO_2 > 300 mmHg, pode acarretar vasoconstric*ção cerebral. Recomenda*-se, em casos de hipóxia cerebral, com $PbrO_2$ < 20 mmHg, permitir níveis de PaO_2 em torno de 150 mmHg a fim de aumentar a oxigenação cerebral.[17]

Novas perspectivas: o uso da espectroscopia de infravermelho próximo ou quase no traumatismo cranioencefálico

Lesões secundárias após traumatismo cranioencefálico (TCE) podem levar a prejuízos na oxigenação cerebral e autorregulação. Considerando que as lesões cerebrais secundárias geralmente ocorrem nas primeiras horas após o trauma, o monitoramento não invasivo pode ser útil para fornecer informações precoces sobre a condição do cérebro. A espectroscopia de infravermelho próximo ou quase (NIRS) é uma modalidade emergente de monitoramento não invasivo da perfusão cerebral.[18]

Atualmente, o uso mais frequente de NIRS cerebral fora da neonatologia é no acompanhamento de pacientes submetidos a cirurgias cardíacas, de grandes vasos e carótidas.[19,20]

Nessas situações, as alterações na saturação de oxigênio da Hb tecidual cerebral (rSO_2), inicialmente medidas, são monitoradas, e o objetivo da intervenção de suporte é manter esse valor por meio de cirurgia em um mínimo de 75% da leitura inicial. Acredita-se que evitar a incidência de "dessaturação" reduz as complicações relacionadas com a isquemia cerebral durante esses procedimentos e, embora a evidência para isso não seja totalmente conclusiva, os dados indicam que pacientes monitorados por NIRS com rSO_2 basal mais alto têm menor taxa de mortalidade do que aqueles que não são acompanhados com esta modalidade.[21,22]

A utilização de NIRS no contexto do TCE adulto é atualmente pouco difundida,[2] embora, intuitivamente, seja nestes doentes que a NIRS cerebral seria mais útil em termos de monitorização da manutenção da adequada oxigenação do tecido cerebral e hemostasia vascular, não apenas no ambiente de cuidados intensivos, mas também nos períodos de reanimação e pós-reanimação. No entanto, a contaminação do sinal do tecido extracraniano tem sido motivo de preocupação por algum tempo.[23]

Em uma recente revisão, diversos bancos de dados como PubMed, EMBASE, Web of Science, Scopus e biblioteca Cochrane foram utilizados na identificação de 72 publicações entre 1977 e 2020. Em geral, alta proporção dos artigos avaliados concluiu que o NIRS poderia ser uma técnica não invasiva em potencial para avaliar o TCE, apesar das várias limitações metodológicas e tecnológicas do NIRS. Nessa revisão os autores citam as principais forças e limitação do método, encontrados na literatura. Entre as quais teríamos como pontos fortes: achados da espectroscopia de infravermelho próximo demonstraram alterações visíveis nos níveis de HbO_2 e Hb em aproximadamente duas vezes mais eventos de dessaturação do que aqueles registrados com monitoramento de SjO_2, sendo um método fácil e não invasivo para medir decréscimos no fornecimento de oxigênio ou utilização de O_2 no cérebro. Como limitações principais teríamos: a penetração da luz é limitada a vários centímetros de profundidade, o volume de amostragem preciso e o local de medição não são totalmente claros. A hemoglobina em vasos de estruturas superficiais pode adicionar sinais extracerebrais e, portanto, adicionar interferência às medições. Variações de temperatura ambiente, extrema sensibilidade à luz externa e artefato decorrentes do movimento também são fatores limitantes. Outro fato citado que poderia interferir é que alterações no fluxo sanguíneo cerebral e no metabolismo após traumatismo craniano grave são heterogêneas, e as diferenças regionais medidas pelo NIRS podem não ser refletidas por uma medida global, como a oximetria do bulbo venoso jugular.[24]

Efeitos da ventilação mecânica e da PEEP sobre parâmetros cerebrais

Não há recomendações específicas disponíveis sobre os níveis ideais de pressão expiratória final positiva (PEEP) a serem aplicados em pacientes com lesão cerebral aguda.[25]

Acredita-se que a utilização da VM e da pressão expiratória final positiva (PEEP, *positive end-expiratory pressure*), dependendo de sua magnitude, possa produzir efeitos hemodinâmicos deletérios, como redução do retorno venoso e débito cardíaco com queda da PAM. Essa queda pode reduzir a PPC e o FSC. Além disso, o aumento da pressão intratorácica pode dificultar o adequado retorno venoso cerebral e elevar a PIC.[26]

Esses efeitos são exacerbados pela presença de hipovolemia e podem ser minimizados com adequada reposição volêmica e uso de aminas vasoativas. Estudos recentes têm reavaliado especialmente o uso de valores de PEEP e possíveis efeitos deletérios. Isso é fundamental visto que não é infrequente a associação de TCE e lesão pulmonar aguda. Um trabalho com 744 pacientes observou que valores de PEEP > 5 cmH_2O não aumentaram a mortalidade ou diminuíram dias fora da VM.[27]

Assim, estratégias envolvendo o uso de PEEP elevada ainda são controversas em pacientes com lesão cerebral. Em um estudo piloto realizado no Brasil, 20 pacientes com TCE grave e SDRA foram avaliados, sendo a PEEP elevada de 5 para 10 e, posteriormente, até 15 cmH_2O. Os autores observaram uma elevação da pressão tissular de oxigênio ($PtiO_2$) de acordo com a elevação da PEEP, sem elevação da PIC, ou redução da PPC, desmistificando, dessa forma, o conceito de PEEP baixa nos pacientes com TCE grave, sobretudo na presença de SDRA.[28]

Estudos demonstraram que mesmo valores elevados de teste de PEEP podem ser seguros para PIC, desde que promovam o recrutamento pulmonar e melhorem a complacência pulmonar sem causar hipotensão.[29,30]

No entanto, os efeitos do aumento da PEEP em parâmetros cerebrais mais complexos, como autorregulação cerebral ou oxigenação cerebral, não foram completamente elucidados. A avaliação desses parâmetros está ganhando particular interesse no contexto do monitoramento multimodal de pacientes neurocríticos, pois o comprometimento da autorregulação e a hipóxia cerebral podem reduzir a tolerância ao aumento da PIC e também podem estar associados a piores resultados.[31]

Em estudo observacional prospectivo, incluindo 25 pacientes adultos em ventilação mecânica com lesão cerebral aguda que necessitaram de monitoramento invasivo da PIC e submetidos a neuromonitoramento multimodal, incluindo PIC, pressão de perfusão cerebral (PPC) e parâmetros de oxigenação cerebral obtidos com espectroscopia de infravermelho próximo ou quase (NIRS) e um índice que expressa a autorregulação cerebral (PRx). Adicionalmente, foram analisados os valores da gasometria arterial em PEEP de 5 e 15 cmH_2O. Nesse estudo o aumento da PEEP levou à melhora da complacência do sistema respiratório, sem afetar significativamente a hemodinâmica sistêmica e os valores da $PaCO_2$. Isso levou à ausência de efeitos prejudiciais na autorregulação cerebral, oxigenação cerebral e pressão intracraniana. Esse estudo também destaca a aplicabilidade e viabilidade de uma abordagem multimodal para a individualização do manejo pulmonar e cerebral em estudos futuros.[32]

Além disso, o efeito da PEEP na circulação cerebral depende de outros fatores, incluindo pressão venosa central (PVC), complacência intracraniana, complacência do sistema respiratório e do valor absoluto da PIC.[33]

Medidas gerais e abordagem das vias respiratórias

As medidas iniciais visam à estabilização hemodinâmica com manutenção adequada de PPC, bem como a prevenção da hipertensão intracraniana (HIC) e das fontes de lesão cerebral secundária. Dentre os principais determinantes de lesão secundária estão a hipoxemia, a hiper e a hipocapnia, a hipotensão arterial, as alterações do sódio plasmático (hiper ou hiponatremia), febre, agitação e convulsões. A presença desses fatores, isolados ou associados, pioram a evolução clínica e necessitam ser o foco de atenção já nas fases iniciais do tratamento.[34] Pacientes com escala de coma de Glasgow < 9, que são incapazes de proteger as vias respiratórias ou desenvolvem deterioração do quadro neurológico, devem ser imediatamente intubados, utilizando, preferencialmente, técnica sequencial rápida. O objetivo principal é minimizar o risco de lesão secundária cerebral.[35]

Durante a intubação orotraqueal (IOT) devem ser tomados cuidados especiais para evitar a elevação da PIC e, nos pacientes com suspeita de trauma raquimedular, é fundamental proteger a coluna cervical. Não se pode subestimar os efeitos danosos da realização da própria laringoscopia direta para a IOT, sobretudo em pacientes inadequadamente sedados, assim como a possibilidade de aspiração. Se possível, deve-se realizar a IOT com o estômago vazio, reduzindo também o tempo em que a cabeceira permanecerá abaixo dos 30°. Antes de proceder à IOT, um acesso venoso de grosso calibre deve ser obtido e soluções cristaloides e medicações vasoativas devem estar disponíveis. O acesso a dispositivos que facilitam a obtenção da via respiratória difícil, como máscara laríngea ou tubo laríngeo, entre outros, podem evitar catástrofes irreversíveis durante a IOT. A utilização de capnógrafo pode ser de grande valia na confirmação imediata da locação do tubo traqueal.

Os cuidados que antecedem a IOT, incluindo adequada sedação, analgesia e bloqueio neuromuscular, assim como a pré-oxigenação sob máscara com ligeira hiperventilação, devem ser realizados ainda com a cabeceira ligeiramente elevada. Após esta fase, pode-se horizontalizar a cabeceira e proceder à IOT. A confirmação da adequação da IOT pode ser realizada pela observação da curva capnográfica, pela adequada expansibilidade torácica e ausculta pulmonar. Logo a seguir, a cabeceira é imediatamente elevada. Nessa fase é importante evitar a hipoventilação e, ao mesmo tempo, assegurar SpO_2 acima de 94%, sendo que as pupilas devem ser observadas frequentemente. Após a fixação do tubo orotraqueal, uma radiografia de tórax deve ser realizada para definir o local adequado da cânula traqueal.

Diversos agentes farmacológicos podem ser utilizados para esta finalidade. Normalmente são usados sedativos e bloqueadores neuromusculares de ação rápida para assegurar como meta principal a paralisia e a sedação dentro de 45 a 60 segundos.[36]

Em um contexto de estabilidade hemodinâmica, a administração de fentanila (50 a 100 μg) associada a propofol (1 a 2 mg/kg) ou midazolam, com aumento progressivo da dose, pode ser útil. O bloqueio neuromuscular deve ser obtido com medicações de ação rápida como succinilcolina (1,5 mg/kg intravenosa – IV) ou atracúrio (0,5 μg/kg). Em pacientes com instabilidade hemodinâmica, a utilização de sedativos com baixo efeito cardiodepressor, como cetamina (1 a 2 mg/kg/IV) ou etomidato (0,3 mg/kg IV), particularmente nos pacientes hipotensos ou com risco de hipotensão, associados ao bloqueador neuromuscular de ação rápida, são opções a serem consideradas.[36]

Em consenso recente são destacados vários níveis de intervenção, baseados no comportamento da pressão intracraniana e na medida da oxigenação cerebral *in situ*. Definem, porém, que existem medidas que seriam esperadas e aquelas recomendados para o manejo inicial do TCE severo.[32]

Ajustes da ventilação mecânica

Embora não existam estudos que comprovem a superioridade de VCV ou PCV na imensa maioria das situações clínicas, o maior cuidado nesta fase aguda é assegurar uma ventilação constante. Na PCV, o volume corrente depende de fatores que podem se modificar rapidamente com alterações da complacência e resistência. Sugere-se utilizar o modo volume-controlado (VCV, ventilação ciclada a volume) em pacientes com lesão neurológica grave na fase aguda, visando evitar oscilações do volume corrente (VC). É recomendação expressa evitar, nesta fase aguda, com alta probabilidade de hipertensão intracraniana, a utilização de modo ventilatório espontâneo.[36]

Os ajustes da VM devem ter como meta primária a normocapnia ($PaCO_2$ de 35 a 40 mmHg), sendo contraindicada a hiperventilação profilática aguda.[6-8] Para o controle adequado dos níveis de CO_2 é recomendado o acoplamento de capnógrafo à monitorização multimodal ou, na impossibilidade deste, à coleta de gasometria arterial com mais frequência, sobretudo na fase aguda do TCE.[36]

A análise dos valores da $PaCO_2$ e a da $ETCO_2$ (*end-tidal CO_2*) correspondentes, desde que não exista espaço morto aumentado ($PaCO_2$ – $ETCO_2$ < 4 a 5 cmH_2O), possibilita evitar hipo ou hipercapnia indesejada com segurança. A hiperventilação terapêutica ($PaCO_2$ 30 a 35 mmHg), sem monitoramento da PIC, está reservada aos pacientes que apresentam degeneração neurológica súbita com risco de herniação.[12,37]

A hiperventilação deve ser reservada apenas aos casos de hipertensão intracraniana, onde não haja evidência de hipóxia cerebral.[17]

Períodos mais prolongados de hiperventilação podem ser necessários para o controle da HIC refratária, desde que todas as medidas como sedação, bloqueio neuromuscular, drenagem liquórica, salina hipertônica e diuréticos osmóticos tenham falhado. Nessa eventualidade é recomendado o uso de saturação venosa jugular de oxigênio ($SvjO_2$) ou a medida tecidual ($PbtO_2$) para monitorar a possível isquemia cerebral secundária.[34]

No caso de TCE grave na presença de hipóxia cerebral, com $PbrO_2$ < 20 mmHg, podemos permitir níveis de PaO_2 em torno de 150 mmHg, a fim de aumentar a oxigenação cerebral.[17]

Utilização da pressão positiva expiratória final

A utilização da pressão positiva expiratória final (PEEP) reduz a incidência de lesão pulmonar produzida pela ventilação (VILI, *ventilator induced pung injury*), aumenta a CRF e evita a utilização de altas FiO_2. Embora o nível seguro da PEEP seja controverso no paciente com TCE grave sem monitoramento da PIC, estes efeitos hemodinâmicos foram seguramente superestimados ao longo dos anos. Em condições de estabilidade hemodinâmica, na presença de insuficiência respiratória, aumentos da PEEP até valores de

10 a 15 mmHg para otimizar a oxigenação não se associam à redução de PPC ou FSC.[28,33]

A PEEP, por outro lado, especialmente em pacientes hipovolêmicos e em valor elevado, pode contribuir para redução do FSC e aumento da PIC. É importante assinalar que o aumento da pressão intratorácica pode reduzir a PAM e PPC com maior magnitude, especialmente em pacientes com pulmões com complacência normal, quando comparados a pacientes com complacência reduzida. A necessidade de utilizar PEEPs elevadas (> 12 cmH_2O) em pacientes com TCE grave deve ser orientada pelo monitoramento da PIC.[38]

Ventilação mecânica na síndrome do desconforto respiratório agudo em pacientes com traumatismo cranioencefálico

O desenvolvimento da síndrome do desconforto respiratório agudo (SDRA) piora a evolução neurológica e o desfecho final de pacientes com TCE grave. A recomendação atual é que a estratégia protetora para tratamento de SDRA em pacientes com lesão cerebral grave deve ser implementada desde que o monitoramento de PIC e PPC estejam disponíveis.[36,39,40]

Nesses pacientes está formalmente contraindicada a hipercapnia permissiva. O VC deve ser ajustado para valores inferiores a 6 mL/kg de peso ideal com o objetivo de minimizar a VILI e, ao mesmo tempo, a FR deve ser ajustada para permitir normocapnia. Medidas destinadas a aumentar a eliminação do CO_2, como redução do excesso de espaço morto, adequado sincronismo paciente-ventilador e patência adequada do TOT podem ajudar a manter a $PaCO_2$ em níveis adequados. A presença de derrame pleural volumoso, assim como ascite, pode dificultar a ventilação e, portanto, deve ser removido. Em casos de SDRA grave, o uso de PEEP elevada deve ser individualizado sempre na presença de monitoramento contínuo da PIC.[36,41]

Nos pacientes com comprometimento pulmonar grave, a utilização de estratégias ventilatórias, como manobras de recrutamento, posição prona, remoção de CO_2 por membrana extracorpórea A-V e oxigenação por membrana extracorpórea (ECMO) devem ser individualizadas, avaliando risco *versus* benefício.[42]

Posicionamento e medidas fisioterápicas

Havendo HIC, os pacientes devem ser mantidos com a cabeceira do leito em torno de 30°, visando à melhora do retorno venoso encefálico e à diminuição da influência da PEEP sobre a PIC, além de melhorar a complacência pulmonar.[17]

A realização de fisioterapia respiratória deve ser cuidadosamente avaliada durante as primeiras horas do TCE grave, individualizando caso a caso, assim como a necessidade e a frequência da aspiração das secreções traqueais. Embora não exista uma recomendação expressa para a sua utilização, o sistema fechado de aspiração pode minimizar a manipulação das vias respiratórias. De forma geral, a fisioterapia, respiratória e motora, é segura, não promove elevações significativas da PIC, ou reduções da PPC, exceto em casos de manobras que elevem a pressão intratorácica, intra-abdominal ou provoquem tosse.[43,44]

Desmame e traqueostomia

Sabe-se que as taxas de falha de extubação são altas nos pacientes com TCE grave. Além disso, as recentes diretrizes não abordam o desmame da VM especificamente neste grupo de pacientes.[3] No entanto, o desmame só deve ser iniciado após o controle da HIC, com valor de PIC inferior a 20 mmHg, PPC > 60 mmHg por, no mínimo, 48 horas; a seguir, retira-se a sedação e o nível de consciência indicará se o desmame irá ou não progredir. Um valor mínimo de 9 na escala de coma de Glasgow é o limite aceitável. Contudo, recentes estudos identificaram quatro parâmetros preditores de uma extubação bem-sucedida. Observou-se que, em pacientes que estavam presentes três dos quatro critérios – idade inferior a 40 anos, busca visual pelo paciente, tentativa de deglutição e Glasgow > 10 – observou-se 90% de sucesso nas extubações.[45]

Além desses, outro trabalho acrescentou balanço hídrico negativo e presença de tosse com preditores de sucesso.[46]

A estabilidade dos demais parâmetros, ventilatórios e hemodinâmicos, são os mesmos observados para pacientes sem lesão cerebral. A associação de TCE com SDRA (20%) ou com pneumonia associada à VM (PAV; 40%) é um fator que dificulta o desmame e prolonga a VM.[47]

Embora ainda exista divergência entre o tempo adequado de traqueostomia, sugere-se, nestas situações, a realização de traqueostomia ao final da primeira semana. Um estudo comparou a realização de traqueostomia precoce contra tardia em pacientes vítimas de TCE e observou menos pneumonias, menor duração de VM e menor tempo de permanência em UTI no primeiro grupo.[48] Outro estudo de coorte com 1.811 pacientes também demonstrou favorecimento à traqueostomia precoce após análise do escore de propensão.[49]

Portanto, sugere-se realizar traqueostomia precoce nos pacientes com TCE grave (escala de Glasgow < 9), que geralmente necessitam de suporte ventilatório prolongado.

Em pacientes com trauma raquimedular cervical alto, a traqueostomia precoce também está indicada, visto que lesão medular em C5 ou acima é um fator preditor independente para VM prolongada. Os pacientes com lesões abaixo deste nível devem ser avaliados individualmente.[50,51]

Considerações finais

A VM é amplamente utilizada para assegurar a adequada evolução de pacientes com TCE, especialmente aqueles com grave comprometimento do nível de consciência ou insuficiência respiratória associada. Apesar dos evidentes benefícios, a VM pode produzir efeitos indesejados na hemodinâmica sistêmica e cerebral, com consequente redução da PPC. Como princípios gerais, é fundamental evitar hipóxia, hipotensão arterial, hiper ou hipocapnia, fatores associados à evolução desfavorável. Sugere-se utilizar o modo VCV para pacientes com lesão neurológica grave na fase aguda, visando evitar oscilações do VC.

A hiperventilação está contraindicada como medida rotineira, reservada para situações com riscos de herniação cerebral e por curto período, até que medidas adicionais para o controle da PIC sejam adotadas.

Novas tecnologias com o objetivo de avaliar a oxigenação cerebral como o NIRS no TCE grave ainda necessitam de estudos mais robustos para sua validação.

A utilização da PEEP é fundamental para assegurar oxigenação adequada; valores de até 15 cmH_2O em pacientes com insuficiência respiratória e alterações da complacência pulmonar, na presença de estabilidade hemodinâmica, não afetam significativamente a PPC. Na necessidade de valores de PEEP mais elevados, recomenda-se o monitoramento de PIC para guiar sua utilização. Na presença de SDRA associada aconselha-se a utilização de estratégia protetora, tendo o cuidado de evitar a hipercapnia por meio do ajuste adequado da frequência respiratória. A utilização de manobras de recrutamento e outras medidas adicionais para tratamento da hipoxemia refratária podem ser utilizadas, preferencialmente, com monitoramento de PIC, avaliando-se sempre o binômio risco-benefício.

O desmame só deve ser iniciado após o controle da HIC por, no mínimo, um período de observação de 48 horas. Um valor mínimo de 9 na escala de coma de Glasgow é o limite aceitável, especialmente em pacientes traqueostomizados. A estabilidade dos demais parâmetros, ventilatórios e hemodinâmicos, é a mesma observada para pacientes sem lesão cerebral. A traqueostomia precoce está indicada em pacientes com grave comprometimento da consciência (Glasgow < 9) e naqueles com lesão medular alta (acima de C5).

Referências bibliográficas

1. Frisvold SK, Robba C, Guérin C. Quais alvos respiratórios devem ser recomendados em pacientes com lesão cerebral e insuficiência respiratória? Medicina Intensiva 2019;45(5):683-6. 10.1007/s00134-019-05556-7 [PubMed] [CrossRef] [Google Scholar] [Lista de referências].
2. Ackland GL, Brudney CS, Cecconi M et al. Br J Anaesth 2019 May;122(5):542-51.
3. Longhitano Y, Iannuzzi F, Bonatti G et al. Front Neurol 2021;12:732176.
4. Rasulo F, Matta B, Varanini N. Neuromonitoring Techniques 2018:31-56.
5. Zhong W, Ji Z, Sun C. Healthcare (Basel) 2021 Aug 26;9(9):1104.
6. Claassen JAHR, Thijssen DHJ, Panerai RB, Faraci FM. Physiol Rev 2021;101(4):1487-559.
7. Stocchetti N, Maas AI, Chieregato A, van der Plas AA. Hyperventilation in head injury: a review. Chest 2005;127(5):1812-27.
8. Carney N, Totten AM, O'Reilly C, Ullman JS, Hawryluk GW, Bell MJ et al. Guidelines for the management of severe traumatic brain injury. Neurosurgery 2017;80(1):6-15.
9. Cinotti R, Bouras M, Roquilly A, Asehnoune K. Management and weaning from mechanical ven-tilation in neurologic patients. Ann Transl Med 2018;6(19):381.
10. Chesnut RM, Marshall LF, Klauber MR, Blunt BA, Baldwin N, Eisenberg HM et al. The role of secondary brain injury in determining outcome from severe head injury. J Trauma 1993;34(2):216-22.
11. Muizelaar JP, Marmarou A, Ward JD, Kontos HA, Choi SC, Becker DP et al. Adverse effects of prolonged hyperventilation in patients with severe head injury: a randomized clinical trial. J Neurosurg 1991;75(5):731-9.
12. Curley G, Kavanagh BP, Laffey JG. Hypocapnia and the injured brain: more harm than benefit. Crit Care Med 2010;38(5):1348-59.
13. McHugh GS, Engel DC, Butcher I, Steyerberg EW, Lu J, Mushkudiani N et al. Prognostic value of secondary insults in traumatic brain injury: results from the IMPACT study. J Neurotrauma 2007;24(2):287-93.
14. Hopkins RO, Weaver LK, Pope D, Orme JF, Bigler ED, Larson LV. Neuropsychological sequelae and impaired health status in survivors of severe acute respiratory distress syndrome. Am J Res-pir Crit Care Med 1999;160(1):50-6.
15. Gupta AK, Menon DK, Czosnyka M, Smielewski P, Jones JG. Thresholds for hypoxic cerebral va-sodilation in volunteers. Anesth Analg 1997;85(4):817-20.
16. Bullock MR, Povlishock JT. Guidelines for the management of severe traumatic brain injury. J Neurotrauma 2007;24 Suppl 1:S1-106.
17. Chesnut R, Aguilera S, Buki A et al. A management algorithm for adult patients with both brain oxygen and intracranial pressure monitoring: the Seattle International severe Traumatic Brain Injury Consensus Conference (SIBICC). Intensive Care Med 2020 May;46(5):919-29. https://doi.org/10.1007/s00134-019-05900-x.
18. Davies DJ, Su Z, Clancy MT, Lucas SJ, Dehghani H, Logan A, Belli A. Near-infrared spectroscopy in the monitoring of adult traumatic brain injury: a review. J Neurotrauma 2015 Jul 1;32(13):933-41. doi: 10.1089/neu.2014.3748. Epub 2015 Apr 17. PMID: 25603012; PMCID: PMC4492772.
19. Fedorow C e Grocott HP. Monitoramento cerebral para otimizar resultados após cirurgia cardía-ca. Atual Opin Anestesio 2010;23:89-94 [PubMed] [Google Scholar].
20. Vohra HA, Modi A. e Ohri SK. O uso de monitoramento intraoperatório da saturação cerebral re-gional de oxigênio durante a cirurgia cardíaca leva a melhores resultados clíni-cos? Interagir Cardiovasc Torácico Cirurg 2009;9:318-22 [PubMed] [Google Scholar].
21. Murkin JM, Adams SJ, Novick RJ, Quantz M, Bainbridge D, Iglesias I et al. Monitoramento da saturação cerebral de oxigênio durante a cirurgia de revascularização do miocárdio: um estudo prospectivo randomizado. Anestesia Analg 2007;104:51-8 [PubMed] [Google Scholar].
22. Budohoski KP, Zweifel C, Kasprowicz M, Sorrentino E, Diedler J, Brady KM et al. O que vem primeiro? A dinâmica da oxigenação cerebral e fluxo sanguíneo em resposta a mudanças na pressão arterial e pressão intracraniana após traumatismo craniano. Br J Anaesth 2012;108:89-99 [Artigo gratuito do PMC] [PubMed] [Google Scholar].
23. Germon TJ, Kane NM, Manara AR e Nelson RJ. Espectroscopia de infravermelho próximo em adultos: efeitos da isquemia extracraniana e da hipóxia intracraniana na estimativa da oxigena-ção cerebral. Br J Anaesth 1994;73:503-6.

24. Roldán M, Kyriacou PA. Near-Infrared Spectroscopy (NIRS) in Traumatic Brain Injury (TBI). Sen-sors (Basel). 2021 Feb 24;21(5):1586. doi: 10.3390/s21051586. PMID: 33668311; PMCID: PMC7956674.
25. Robba C, Poole D, McNett M, Asehnoune K, Bösel J, Bruder N et al. Mechanical ventilation in patients with acute brain injury: recommendations of the European Society of Intensive Care Medicine consensus. Intensive Care Med 2020 Dec;46(12):2397-410. doi: 10.1007/s00134-020-06283-0. Epub 2020 Nov 11. PMID: 33175276; PMCID: PMC7655906.
26. Caricato A, Conti G, Della Corte F, Mancino A, Santilli F, Sandroni C et al. Effects of PEEP on the intracranial system of patients with head injury and subarachnoid hemorrhage: the role of respiratory system compliance. J Trauma 2005;58(3):571-6.
27. Asehnoune K, Mrozek S, Perrigault PF, Seguin P, Dahyot-Fizelier C, Lasocki S et al. A multi-faceted strategy to reduce ventilation-associated mortality in brain-injured patients. The BI-VILI project: a nationwide quality improvement project. Intensive Care Med 2017;43(7):957-70.
28. Nemer SN, Caldeira JB, Santos RG, Guimaraes BL, Garcia JM, Prado D et al. Effects of positive end-expiratory pressure on brain tissue oxygen pressure of severe traumatic brain injury patients with acute respiratory distress syndrome: a pilot study. J Crit Care 2015;30(6):1263-6.
29. Robba C, Ball L, Nogas S, Battaglini D, Messina A, Brunetti I et al. Efeitos da pressão expirató-ria final positiva no recrutamento pulmonar, mecânica respiratória e pressão intracraniana em pacientes com lesão cerebral ventilados mecanicamente. Frente Physiol 2021;12:711273. 10.3389/fphys.2021.711273.
30. Robba C, Ball L, Battaglini D, Iannuzzi F, Brunetti I, Fiaschi P et al. Efeitos da pressão expirató-ria final positiva nos padrões de ultrassom pulmonar e sua correlação com a pressão intracrani-ana em pacientes com lesão cerebral ventilados mecanicamente. Crit Care 2022;26(1):31. 10.1186/s13054-022-03903-7.
31. Tas J, Beqiri E, van Kaam RC, Czosnyka M, Donnelly J, Haeren RH et al. Visando a pressão de perfusão cerebral guiada por autorregulação após lesão cerebral traumática (COGiTATE): um en-saio clínico randomizado controlado de viabilidade. J Neurotrauma 2021;38(20):2790-800. 10.1089/neu.2021.0197.
32. Giardina A, Cardim D, Ciliberti P, Battaglini D, Ball L, Kasprowicz M et al. Effects of positive end-expiratory pressure on cerebral hemodynamics in acute brain injury patients. Front Physiol 2023 May 2;14:1139658. doi: 10.3389/fphys.2023.1139658. PMID: 37200838; PMCID: PMC10185889.
33. Mascia L, Majorano M. Mechanical ventilation for patients with acute brain injury. Current Opi-nion in Critical Care 2000;6(1):52-6.
34. Haddad SH, Arabi YM. Critical care management of severe traumatic brain injury in adults. Scand J Trauma Resusc Emerg Med 2012;20:12.
35. Chan B, Gaudry P, Grattan-Smith TM, McNeil R. The use of Glasgow Coma Scale in poisoning. J Emerg Med 1993;11(5):579-82.
36. Barbas CS, Isola AM, Farias AM, Cavalcanti AB, Gama AM, Duarte AC et al. Brazilian recom-mendations of mechanical ventilation 2013. Part I. Rev Bras Ter Intensiva 2014;26(2):89-121.
37. Muizelaar JP, Marmarou A, Ward JD, Kontos HA, Choi SC, Becker DP et al. Adverse effects of prolonged hyperventilation in patients with severe head injury: a randomized clinical trial. J Neurosurg 1991;75(5):731-9.
38. McGuire G, Crossley D, Richards J, Wong D. Effects of varying levels of positive end-expiratory pressure on intracranial pressure and cerebral perfusion pressure. Crit Care Med 1997;25(6):1059-62.
39. Amato MB, Barbas CS, Medeiros DM, Magaldi RB, Schettino GP, Lorenzi-Filho G et al. Effect of a protective-ventilation strategy on mortality in the acute respiratory distress syndrome. N Engl J Med 1998;338(6):347-54.
40. Thompson BT, Wheeler A et al. Ventilation with lower tidal volumes as compared with traditio-nal tidal volumes for acute lung injury and the acute respiratory distress syndrome. N Engl J Med 2000;342(18):1301-8.
41. McGuire G, Crossley D, Richards J, Wong D. Effects of varying levels of positive end-expiratory pressure on intracranial pressure and cerebral perfusion pressure. Crit Care Med 1997;25(6):1059-62.
42. Kim JA, Wahlster S, LaBuzetta JN, Nobleza COS, Johnson NJ, Rubinos C et al. Focused mana-gement of patients with severe acute brain injury and ARDS. Chest 2022 Jan;161(1):140-51. doi: 10.1016/j.chest.2021.08.066. Epub 2021 Sep 25. PMID: 34506794; PMCID: PMC8423666.
43. Nemer SN, Barbas C, Caldeira J et al. Effects of chest physiotherapy and passive mobilization on intracranial pressure and cerebral perfusion pressure in traumatic brain injury patients. Critical Care 2009;13(Suppl3):P53(doi:10.1186/cc7855).
44. Nemer SN, Machado ST, Caldeira JB et al. Efeitos da fisioterapia respiratória e da mobilização

passiva sobre a pressão intracraniana. Fisioterapia Brasil 2005;6:437-43.

45. Asehnoune K, Seguin P, Lasocki S, Roquilly A, Delater A, Gros A et al. extubation success pre-diction in a multicentric cohort of patients with severe brain injury. Anesthesiology 2017;127(2):338-46.
46. Dos Reis HFC, Gomes-Neto M, Almeida MLO, da Silva MF, Guedes LBA, Martinez BP et al. Deve-lopment of a risk score to predict extubation failure in patients with traumatic brain injury. J Crit Care 2017;42:218-22.
47. Godet T, Chabanne R, Marin J, Kauffmann S, Futier E, Pereira B et al. Extubation failure in brain-injured patients: risk factors and development of a prediction score in a preliminary pros-pective cohort study. Anesthesiology.2017;126(1):104-14.
48. Hyde GA, Savage SA, Zarzaur BL, Hart-Hyde JE, Schaefer CB, Croce MA et al. Early tracheos-tomy in trauma patients saves time and money. Injury 2015;46(1):110-4.
49. Alali AS, Scales DC, Fowler RA, Mainprize TG, Ray JG, Kiss A et al. Tracheostomy timing in traumatic brain injury: a propensity-matched cohort study. J Trauma Acute Care Surg 2014;76(1):70-6; discussion 6-8.
50. Arabi Y, Haddad S, Shirawi N, Al Shimemeri A. Early tracheostomy in intensive care trauma pa-tients improves resource utilization: a cohort study and literature review. Crit Care 2004;8(5):R347-52.
51. Apfelbaum JL, Hagberg CA, Caplan RA, Blitt CD, Connis RT, Nickinovich DG et al. Practice guidelines for management of the difficult airwayan updated report by the American Soci-ety of Anesthesiologists task force on management of the difficult airway. Anesthesiology: The Journal of the American Society of Anesthesiologists 2013;118(2):251-70.

16

Monitorização Multimodal na Injúria Cerebral Traumática

Álvaro Réa Neto | Caroline Uliana Rossi

Introdução

O manejo do paciente neurocrítico tem como base inicial uma boa monitorização do nível de consciência, conteúdo da consciência, avaliação das funções elétrica, perfusional, metabólica e pressórica. Para auxiliar nesse manejo há vários dispositivos de monitorização multimodal, sendo eles invasivos ou não invasivos. Pode-se citar como exemplos a monitorização da pressão intracraniana (mPIC) por meio de cateteres ventriculares ou intraparenquimatosos, monitorização da saturação de oxigênio cerebral via espectroscopia, pressão tissular de oxigênio no parênquima encefálico ($PtiO_2$), extração de oxigênio através da saturação de bulbo jugular (SjO_2), avaliação metabólica pela microdiálise, perfusão cerebral pelo Doppler transcraniano (DTC) e, ainda, avaliação da função elétrica pelo eletroencefalograma (EEG) ou índice bispectral (BIS).[1,2]

Essas monitorizações têm o principal objetivo de orientar o médico quanto aos diagnósticos e condutas frente a um quadro neurológico agudo e assim evitar lesões neurológicas secundárias que possam piorar o prognóstico do paciente. Nenhuma delas mostrou-se melhor que a outra nas análises de desfechos e devem ser aplicadas conforme a disponibilidade e a gravidade do paciente.[1]

Deve-se iniciar a avaliação do paciente neurocrítico com exame clínico sistêmico, avaliação da escala de coma de Glasgow (ECG), avaliação pupilar e motricidade ocular, aplicação de escalas de sedação e escalas funcionais, quando necessárias. Correlacionar os achados clínicos com os exames de imagens como tomografia computadorizada (TC) e ressonância magnética (RM) também faz parte da análise inicial.[1]

Monitorização inicial

A monitorização de todo paciente grave deve-se iniciar com avaliação sistêmica por meio de cardioscopia, eletrocardiograma, monitorização contínua da frequência cardíaca (FC), presença de linha arterial para pressão arterial invasiva (PAI), monitorização do padrão respiratório através das curvas do ventilador mecânico, instalação de capnografia para avaliar pressão de gás carbônico exalada ($ETCO_2$) e frequência respiratória (FR), temperatura através de termômetro central e débito urinário quantificado de forma invasiva por sonda vesical de demora.[1,2] Fazem parte da avaliação do paciente crítico a perfusão periférica e a volemia, podendo ser avaliadas pelo tempo de enchimento capilar, níveis séricos de lactato e saturação venosa central ($SvcO_2$). Avaliação volêmica por ultrassonografia à beira leito com variação da veia cava inferior, responsividade a fluidos via cálculo da integral velocidade-tempo (VTI), débito cardíaco (DC) e monitorização da pressão venosa central (PVC).[2]

Podemos, então, dividir as monitorizações entre variáveis sistêmicas e variáveis encefálicas, conforme Tabela 16.1.

Exame neurológico

Uma vez admitido um paciente vítima de injúria cerebral traumática aguda, há necessidade de um exame físico e neurológico completo e detalhado com avaliação de escala de coma de Glasgow, identificação de déficits focais como alteração na fala (disartrias, afasias), avaliação motora e sensitiva nos membros e tronco, avaliação dos pares cranianos, resposta pupilar e motricidade ocular.[3]

Após um primeiro exame inicial e detalhado, as avaliações sequenciais podem ser realizadas na forma de *neurochek*. A avaliação do *neurocheck* é uma forma rápida e prática de identificar alterações agudas que possam representar um novo insulto neurológico. Essa avaliação consiste em análise pupilar bilateral, avaliação do padrão ventilatório, presença de déficit motor focal e avaliação da consciência pela escala de coma de

TABELA 16.1 VARIÁVEIS UTILIZADAS PARA AVALIAÇÃO MULTIMODAL

Variáveis sistêmicas	Variáveis encefálicas
Exame físico	Exame neurológico e *neurocheck*
Frequência cardíaca e cardioscopia	Monitorização da pressão intracraniana
Pressão arterial invasiva	Neuroimagem - tomografia computadorizada (TC), ressonância magnética (RM) de crânio
Temperatura central	Pressão de perfusão cerebral Temperatura intracraniana
Capnografia	Doppler transcraniano (DTC)
Débito urinário	Saturação de bulbo jugular (SjO_2)
Oximetria periférica	Pressão tissular de oxigênio cerebral ($PtiO_2$)
Frequência respiratória e padrão ventilatório	Saturação de oxigênio cerebral via espectroscopia - NIRS
Tempo de enchimento capilar, lactato e $SvcO_2$	Microdiálise cerebral
PVC, variação da veia cava inferior, VTI, variação da pressão de pulso (VPP)	Eletroencefalograma (EEG) e índice bispectral (BIS)

Fonte: Autoria própria.

Glasgow. O tempo entre cada *neurocheck* é determinado pela complexidade clínica do paciente e pode ter sua frequência alterada conforme evolução e gravidade, podendo, inicialmente, ser estipulado para que ocorra a cada 15 minutos, 30 minutos, 1 hora ou 2 horas. Outra facilidade quanto à aplicação do *neurocheck* é que ele pode ser realizado por qualquer profissional da saúde que esteja em contato com o paciente naquele momento.[1,4]

Escala de coma de Glasgow + avaliação pupilar[3]

Abertura ocular

4 – abertura espontânea.

3 – abre o olho ao comando verbal.

2 – abre o olho à dor.

1 – ausência de resposta.

Melhor resposta verbal

5 – orientado.

4 – confuso.

3 – palavras inapropriadas.

2 – emite apenas sons incompreensíveis.

1 – ausência de resposta.

Melhor resposta motora

6 – obedece a comandos.

5 – localiza a dor.

4 – retirada à dor ou movimentação inespecífica.

3 – flexão motora anormal (decorticação).

2 – extensão motora anormal (descerebração).

1 – ausência de resposta.

Avaliação pupilar (deve-se subtrair da soma inicial)

0 – ambas as pupilas reativas ao estímulo luminoso.

1 – apenas uma pupila reage à luz.

2 – nenhuma pupila reage ao estímulo luminoso.

Recentemente houve uma adaptação à avaliação do nível de consciência pela escala de coma de Glasgow com a adição da reatividade pupilar à luz. Deve-se realizar a escala com a aferição da resposta ocular, motora e verbal com soma entre 3 e 15 pontos e após avaliar a reatividade pupilar. Caso as pupilas sejam bilateralmente reativas a luz, não há alteração na soma da ECG, porém, se uma ou as duas pupilas não reagirem ao estímulo, ocorrerá a perda de 1 ou 2 pontos, respectivamente, na soma total da ECG, sendo assim ela poderá variar entre 1 e 15.[3]

Monitorização da pressão intracraniana

A monitorização invasiva da pressão intracraniana pode ser obtida por meio de cateteres intraventriculares conhecidos como derivação ventricular externa (DVE), que permitem, além da aferição do valor da PIC, o tratamento agudo de hipertensão intracraniana (HIC), com a drenagem liquórica respeitando a doutrina de Monro-Kellie, em que as estruturas intracerebrais como parênquima, liquor, sangue arterial e sangue venoso estão em perfeito equilíbrio.[3]

Há também como monitorizar, de forma intraparenquimatosa, com cateteres de fibra óptica posicionados em diferentes locais do tecido cerebral, por exemplo, em lesões de fossa posterior. O cateter intraparenquimatoso permite que a pressão intracraniana possa ser avaliada em locais próximos às lesões, como nos casos de lesões heterogêneas, como sangramentos e isquemias. Deve-se ter em mente o conceito de compartimentalização da PIC, em que o tentório e a foice criam espaços submetidos a diferentes pressões[4,5] e, menos comumente, os cateteres de PIC podem ser alocados no espaço subaracnoide e epidural.[5]

O valor normal da PIC em um paciente hígido está próximo a 10 a 15 mmHg.[1,6,7] Em um paciente crítico considera-se, pela Brain Trauma Foundation, hipertensão intracraniana valores acima de 22 mmHg.[7]

Além do valor da PIC, o monitor é capaz de fornecer a curva da pressão intracraniana que pode ser analisada da seguinte forma: P1 é referente ao pico sistólico, ou seja, a entrada de sangue no parênquima cerebral após uma contração cardíaca, P2 é a onda que reflete a complacência cerebral e como se comporta a massa encefálica ao acomodar o sangue após a sístole cardíaca e P3 refere-se ao momento do fechamento da valva aórtica.[4] É pertinente dizer que em estados de normalidade, P1 é maior que P2, que é maior que P3. Em um estado patológico onde P2 é maior que P1, vê-se um paciente sem complacência cerebral e, provavelmente, com HIC em risco ou estabelecida (Figura 16.1).[5,6]

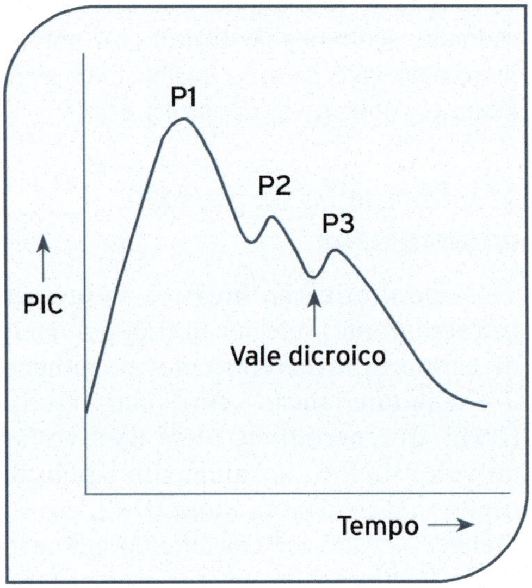

Figura 16.1. Representação da onda de pressão intracraniana.[4]

São indicações de inserção de um cateter para monitorização da PIC no trauma: traumatismo cranioencefálico (TCE) grave (ECG menor ou igual a 8) com TC de crânio alterada ou TCE grave com TC de crânio normal, porém, com 2 dos 3 seguintes critérios: pacientes com mais de 40 anos, postura motora alterada ou pressão arterial sistólica (PAS) < 90 mmHg.[7]

Através da monitorização da PIC e tendo uma linha arterial invasiva com monitorização da pressão arterial sistêmica, pode-se inferir a pressão de perfusão cerebral (PPC). A PPC é calculada por meio da subtração da PAM (pressão arterial média) pela PIC. Há de se objetivar em estados críticos um valor de PPC entre 60 e 70 mmHg a fim de evitar tanto oligoemia quanto hiperemia cerebral.[6]

$$PPC = PAM - PIC$$

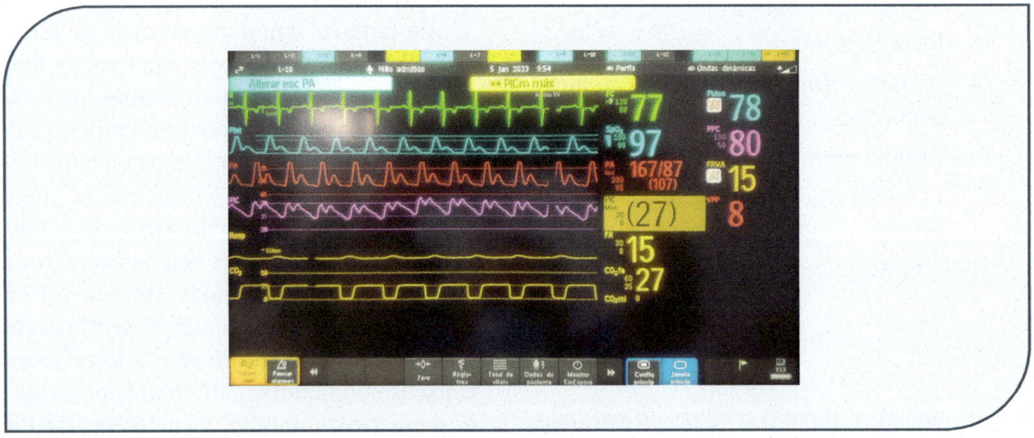

Figura 16.2. Monitorização da PiC - com onda P1 igual a onda P2 - hipertensão intracraniana. (Fonte: Imagem cedida por Dr. Jorge Luis dos Santos Valiatti.)

A curva de Langfitt nada mais é do que uma curva pressão/volume que reflete as alterações da complacência cerebral. Em casos de complacência cerebral preservada, alterações de volume intracraniano se refletem em pequenas alterações de pressão, porém, no contexto do traumatismo cranioencefálico com pressão intracraniana alterada e complacência cerebral comprometida, qualquer pequena alteração de volume, mesmo que numa manobra de Valsalva, pode refletir em grandes aumentos da pressão intracraniana e até em herniações.[5]

Monitorização da oxigenação cerebral

Pressão tissular de oxigênio cerebral - $PitO_2$

A oxigenação cerebral pode ser realizada de diversas formas. Pode ser feita de forma invasiva, pela introdução de um cateter no parênquima encefálico, que irá aferir a *pressão tissular de oxigênio cerebral*, podendo ser colocado próximo a áreas de interesse. Fica 2 a 3 cm distante da dura-máter. Dentro da normalidade, a $PtiO_2$ é encontrada em valores entre 25 e 40 mmHg.[3] Em um paciente vítima de traumatismo cranioencefálico (TCE), prioriza-se que seja mantido acima de 20 mmHg para uma boa vitalidade cerebral. Valores abaixo de 15 mmHg ou 10 mmHg indicam lesão grave naquela região e $PtiO_2$ abaixo de 5 mmHg é compatível com morte celular. Vários fatores podem interferir na $PtiO_2$, entre eles a fração inspirada de oxigênio pelo ventilador mecânico (FiO_2), o fluxo sanguíneo cerebral (FSC), a PIC, PPC, o débito cardíaco, o conteúdo arterial de oxigênio e a autorregulação cerebral.[6,9]

Um estudo randomizado publicado em 2017 (BOOST II) mostrou uma associação positiva com redução de mortalidade e melhores desfechos funcionais quando utilizada monitorização da PIC associada a $PtiO_2$ *versus* monitorização da PIC isolada.[10]

Espectroscopia no infravermelho próximo ou quase - NIRS

Outro mecanismo para aferir a oxigenação cerebral é através da **saturação cerebral via espectroscopia no infravermelho próximo ou quase (NIRS)**. A NIRS é um método não invasivo com eletrodos acoplados à região frontal bilateral do paciente e reflete a saturação cerebral (rSO_2) de 2 a 3 cm abaixo da calota craniana. Valores normais são encontrados entre 60 e 80%. Porém, uma análise seriada ao longo do tempo, com variações dependendo das condutas adotadas, é a melhor maneira de utilizar a NIRS. Variações com declínio de aproximadamente 20% no rSO_2 são consideradas um limiar para alterações isquêmicas.[3,11,12]

Alguns dispositivos de monitorização minimamente invasiva, como o ForeSight (Edwards Lifesciences), seguem o mesmo padrão de avaliação da saturação cerebral através da espectroscopia.

Saturação de bulbo jugular - SjO_2

A avaliação da *saturação pelo bulbo jugular (SjO_2)* é feita pela passagem de um cateter central na veia jugular interna em direção à mastoide, ficando posicionado no bulbo jugular, devendo, preferencialmente, ser passado em veia jugular direita por ser a principal via de drenagem venosa. Valores normais são esperados entre 55% e 75%.[3] Quando se encontram valores acima de 75%, deve-se pensar em excesso de sedação, hiperfluxo cerebral ou queda do metabolismo por isquemia já definida. Casos em que a SjO_2 seja inferior a 55% podem refletir aumento do consumo, como no caso de febre, hipoxemia sistêmica, oligoemia por baixa PPC ou, então, alteração na reatividade vascular por $PaCO_2$ alterado (p. ex., hipocapnia, $PaCO_2 < 30$ mmHg). Com a SjO_2 e gasometria arterial é possível calcular a extração de oxigênio pelo encéfalo (ECO_2), que tem como valores normais 24% a 42%.[6]

$$ECO_2 = SaO_2 - SjO_2 = 24\% \text{ a } 42\%$$

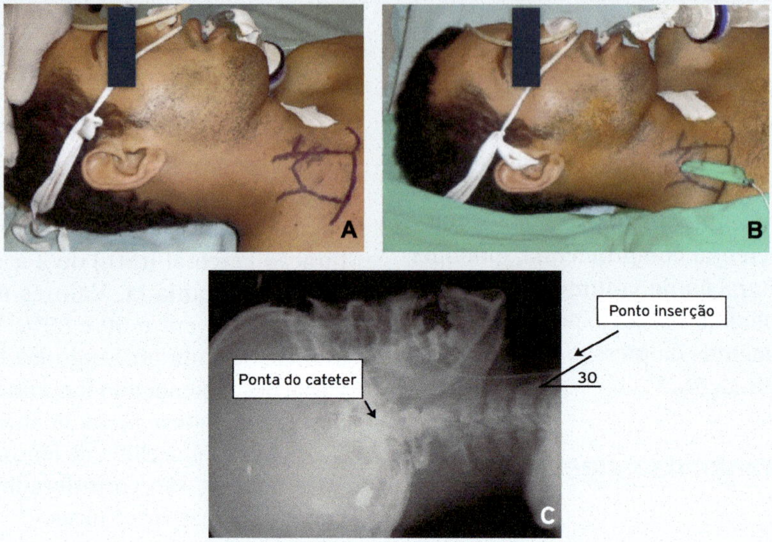

Figura 16.4. Técnica de cateterismo bulbo jugular. (**A**) Localização. (**B**) Punção veia jugular interna. (**C**) Controle radiográfico.

Avaliação da perfusão cerebral – doppler transcraniano

A avaliação via Doppler transcraniano (DTC) utiliza o princípio do ultrassom para avaliar o FSC. Através de janelas como a temporal, orbitária, occipital e submandibular é possível identificar os principais vasos do polígono de Willis e assim identificar suas velocidades e padrões de curva. Alterações como oscilações na $PaCO_2$, na pressão arterial sistêmica, débito cardíaco, temperatura e sedação podem alterar a autorregulação do FSC e, assim, a avaliação via DTC.[11]

Com a utilização do DTC é possível avaliar a perfusão cerebral e fazer pequenos ajustes em ventilação mecânica e pressão arterial visando encontrar o melhor padrão de curva para per-

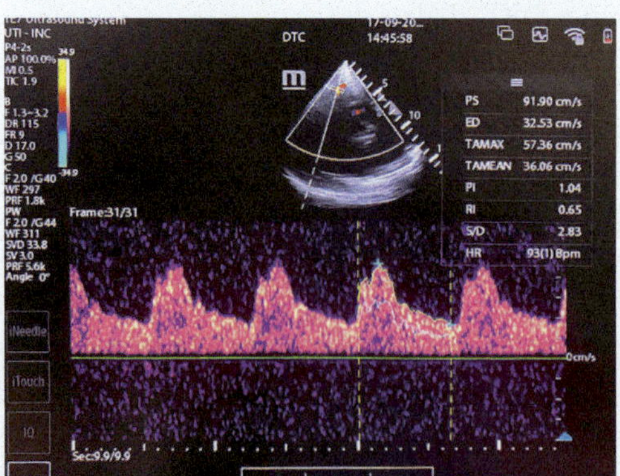

Figura 16.3. Imagem de doppler transcraniano (DTC). (Fonte: acervo da autora.)

fusão encefálica. Ele possui a vantagem de ser um método não invasivo, de fácil aplicabilidade e rápida curva de aprendizado. Por meio do DTC é possível identificar velocidade de pico sistólico (VPS), velocidade telediastólica (VTD), velocidade média e índice de pulsatilidade (IP). O índice de pulsatilidade é um parâmetro que reflete a resistência do vaso, sendo seu valor desejável de normalidade inferior a 1,2. Valores acima de 1,2 predizem um vaso com resistência aumentada, podendo inferir maior PIC. Para vasos importantes, como artéria cerebral média (ACM), é considerada normal uma velocidade média em torno de 45 a 65 cm/s.[14]

Microdiálise cerebral

A microdiálise cerebral consiste em um cateter implantado no parênquima encefálico que possui uma bomba infusora e uma membrana semipermeável que permite a passagem de moléculas com tamanhos variados entre 20 e 100 KD.[3] A passagem de moléculas ocorre por difusão simples por meio do gradiente de concentração. Por meio desse mecanismo é possível dosar moléculas como lactato, piruvato, glutamato e glicerol. A dosagem dessas moléculas reflete alterações tão precoces que ainda não seriam possíveis identificá-las através de outras monitorizações, permitindo ações precoces e evitando lesões secundárias. A dosagem de glicerol reflete a degradação da membrana celular, e a dosagem de lactato, piruvato e glicose evidenciam metabolismo oxidativo e prováveis áreas de isquemia em instalação.[5]

Uma dosagem de glicose inferior a 0,8 Mmol e uma relação lactato/piruvato superior a 40 implicam a implementação de medidas terapêuticas para a correção de provável hipóxia cerebral vigente.

Monitorização da função elétrica

Eletroencefalograma

Pela monitorização do eletroencefalograma (EEG) é possível diagnosticar quadros de estado de mal não epilético em pacientes que não recobrem a consciência, nível de sedação, ondas patológicas e prováveis áreas e focos mais afetados pelo evento inicial. É um exame não invasivo, que pode ser mantido de forma contínua por períodos como 24 horas, 48 horas e até 72 horas, a depender da disponibilidade. Podendo, inclusive, ser usado para guiar o desmame de sedação. Porém, depende de uma boa estrutura para evitar interferências externas, um técnico capacitado a instalar o dispositivo e um médico capacitado para analisar o traçado das ondas. Permite diferir e identificar o provável foco de área irritativa.[1,3]

O FSC normal é de aproximadamente 53 mL/100g/min, um FSC reduzido abaixo de 30 mL/100g/min apresenta-se como EEG suprimido e, ao atingir FSC de 12 mL/100g/min, há morte celular e o EEG mostra-se isoelétrico.

Índice bispectral

O índice bispectral (BIS) é utilizado, principalmente, para correlacionar alterações no

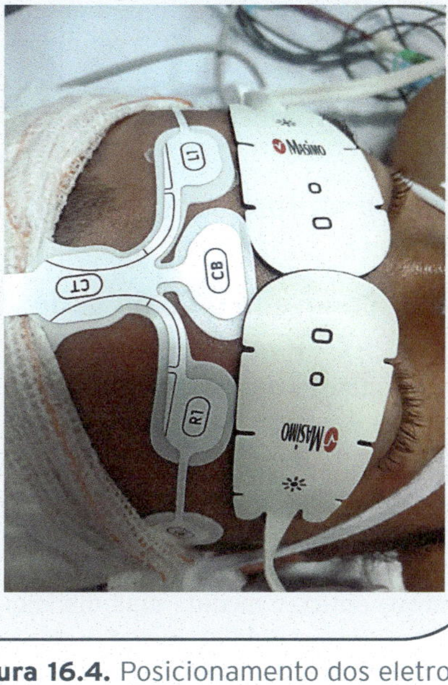

Figura 16.4. Posicionamento dos eletrodos BIS. (Fonte: Imagem cedida por Dr. Jorge Luis dos Santos Valiatti.)

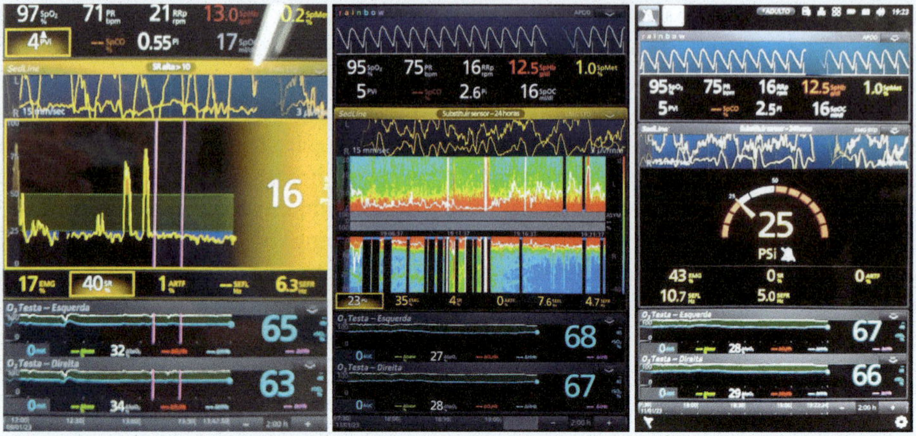

Figura 16.5. Telas do monitor BIS. (Fonte: Imagem cedida por Dr. Jorge Luis dos Santos Valiatti.)

EEG com os níveis de sedação, anestesia e perda de consciência. Por meio de cálculos matemáticos, o BIS é traduzido em uma escala numérica que varia de 0 a 100, sendo o valor acima de 80 compatível com vigília e consciência. Valores entre 68 e 75 estão relacionados com perda da consciência; durante uma anestesia geral almejam-se valores entre 45 e 60. Valores abaixo de 40 são considerados supressões profundas e são desestimulados. Um valor de BIS abaixo de 20 é conhecido como "silêncio cortical".[12]

Outras monitorizações não invasivas

Ultrassonografia da bainha de nervo óptico

A avaliação do diâmetro da bainha do nervo óptico é um método não invasivo e de fácil reprodutibilidade. É realizado com a sonda linear de um aparelho de ultrassom (US) sob a pálpebra superior colocando o nervo óptico no centro da tela. A partir da base do nervo óptico é medida uma distância em seu comprimento de 30 mm. É nesse ponto que o diâmetro da bainha deve ser medido. Deve-se lembrar de que há uma diferença em tons de cinza, sendo a região mais escura o próprio nervo, e a bainha encontra-se ao lado, sob um tom de cinza mais claro que o centro do nervo; o diâmetro é medido de uma extremidade lateral a outra da bainha. Valores superiores a 60 mm são equivalentes à PIC acima de 20 mmHg.[13,17]

Brain4care

O dispositivo é uma forma não invasiva de identificar a curva da PIC e sua complacência. Isso se dá através de uma banda ajustável e um sensor que são acoplados externamente à caixa craniana do paciente, ficando o sensor em contato próximo com a região temporal. Por meio de estudos foi possível comparar a relação direta com a mPIC invasiva. O brain4care não é capaz de ofertar o valor da PIC, porém, ao estimar a curva e a complacência cerebral, isto é, relacionando as ondas P1 e P2 da pressão intracraniana, é possível identificar alterações novas que possam agravar o quadro clínico do paciente neurocrítico.[16,17]

Pupilometria

A avaliação pupilar faz parte do exame neurológico e tem como utilidade a avaliação do tronco cerebral, mais especificamente o núcleo Edinger-Westphal no mesencéfalo. Porém, embora rápida essa avaliação está sujeita à subjetividade do avaliador. A pupilometria automatizada permite uma padronização dessa avaliação, garantindo tamanhos exatos e velocidade de contração, podendo ser utilizada como um marcador mais precoce de lesão cerebral do que apenas a avaliação da anisocoria. O aparelho de pupilometria fornece essas avaliações pelo índice pupilar neurológico (NPi), que varia de 0 a 5, sendo compatível com a normalidade valores maiores ou iguais a 3.[15,18]

Referências bibliográficas

1. Idrissi SH. Neuromonitoring in the neurocritical care unit. In: Wartenberg KE, Shukri K, Abdelhak T. Neurointensive care a clinical guide to patiente safety, 2015. p. 73-86.
2. Citerio G, Oddo M, Taccone FS. Recommendations for the use of multimodal monitoring in the intensive care unit. Current Opinion 2015;21:113-9.
3. Navarro JC, Hernandez SF, Robertson CS. Advanced bedside neuromonitoring. In: Vincent J-L, Moore FA, Bellomo R, Marini JJ. Textbook of critical care, 8 ed., 2024. p. 265-9.
4. Solaiman O, Al-Otaibi F. Intracranial pressure monitoring. In: Wartenberg KE, Shukri K, Abdelhak T. Neurointensive care a clinical guide to patiente safety, 2015. p. 87-94.
5. Hawryluk GWJ, Citerio G, Hutchinson P et al. Intracranial pressure: current perspectives on physiology and monitoring. Intensive Care Med. Canada 2022 Jul 11.
6. Rajagopalan S, Sarwal A. Neuromonitoring in critically Ill patients. Critical Care Medicine 2023 Apr;51. Disponível em: https://journals.lww.com/ccmjournal/pages/default.aspx. Acesso em abril 2023.
7. Chesnut RM et al. A trial intracranial-pressure monitoring in traumatic brain injury. New England Journal Medicine 2012 Dec;367:2471-81.
8. Carney N et al. Guideline for the Management of Severe Traumatic Brain Injury, 4th ed. Setembro 2016. Disponível em https://braintrauma.org/coma/guidelines-current. Acesso em abril de 2023.
9. Harutyunyan G, Jaghatspanyan VH et al. Brain tissue oxygen tension: Is it a derivative of arterial blood? Critical Care (Espanha) 2022 Sep 23; 26:286.
10. Okonkwo DO, Shutter LA, Moore C, Temkin NR, Puccio AM, Madden CJ et al. Brain oxygen optimization in severe traumatic brain injury phase-ii: a phase ii randomized trial. Critical Care Medicine 2017;45(11):1907-14.
11. Rivera-Lara L, Zorrilla-Vaca A, Geocadin R, Ziai W, Healy R, Thompson R et al. Predictors of outcome with cerebral autoregulation monitoring: a systematic review and meta-analysis. Critical Care Medicine 2017 Apr;45.
12. Chang B, Raker R, Garcia PS. Bispectral index monitoring and intraoperative awareness. Dezembro 2019. General Anestesia Tutorial 416. Disponível em https://resources.wfsahq.org/wp-content/uploads/416_english.pdf.
13. Robba C, Taccone FS, Citerio G. Monitoring cerebral oxygenation in acute brain-injured patients. Intensive Care Medicine 2022 July 07.
14. Rasulo FA et al. Transcranial Doppler as a screening test to exclude intracranial hypertension in brain injured patients: the IMPRESSIT-2 prospective multicenter international study. Critical Care 2022 Apr 15;26:110.
15. Sancroni C, Citerio G, Taccone FS. Automated pupillometry in intensive care. Intensive Care Medicine 2022 June 30.
16. Robba C, Pozzebon S, Moro B, Vincent J-L, Creteur J, Taccone FS. Multimodal non-invasive assessment of intracranial hypertension: an observational study. Critical Care 2020 June;24:379.
17. Wijdicks EFM. 10 or 15 or 20 or 40mmHg? What is increased intracranial pressure and who said so? Neurocritical care. 2022 Feb.
18. Romagnosi F, Bongiovanni F, Oddo M. Eyeing up the injured brain: automated pupillometry and optic nerve sheath diameter. Current Opinion 2020 Apr.;26(2):115-21.

17

Hipertensão Intra-abdominal e Síndrome Compartimental Abdominal

Ricardo Lima | Luana Alves Tannous | João Raphael Zanlorensi Glir

Introdução

A hipertensão intra-abdominal (HIA) teve sua primeira descrição em 1863, por Marey, que demonstrou a correlação entre a HIA com disfunção ventilatória.[1] Ao longo das décadas seguintes houve avaliações e descrições das consequências do aumento da pressão intra-abdominal (PIA) em diversos órgãos e sistemas, até que em 1980 descreveram a HIA como aumento da PIA superior a 25 mmHg, medida através do cateterismo vesical, e correlacionaram a melhora da disfunção renal após laparotomia descompressiva.[2] Porém, foi apenas em 2004 que surgiu a World Society of the Abdominal Compartment Syndrome (WSACS) como entidade mundial que organizou as evidências e formulou os consensos e definições mais aceitos atualmente.

A HIA/SCA é um diagnóstico de extrema importância no cenário da terapia intensiva e que vem ganhando cada vez mais notoriedade por ser considerada uma síndrome policompartimental em razão de

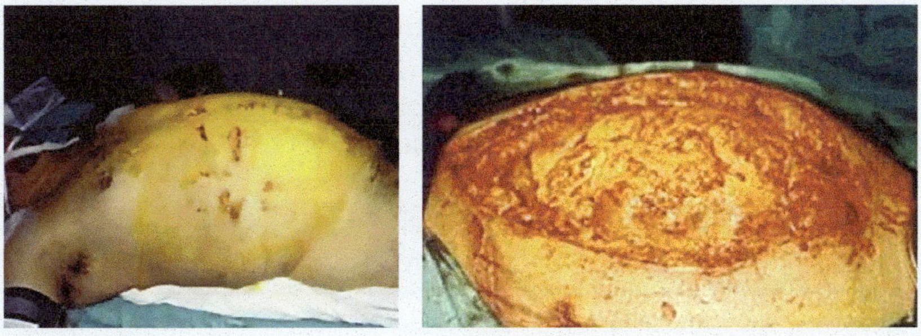

Figura 17.1. Compartimento abdominal. (Fonte: Adaptada de Milanesi, Rafaela and Caregnato, Rita Catalina Aquino. Intra-abdominal pressure: an integrative review. Einstein (São Paulo) [online]. 2016, v. 14, n. 3 [Accessed 18 September 2023], pp. 423-430. Available from: <https://doi.org/10.1590/S1679-45082016RW3088>. Epub 08 Mar 2016. ISSN 2317-6385. https://doi.org/10.1590/S1679-45082016RW3088.)

suas inúmeras repercussões sistêmicas, sendo considerada até mesmo como componente de escores para avaliação de disfunção orgânica.[3]

Além disso, estudos vêm demonstrando sua relevância no cenário da terapia intensiva como o IROI STUDY,[4] apontando uma tendência ao aumento de PIA durante o tempo de internamento dos pacientes e correlação com o aumento de mortalidade desses pacientes.[4,5]

Não obstante, apesar de sua simples forma de aferição, ainda é pouco utilizada como forma de monitorização, como destacam alguns estudos onde a avaliação da PIA é realizada por apenas 2%-30% dos médicos.[6,7]

Definições

As definições mais aceitas quanto a essa situação clínica são da WSACS. A PIA é considerada normal para valores entre 2-5 mmHg, porém, variando em doentes críticos de 5-7 mmHg, podendo ser considerada normal até 12 mmHg em obesos. Portanto, a HIA é definida como PIA ≥ 12 mmHg de maneira sustentada e classificada em graus (I a IV) conforme a Tabela 17.1.

A SCA é uma condição especial dentro da HIA que é definida como PIA > 20 mmHg associada à disfunção orgânica nova – sem, necessariamente, apresentar pressão de perfusão abdominal (PPA = PAM--PIA < 60 mmHg.)[17]

Outra forma importante de classificação é quanto à etiologia da HIA/SCA (primária, secundária e terciária). A primária é aquela de origem na própria cavidade abdominal, cuja doença ou condição clínica geralmente necessita de intervenção cirúrgica (p. ex., tumores, traumas abdominais contusos, ascites volumosas, sangramentos intracavitários). A secundária não é de uma condição abdominal propriamente dita, mas de causas extra-abdominais, sendo de grande importância no cenário da terapia intensiva, pois podem ser decorrentes de reanimação volêmica agressiva em pacientes politraumatizados, grandes queimados, choque séptico etc. A terciária ou recorrente surge do recrudescimento da HIA/SCA após manejo clínico/cirúrgico de condições primárias ou secundárias.[17]

Além da etiologia, conhecer os fatores de risco que podem levar ao desenvolvimento da HIA é crucial para o médico. A Tabela 17.2 traz alguns dos fatores que devemos ficar atentos para suspeitarmos e cogitarmos a monitorização da PIA.[17]

Existem algumas formas de mensuração da PIA. Dentre elas podem ser citadas as formas indiretas de avaliação da PIA: pela veia cava inferior, manometria (gástrica, retal ou uterina) e pressão intravesical – considerada o padrãoouro.[18] Essas opções indiretas se pautam pelo princípio físico de Pascal, que afirma que a pressão exercida sobre um fluido é distribuída igualmente entre suas partes.

A avaliação da PIA por pressão intravesical deve ser feita com o paciente em decúbito dorsal, cabeceira a 0°, ser instilado 20-25 mL

TABELA 17.1	CLASSIFICAÇÃO DA HIPERTENSÃO INTRA-ABDOMINAL	
GRAU 1	12-15 mmHg	
GRAU 2	16-20 mmHg	Síndrome compartimental abdominal (SCA)
GRAU 3	21-25 mmHg	PIA > 20 mmHg associado à lesão orgânica nova
GRAU 4	> 25 mmHg	

Fonte: Adaptada do Consenso da WSACS de 2013.

TABELA 17.2	FATORES DE RISCO
Cirurgia abdominal, cirurgia de controle de danos, correção de hérnias volumosas	Politraumatizados, grande queimado, estados de choque
Reanimação volêmica agressiva ou balanço hídrico positivo, politransfusões	Acidose, hipotermia, coagulopatia
Ventilação mecânica, posição prona, PEEP	Distensão gástrica, distensão difusa de alças, íleo paralítico, pseudo-obstrução, volvo
Pancreatite aguda, obesidade (elevado IMC)	Coleção intra-abdominal (líquido, abscesso), hemo/pneumoperitônio, peritonites
Tumores abdominais ou retroperitoneais	Cirrose com ascite
Diálise peritoneal com elevado extravasamento capilar	SOFA e APACHE elevados, sepse

Fonte: Adaptada do Consenso da WSACS de 2013.

de salina estéril dentro da bexiga por meio de uma sonda vesical de 3 vias, e aguardar até que ocorra equalização das pressões vesical e abdominal, sendo aferida ao final da expiração com a musculatura abdominal relaxada, estando o transdutor de pressão alinhado na linha axilar média. A forma de aferição é demonstrada na Figura 17.2.[17,18]

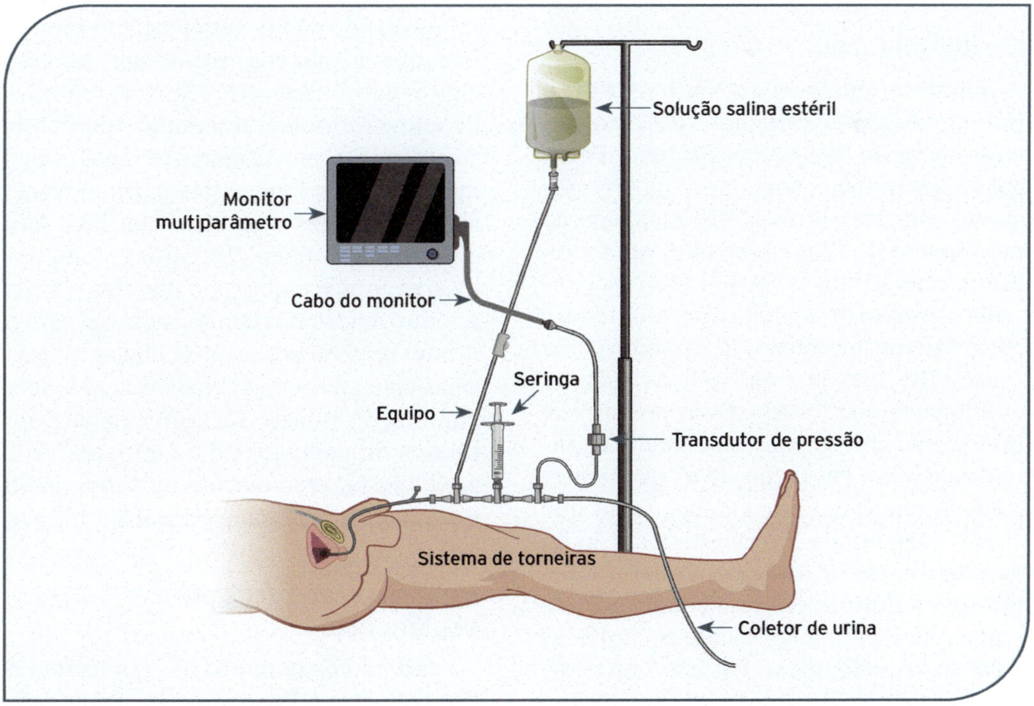

Figura 17.2. Técnica intravesical para medida da pressão abdominal. (Fonte: Adaptada da referência 18.)

Fisiopatologia

Na cavidade abdominal encontram-se inúmeras estruturas vitais para o funcionamento do nosso corpo. Vísceras ocas e sólidas, vasos arteriais e venosos, músculos, sistema linfático, tecidos conjuntivos, adiposo e nervoso, todos fundamentais para nossa homeostase e para isso sendo necessário, dentre vários outros fatores, que estejam sendo adequadamente perfundidos. Como toda cavidade em nosso corpo, o abdome possui sua complacência que é definida pela elastância da parede abdominal[8] e do diafragma que o separa da cavidade torácica e permite a harmonia dos gradientes pressóricos envolvendo esses espaços anatômicos.

No entanto, quando há HIA/SCA, existe uma série de alterações não apenas nos órgãos próximos, mas em órgãos distantes, o que nos faz com que essas duas condições sejam consideradas uma doença policompartimental, com inúmeras repercussões orgânicas a serem descritas a seguir.[9]

Cardiovascular

Em decorrência do aumento da PIA, o retorno venoso fica prejudicado visto que há compressão da veia cava inferior (VCI), consequentemente, com queda da pré-carga do ventrículo direito (VD) e, devido ao mecanismo de Frank-Starling, queda do débito cardíaco (DC). Essas alterações, contudo, apresentam algumas peculiaridades como valores aumentados de pressão venosa central (PVC), e da pressão de oclusão da artéria pulmonar (POAP). Essas pressões de enchimento apresentam esse comportamento antagônico em razão de os gradientes transmurais estarem elevados, visto que com o aumento da PIA ocorre redução do volume da caixa torácica, aumento das pressões intratorácicas com compressão do parênquima pulmonar, câmaras cardíacas e dos vasos sanguíneos. Por isso sugere-se, inclusive por alguns autores, o ajuste desses valores pressóricos com base na PIA.[9,10]

Além disso ocorre aumento da pós-carga em decorrência da compressão que a aorta abdominal sofre em situações de HIA/SCA, prejudicando ainda mais o DC.

Pulmonar

Desde a primeira descrição da HIA, o comprometimento pulmonar foi destaque.[1] O aumento da PIA é transmitido pelo diafragma para a caixa torácica, promovendo aumento da pressão intratorácica, comprimindo o parênquima pulmonar com seus capilares, ocasionando não apenas atelectasias, mas hipóxia e hipercapnia em razão de distúrbios V/Q do tipo *shunt* e espaço morto.[9,11] Variáveis da mecânica ventilatória demonstram aumento das pressões (pressão de pico e pressão de platô), redução da capacidade residual funcional e aumento da resistência vascular pulmonar, mas mantendo ainda uma complacência pulmonar preservada.[11]

Cerebral

Apesar de não haver pleno consenso na literatura quanto aos mecanismos fisiopatológicos envolvidos, a HIA/SCA, ao promover, de maneira rápida, o aumento da PIA há comprometimento da drenagem liquórica por meio do plexo lombossacral, promovendo aumento da pressão intracraniana (PIC). Além disso, o aumento da PIA é transmitido para a caixa torácica que, por sua vez, tem seu retorno venoso diminuído, assim, o retorno venoso cerebral por meio da drenagem pelas veias jugulares seria alterado e, com base na doutrina de Monroe-Kellie, o equilíbrio dos fluidos no compartimento craniano seria prejudicado, promovendo aumento da PIC e piorando a perfusão cerebral.[9,11,12]

Hepático/renal/circulação esplâncnica

Partindo do ponto de que o aumento da PIA prejudica o fluxo sanguíneo, principalmente com valores superiores a 20 mmHg, estudos observaram reduções importantes do fluxo dos principais vasos abdominais - artérias mesentéricas, circulação hepática e artérias renais. Com o comprometimento do fluxo através das artérias mesentéricas há o sofrimento das alças com redução da absorção intraluminal, lesão endotelial e edema intersticial que perpetuam o insulto base. Nos vasos hepáticos (artéria hepática, veia hepática e veia porta), tendo seu fluxo reduzido, observou-se comprometimento do metabolismo hepático, o que prejudica a depuração do lactato além de sua função energética/metabólica através dos ciclos de Cori e gliconeogênese. Por fim, a circulação renal, uma vez reduzido o fluxo, haverá lesão glomerular e tubular, impactando em redução da taxa de filtração glomerular, redução do débito urinário manifestado por oligúria e anúria, aumento de escórias nitrogenadas (ureia e creatinina), ativação do sistema renina-angiotensina-aldosterona (SRAA) que culminarão com retenção hídrica, redução do sódio urinário e liberação de hormônio antidiurético (ADH), reduzindo ainda mais a débito urinário, o que irá levar a hipervolemia, edema e piora perfusional global.[9,13-16]

Manejo

O manejo da HIA/SCA será descrito com base no último consenso da WSACS de 2013. É importante destacar que a busca e o manejo da causa que originou a HIA/SCA devem permear todas as etapas que serão descritas e é crucial o trabalho em conjunto com os cirurgiões e membros da equipe multidisciplinar.

Inicialmente o paciente com HIA/SCA identificado, com sua PIA mensurada a cada 4 horas, o manejo deve ocorrer de maneira a atuar nos seguintes aspectos: reduzir o conteúdo intraluminal e evacuar volumes intra-abdomiais, melhorar a complacência da parede abdominal, ajustes hemodinâmicos e, por último, a laparotomia descompressiva.

Redução de conteúdo intraluminal

Medida através da passagem de sonda gástrica de grosso calibre para esvaziamento gástrico, mantê-la aberta e jejum/redução do aporte dietético devem ser prontamente realizadas. Em casos em que haja constipação e suspeita de distensão colônica por fezes, enemas e sondas retais podem ser utilizadas. Os procinéticos podem ser utilizados e a neostigmina é uma opção nos casos de íleo colônico não obstrutivo.

Evacuação de volumes intra-abdominais

Nos casos de grandes volumes com efeito massa, como líquido ascítico, abscessos, tumores etc., estão indicados procedimentos como paracentese, punções guiadas e até mesmo intervenção cirúrgica para remoção do material responsável.

Melhora da complacência abdominal

Nesse ponto o importante é agir de maneira a relaxar a tensão em que a parede abdominal está durante a HIA/SCA. Soltar faixas e curativos que porventura possam restringir o abdome, otimizar a analgesia e a sedação visto que o desconforto provocado pelo aumento da PIA gera dor e contratura da musculatura abdominal - o que pode exigir que o paciente seja intubado -, até mesmo casos nos quais seja necessária a utilização de bloqueadores neuromusculares.

Ajustes hemodinâmicos

A avaliação hemodinâmica é focada, inicialmente, na volemia. A restrição volêmica com BH negativo por meio de diuréticos e até mesmo terapias de substituição renal podem ser consideradas. Quanto à necessidade de reanimação, deve ser criteriosa a administração de fluidos tendo em mente as alterações fisiopatológicas cardiocirculatórias destacadas anteriormente. Além disso, a busca pela pressão de perfusão abdominal (PPA)

≥ 60 mmHg não deve ser mais utilizada para nortear intervenções ou como meta a ser atingida. O importante é garantir parâmetros pressóricos adequados a fim de evitar hipoperfusão orgânica.

Laparotomia descompressiva

Exceto nos quadros de síndrome compartimental abdominal (SCA) primária em que o tratamento etiológico pode ser resolvido diretamente com essa intervenção, a estratégia de descompressão cirúrgica é reservada aos casos refratários às medidas clínicas instituídas com a persistência da PIA > 20 mmHg e disfunção orgânica em progressão.

Por fim, havendo êxito no tratamento e resolvido o fator causal, quando os valores de PIA estiverem inferiores a 12mmHg, é possível aumentar o intervalo entre as aferições e manter a observação para o caso de recrudescimento das disfunções.

Referências bibliográficas

1. Eddy V, Nunn C, Morris JA. Abdominal compartment syndrome, the Nashville Experience. Surg Clin North Am 1997;77:801:12.
2. Kron IL, Harman PK, Nolan SP. The measurement of intra-abdominal pressure as a criterion for abdominal re-exploration. Annals of surgery 1984;199(1):28-30. 10.1097/00000658-198401000-00005.
3. Blaser AR, Padar M, Mändul M, Elke G, Engel C, Fischer K et al. Development of the Gastrointestinal Dysfunction Score (GIDS) for critically ill patients - A prospective multicenter observational study (iSOFA study). Clin Nutr 2021 Aug;40(8):4932-40. doi: 10.1016/j.clnu.2021.07.015. Epub 2021 Jul 18. PMID: 34358839.
4. Blaser AR, Regli A, De Keulenaer B, Kimball EJ, Starkopf L, Davis WA et al. Incidence, Risk Factors, and Outcomes of Intra-Abdominal Hypertension in Critically Ill Patients-A Prospective Multicenter Study (IROI Study). Crit Care Med 2019 Apr;47(4):535-42. doi: 10.1097/CCM.0000000000003623. PMID: 30608280; PMCID: PMC6426342.
5. de Laet IE, Malbrain M. Current insights in intra-abdominal hypertension and abdominal compartment syndrome. Med Intensiva 2007;31(2):88-99.
6. Kaussen T, Otto J, Steinau G, Höer J, Srinivasan PK, Schachtrupp A. Recognition and management of abdominal compartment syndrome among German anesthetists and surgeons: a national survey. Ann Intensive Care 2012 Jul 5;2 Suppl 1(Suppl 1):S7. doi: 10.1186/2110-5820-2-S1-S7. Epub 2012 Jul 5. PMID: 22873423; PMCID: PMC3390300.
7. Zhou JC, Zhao HC, Pan KH, Xu QP. Current recognition and management of intra-abdominal hypertension and abdominal compartment syndrome among tertiary Chinese intensive care physicians. J Zhejiang Univ Sci B 2011 Feb;12(2):156-62. doi: 10.1631/jzus.B1000185. PMID: 21265048; PMCID: PMC3030961.
8. Malbrain ML, Roberts DJ, De Laet I, De Waele JJ, Sugrue M, Schachtrupp A et al. The role of abdominal compliance, the neglected parameter in critically ill patients - a consensus review of 16. Part 1: definitions and pathophysiology. Anaesthesiol Intensive Ther 2014 Nov-Dec;46(5):392-405. doi: 10.5603/AIT.2014.0062. PMID: 25432558.
9. Cheatham ML. Abdominal compartment syndrome: pathophysiology and definitions. Scand J Trauma Resusc Emerg Med 2009 Mar 2;17:10. doi: 10.1186/1757-7241-17-10. PMID: 19254364; PMCID: PMC2654860.
10. Malbrain ML, Ameloot K, Gillebert C, Cheatham ML. Cardiopulmonary monitoring in intra-abdominal hypertension. Am Surg 2011 Jul;77 Suppl 1:S23-30. PMID: 21944448.
11. Regli A, Pelosi P, Malbrain MLNG. Ventilation in patients with intra-abdominal hypertension: what every critical care physician needs to know. Ann Intensive Care 2019 Apr 25;9(1):52. doi: 10.1186/s13613-019-0522-y. PMID: 31025221; PMCID: PMC6484068.
12. Citerio G, Vascotto E, Villa F, Celotti S, Pesenti A. Induced abdominal compartment syndrome increases intracranial pressure in neurotrauma patients: a prospective study. Crit Care Med 2001 Jul;29(7):1466-71. doi: 10.1097/00003246-200107000-00027. PMID: 11445709.
13. Maerz L, Kaplan LJ. Abdominal compartment syndrome. Critical Care Medicine 2008 Apr.;36(4):S212-S215. DOI: 10.1097/CCM.0b013e318168e333.
14. Mohmand H, Stanley G. Renal dysfunction associated with intra-abdominal hypertension and the abdominal compartment syndrome. Journal of the American Society of Nephrology 2011 Apr.;22(4):615-21. DOI: 10.1681/ASN.2010121222.

15. Wauters J, Claus P, Brosens N, McLaughlin M, Malbrain M, Wilmer A. Pathophysiology of renal hemodynamics and renal cortical microcirculation in a porcine model of elevated intra-abdominal pressure. J Trauma 2009 Mar;66(3):713-9. doi: 10.1097/TA.0b013e31817c5594. PMID: 19276743.
16. Molitoris BA. Low-flow acute kidney injury: the pathophysiology of prerenal azotemia, abdominal compartment syndrome, and obstructive uropathy. CJASN 2022 July;17(7):1039-49. DOI: 10.2215/CJN.15341121.
17. Kirkpatrick AW, Roberts DJ, De Waele J, Jaeschke R, Malbrain ML, De Keulenaer B et al. Pediatric Guidelines Sub-Committee for the World Society of the Abdominal Compartment Syndrome. Intra-abdominal hypertension and the abdominal compartment syndrome: updated consensus definitions and clinical practice guidelines from the World Society of the Abdominal Compartment Syndrome. Intensive Care Med 2013 July;39(7):1190-206. doi: 10.1007/s00134-013-2906-z. Epub 2013 May 15. PMID: 23673399; PMCID: PMC3680657.
18. Milanesi R, Caregnato RC. Intra-abdominal pressure: an integrative review. Einstein (Sao Paulo). 2016 Jul-Sep;14(3):423-30. doi: 10.1590/S1679-45082016RW3088. Epub 2016 Mar 8. PMID: 26958978; PMCID: PMC5234758.

18

Estratégia de Controle de Danos no Trauma: O Papel do Intensivista

Fernanda Baeumle Reese | Mariana B. Cosentino

A hemorragia no trauma é a principal causa de morte prevenível.[1] A exsanguinação ocorre rapidamente, em horas após o trauma.[2] Estima-se que 20% a 40% das mortes ocorram após a admissão hospitalar em decorrência de hemorragia, óbitos esses que são preveníveis com o controle do sangramento.[3]

Pacientes vítimas de trauma grave frequentemente apresentam coagulopatia na avaliação inicial, e esforços heroicos para corrigir cirurgicamente o sangramento em uma única abordagem podem resultar em exsanguinação e morte.[4]

Cirurgia de controle de danos

A cirurgia de controle de danos é o procedimento cirúrgico ideal para pacientes com traumas hemorrágicos graves.[5] A estratégia de controle de danos é uma evolução do conceito inicial da cirurgia, que inclui minimizar a infusão de cristaloides, a hipotensão permissiva e a transfusão precoce em uma relação equilibrada de hemocomponentes, com a realização do procedimento em três fases consecutivas: (I) realização de cirurgia de controle de danos para conter sangramento, evitar contaminação gastrointestinal e fazer tamponamento cirúrgico de forma rápida e eficaz, com fechamento abdominal temporário seguido de (II) transferência do paciente para unidade de terapia intensiva para correção da coagulopatia, acidose, alterações fisiológicas e estabilização hemodinâmica. (III) após a estabilização, cerca de 6-48 horas após a primeira cirurgia, é possível realizar a reabordagem e o reparo definitivo com fechamento da cavidade abdominal (Figura 18.1 a 18.4).[4,6,7]

Tratamento na UTI

Uma vez que o abdome foi temporariamente fechado, segue-se com o manejo do paciente na UTI.[8] Essa fase visa corrigir alterações fisiológicas e metabólicas decorrentes da hipoperfusão gerada pelo trauma, em pacientes sem condições clínicas para suportar uma cirurgia longa para correção definitiva das lesões, por isso foram submetidos a essa estratégia.[1] Na UTI o foco é a correção e a prevenção da tríade da morte do trauma: coagulopatia, acidose e hipotermia, com atenção à reposição volêmica intravascular, à coagulopatia aguda do trauma, preservação da capacidade de carrear oxigênio aos órgãos e tecidos e prevenção da coagulopatia diluicional.[9]

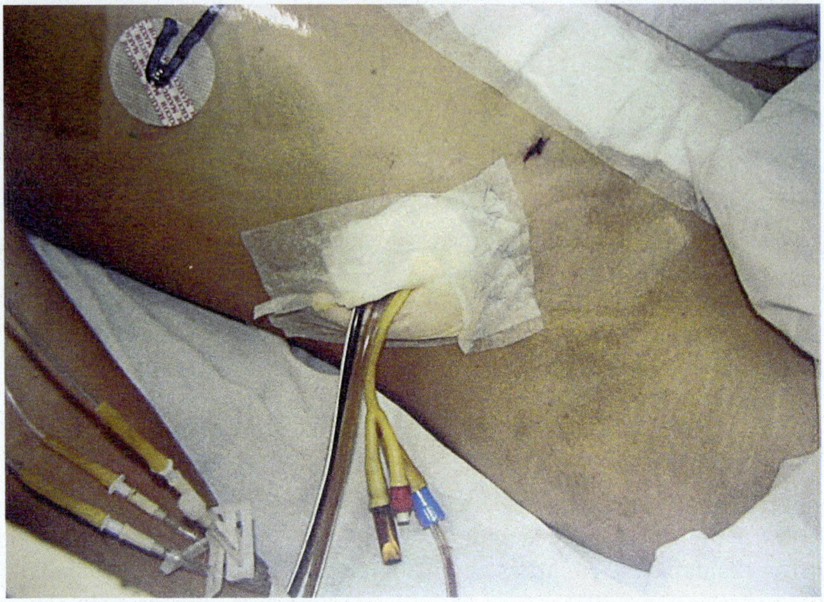

Figura 18.1. Controle de danos de extremidades com sonda de Foley. (Fonte: Acervo próprio.)

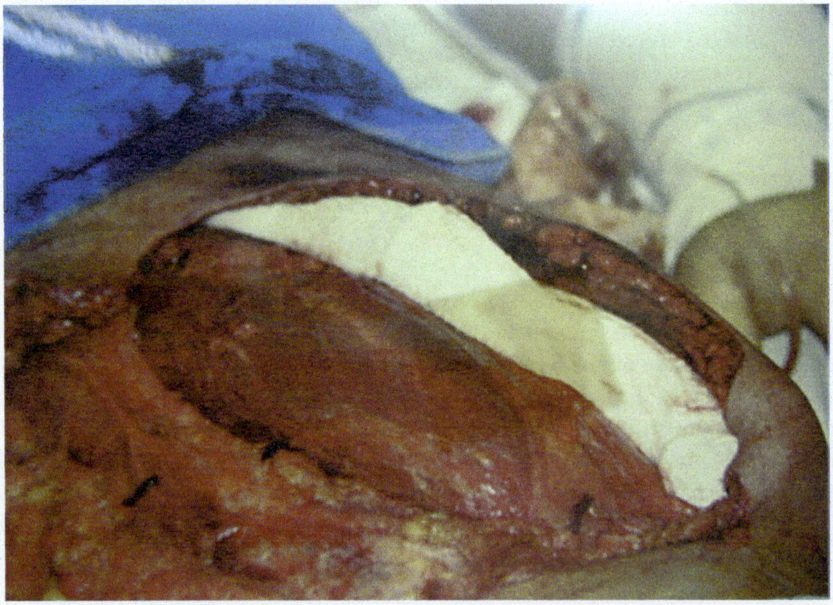

Figura 18.2. Empacotamento abdominal com compressas. (Fonte: Acervo próprio.)

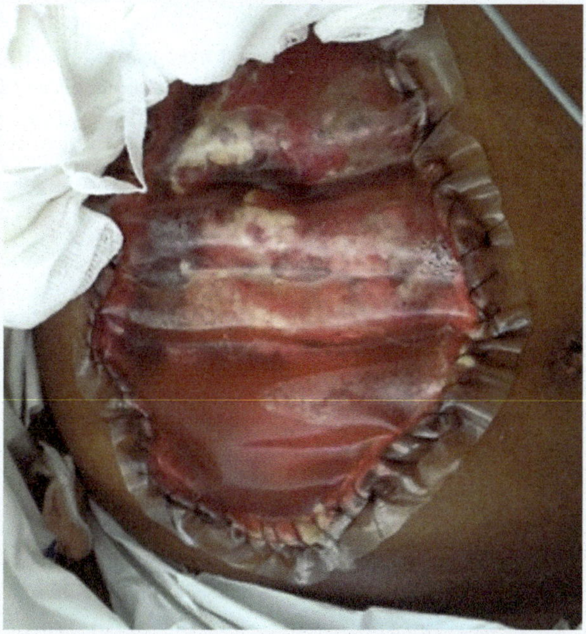

Figura 18.3. Peritoniostomia com bolsa de Bogotá. (Fonte: Acervo próprio.)

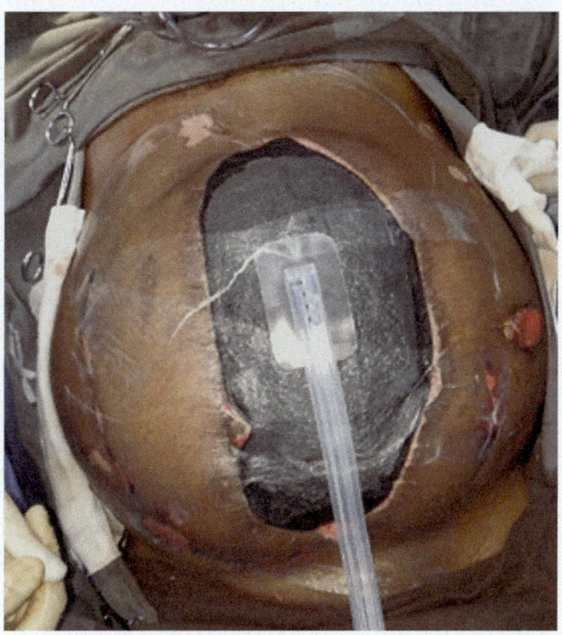

Figura 18.4. Peritoniostomia à vácuo. (Fonte: Acervo próprio.)

Um terço dos pacientes vítimas de trauma já apresenta coagulopatia na admissão, o que aumenta o risco de falência orgânica e morte. A severidade da coagulopatia contribui para acidemia, hipotermia, hipotensão e consumo de fatores de coagulação.[10] A perfusão tecidual diminuída leva à acidose láctica, que, por sua vez, prejudica o processo de coagulação. Em um pH inferior a 7,4, a função das plaquetas e dos fatores de coagulação é alterada. Similarmente, uma redução na temperatura de 1°C diminui a atividade das proteases da coagulação. Nesse contexto, a correção de distúrbios de coagulação pode não ser conseguida em pacientes com acidose e hipotermia graves.[4]

O abdome aberto pode acarretar perda de líquidos e proteínas, desidratação, distúrbio eletrolítico, desafios de cuidados de enfermagem, dificuldade no fechamento cirúrgico por edema de alças intestinais e congestão, aumentando risco de sepse, fístulas intestinais, abscessos, deiscências e disfunções orgânicas.

Com boa evolução será possível o fechamento abdominal por meio de uma reabordagem cirúrgica ou de repetidas laparotomias com fechamento parcial, até que o fechamento definitivo seja obtido.[6] Os cuidados intensivos para esses pacientes têm grande importância na evolução e no desfecho clínico.

Fluidos

Os cuidados intensivos devem ser focados na reanimação durante as primeiras 12 a 24 horas após o trauma. A utilização de fluidos deve ser criteriosa a fim de evitar complicações pelo seu uso excessivo e deve ser indicada conforme os objetivos de perfusão, como déficit de base e/ou lactato, e também com a utilização de parâmetros hemodinâmicos de responsividade ao volume, como variação do volume sistólico ou avaliação ecocardiográfica da veia cava inferior.[4]

Entre as formulações cristaloides, a solução salina 0,9% confere um risco de acidose metabólica hiperclorêmica quando administrada em grandes volumes (> 40 mL/kg). Por esse motivo, o uso de lactato ringer de é uma opção em pacientes vítimas de trauma. O uso de albumina na reanimação não traz benefício na diminuição da mortalidade e possui custo consideravelmente mais alto.[4]

Embora a infusão agressiva de cristaloides possa corrigir temporariamente níveis pressóricos e distúrbios metabólicos, o excesso de cristaloides agrava a coagulopatia e aumenta as complicações. Grandes volumes de cristaloides estão associados à coagulopatia dilucional, hipoxemia, síndrome da angústia respiratória aguda (SARA), pneumonia, múltiplas disfunções orgânicas, atraso no fechamento da parede abdominal, síndrome compartimental abdominal (SCA), sepse, infecção de sítio cirúrgico e aumento da mortalidade.[2,11] O excesso de fluidos está associado a maior tempo em ventilação mecânica, maior tempo de internamento em UTI e no hospital, e, por esses motivos, sempre que possível, a reanimação com hemocomponentes deve ser preferível.[12] Prevenir a sobrecarga de volume pode ser particularmente difícil na instabilidade hemodinâmica e má perfusão tecidual desses pacientes.[4]

Somente após a reanimação adequada os profissionais devem considerar o uso de diuréticos para diminuir edema de parede intestinal e edema pulmonar. Mesmo após o controle da hemorragia, esses pacientes têm tendência à perda relativa de fluidos pela má distribuição em decorrência de resposta inflamatória sistêmica e risco de disfunção orgânica.[4]

Transfusão

O controle precoce da hemorragia e a transfusão maciça são o tratamento ideal para o paciente em choque hemorrágico grave.[2] A definição tradicional de transfusão maciça é o uso de 10 unidades ou mais de concentrado de hemácias em 24 horas.[2,6]

Os protocolos de transfusão maciça têm o objetivo de agilizar e sistematizar a entrega de hemocomponentes, reduzem o uso de cristaloides na fase inicial de reanimação, reduzem a incidência de síndrome compartimental abdominal e diminuem o tempo de fechamento da parede abdominal. A transfusão recomendada é de plasma congelado fresco, de plaquetas e de concentrado de hemácias em uma relação de 1:1:1 para limitar a coagulopatia da tríade letal.[3,4,6] A transfusão de concentrado de hemácias, sem transfundir concomitantemente plasma e plaqueta, cria uma coagulopatia dilucional que potencializa o sangramento.[4]

A identificação rápida dos pacientes que necessitam de transfusão e o seu início precoce são preditores independentes de sobrevivência. Após a primeira fase do controle de danos, a transfusão deve ter continuidade na fase de reanimação na UTI, numa relação balanceada, visando à estabilidade hemodinâmica e resolução da coagulopatia.[13]

Recomenda-se manter a hemoglobina entre 7 e 9 g/dL, RNI inferior a 2 (ou < 1,5 em pacientes com neurotrauma) e plaquetas > 50.000/mm³ (ou > 100.000/mm³ em pacientes com neurotrauma).[11,14]

Decidir quando interromper um protocolo de transfusão maciça é fundamental para evitar o uso indevido de hemocomponentes, visto que a transfusão maciça é responsável por mais de 70% de sangue transfundido em centros de trauma. A decisão de interromper a transfusão deve ser feita em conjunto pela equipe médica e ser comunicada com o banco de sangue assim que for indicada, com base em critérios fisiológicos, como a cessação da hemorragia, estabilidade hemodinâmica e melhora da perfusão.[13]

Hipotensão permissiva

A hipotensão permissiva tem vantagens bem conhecidas. Seu objetivo é diminuir o sangramento até a hemostasia cirúrgica. Na prática, o objetivo é a manutenção da pressão arterial sistólica em pacientes com sangramento ativo em 80 a 90 mmHg ou PAM de 55 mmHg, desde que não haja trauma cranioencefálico.[11] A reanimação hemodinâmica "hipotensiva" visa garantir a pressão arterial suficiente para a perfusão de órgãos sem agravar o sangramento, reanimação com infusão de volume limitada e uso precoce de vasopressores para ajudar a alcançar os objetivos da pressão arterial. Tal estratégia é válida enquanto o controle do sangramento não foi obtido, depois disso retoma-se o alvo de PAM mínima de 65 mmHg; cabe ressaltar que a PAM ideal deve ser individualizada, considerando a presença de comorbidades, como hipertensão arterial sistêmica ou pressões venosas muito altas, o que demandaria valores mais altos de PAM.[11]

Variáveis de perfusão

O déficit de base e lactato são parâmetros frequentemente utilizados na avaliação de perfusão para orientar as necessidades de fluidos.[4] O *clearence* de lactato em 24 horas está relacionado com melhor sobrevivência e desfecho dos pacientes.[15]

Quanto mais negativo o *Base Excess* (BE), maior a mortalidade, pior a lesão intra-abdominal e maior a necessidade de transfusão, além de estar relacionado com maior tempo de permanência na unidade de terapia intensiva, risco de síndrome do desconforto respiratório agudo (SDRA), insuficiência renal, coagulopatia e falência múltipla de órgãos. A falha na normalização do BE dentro de 24 horas se correlaciona com piora da mortalidade e aumento do risco de complicações. Valores de BE inferiores a 6 mmol/L requerem reanimação agressiva precoce.[16]

Otimização hemodinâmica

O manejo na UTI deve garantir uma oferta adequada de oxigênio aos tecidos.[15] É essencial garantir um acesso venoso de boa qualidade e monitoramento da pressão arterial invasiva, verificação de hemostasia e sinais de sangramento.[11] Dispositivos de monitorização invasiva podem ser usados para guiar a administração de fluidos e a otimização hemodinâmica, com mensuração ou estimativa de débito cardíaco.[15]

O manejo hemodinâmico é uma tarefa complexa nos cuidados intensivos. A pressão intra-abdominal superior a 10 mmHg aumenta a pós-carga e reduz a pré-carga, diminui a complacência do ventrículo esquerdo e reduz o débito cardíaco.

A compressão mecânica dos leitos vasculares no controle de danos aumenta a resistência vascular sistêmica, aumenta a pressão intratorácica, aumenta a pressão venosa central e diminui o débito cardíaco.[4]

Recomenda-se administração precoce de vasopressores para evitar o excesso de cristaloides. Uma vez controlado o sangramento, geralmente ocorre a melhora hemodinâmica com possibilidade de desmame da droga vasoativa. Caso contrário, deve-se considerar se o paciente continua com sangramento ou tem outras lesões, causando instabilidade hemodinâmica.

No entanto, o uso de vasopressores pode ser necessário em alguns casos, mesmo após a resolução do choque hemorrágico, devido à vasodilatação causada pela reação inflamatória sistêmica gerada pelo estado de choque.[11]

Ventilação mecânica

O paciente deve, inicialmente, ser acoplado à ventilação mecânica. Pacientes em controle de danos têm risco de SDRA devido a volumes maciços infundidos na reanimação inicial, o que contribui para o edema pulmonar.[8]

O empacotamento abdominal e o desenvolvimento da hipertensão intra-abdominal podem elevar o diafragma e contribuir para o aumento da pressão intratorácica e diminuição da complacência, podendo ser observada redução de até 50% da complacência em pressões intra-abdominais de 16 mmHg.[4,8]

Limitações na incursão respiratória reduzem o volume-minuto, levando à hipoxemia, hipercarbia e acidose respiratória.[4]

O alvo da ventilação mecânica é manter oxigenação e ventilação adequadas, mas também prevenir volutrauma, pois, dessa forma, a ventilação mecânica deve ser feita, preferencialmente, com volume corrente de 6 a 8 mL/kg de peso ideal, pressão de pico abaixo de 40 com baixa pressão de platô (< 30), volume-minuto ajustado conforme pH, fração inspirada do oxigênio (FiO_2) suficiente para saturação de oxigênio superior ou igual a 93%, se necessário, com aumento da pressão expiratória final positiva (PEEP) para garantir oxigenação.[8]

Coagulopatia

A abordagem agressiva para correção da coagulopatia inclui a reversão da hipotermia e administração de plasma fresco congelado, que é rico em fator V e VIII. A reposição de fatores de coagulação deve ser administrada até a normalização de exames laboratoriais de coagulação. Os níveis de plaquetas devem ser acompanhados, assim como os níveis de fibrinogênio e, se necessário, crioprecipitado deve ser infundido; o crioprecipitado está indicado concomitante à transfusão maciça porque os níveis de fibrinogênio diminuem precocemente, enquanto a transfusão de plasma contribui pouco para manter os níveis de fibrinogênio adequados.[11]

Todos os hemocomponentes e fluidos devem ser aquecidos antes da administração.[11,15]

Quando disponível, método viscoelástico de avaliação da coagulação, como por exemplo, tromboelastometria rotacional, deve ser realizado e protocolos de transfusão maciça podem ser utilizados para o uso dos hemocomponentes, melhorando desfechos e reduzindo as necessidades de transfusão.[15]

É recomendada a administração de cálcio para manter um nível de cálcio ionizado de pelo menos 10 mol/dL.[11]

Ácido tranexâmico

O uso do ácido tranexâmico é recomendado como adjuvante hemostático no manejo de pacientes adultos vítimas de trauma grave e suspeita de choque hemorrágico.[7,17] Atua como agente antifibrinolítico e tem demonstrado redução da mortalidade por hemorragia em vítimas de trauma.[17] O ácido tranexâmico deve ser administrado precocemente, até no máximo 3 horas do trauma, uma vez que a mortalidade aumenta significativamente se for administrada após esse período. Após a dose de ataque de 1 g administrada em 10 minutos, deve ser assegurada uma dose de manutenção de 1 g de ácido tranexâmico em infusão contínua endovenosa nas próximas 8 horas.[7,11,17]

Hipotermia

O reaquecimento imediato e agressivo melhora a perfusão e ajuda a reverter a coagulopatia. Medidas para reaquecimento devem ser iniciadas no atendimento inicial do trauma e intensificadas na UTI. A falha em corrigir a hipotermia é um marcador de reanimação inadequada e choque não resolvido.[15] Em pacientes traumatizados, verificou-se que a hipotermia (< 32°C) estava associada, independentemente, a aumento da mortalidade. Esforços devem ser feitos para controle da hipotermia, desde os cuidados pré-hospitalares, reduzindo a exposição ao frio, controle do sangramento externo, cobertores térmicos, infusões intravenosas aquecidas e manta de ar quente.[11]

Nutrição

Pacientes com abdome aberto têm hipercatabolismo e perdem, diariamente, 2 g de proteína por litro de líquido peritoneal. O suporte nutricional é imprescindível, mas o início da alimentação enteral ainda é motivo de debate. Para pacientes sem lesões intestinais, a nutrição enteral se correlaciona com uma taxa mais rápida de fechamento do abdome, menos complicações infecciosas e mortalidade reduzida e, por isso, deve ser iniciada o mais rápido possível.[4]

A desnutrição ocorre em 50% a 90% dos pacientes com fístula enteroatmosférica. Pacientes com fístulas de alto débito (> 500 mL/dia) têm requisitos calóricos e proteicos elevados, podem necessitar de 30 kcal/kg e de até 1,5 a 2,5 g de proteína/kg/d. Além do aumento da necessidade calórica, as fístulas de alto débito podem levar a alterações eletrolíticas importantes, desidratação e insuficiência renal aguda.[4]

Tradicionalmente se recomendava repouso intestinal e nutrição parenteral total (NPT) para fístulas entéricas, para reduzir secreções do trato gastrointestinal e facilitar o fechamento espontâneo. Nos pacientes com fístula enteroatmosférica que apresentam possibilidade de nutrição enteral observam-se melhores desfechos. Sempre que possível, o intensivista deve tentar a alimentação enteral em pacientes que apresentem condições de alimentação por essa via.[4]

Reavaliação

Durante a fase de reanimação na UTI é fundamental um exame físico completo com reavaliação de possíveis lesões ocultas não abordadas no atendimento inicial. Podem ser necessários exames de imagem adicionais que deverão ser realizados em pacientes com estabilidade hemodinâmica.

Avaliação de possíveis lesões medulares, ferimentos periféricos, avaliação vascular, correção de fraturas e parecer de especialidades para todas as possíveis necessidades de reparo que devem ocorrer nessa fase e a prioridade do procedimento devem ser visar a estabilização clínica.[15]

Complicações

Fístula enterocutânea, sepse, abscesso intra-abdominal, infecção profunda de partes moles e hérnia incisional ventral são algumas complicações abdominais que podem ocorrer nesses pacientes e estão associadas à morbimortalidade considerável. Ressecção intestinal, uso de coloides e excesso de fluidos totais, reposição volêmica superior a 5 a 10 litros e maior número de abordagens cirúrgicas são alguns fatores de risco.[18] Complicações infecciosas e taxas de fístula estão diretamente relacionadas com o tempo de fechamento do abdome. Após 14 a 21 dias com o abdome aberto, os pacientes desenvolvem um "abdome congelado", com aderências muito densas para se mobilizar e o fechamento primário nesses pacientes torna-se mais difícil. As aderências impedem o reparo das fístulas que raramente fecham de modo espontâneo. O resultado é uma condição altamente mórbida que aumenta em três vezes o tempo de internação na UTI, e a internação hospitalar em quatro vezes, frequentemente necessitando de cirurgia para controle da sepse e, posteriormente, para reparo da fístula.[4]

A síndrome compartimental abdominal (SCA) é uma complicação potencialmente fatal do aumento da pressão intra-abdominal (PIA) frequentemente associada ao uso excessivo de fluidos. A hipertensão intra-abdominal ocorre quando a PIA ultrapassa 12 mmHg e a SCA ocorre quando há PIA sustentada superior a 20 mmHg com disfunção orgânica nova. Para evitar a SCA recomenda-se evitar balanços volêmicos positivos, com preferência para transfusão sanguínea em vez de cristaloides. Não há evidência de que o uso de albumina e diuréticos possa reduzir a incidência de SCA.[19,20]

Reabordagem cirúrgica não planejada

A reabordagem pode ser antecipada com cirurgia de emergência em três condições: (I) sangramento ativo, (II) lesão entérica causando SIRS e choque e (III) síndrome compartimental abdominal. O objetivo, nesse momento, é o controle da hemorragia e do sangramento e/ou descomprimir a cavidade peritoneal.

Se o paciente não apresenta condições de transporte, a reabordagem de emergência pode ser realizada no leito de UTI e deve ser providenciado todo o material cirúrgico necessário, como instrumentos cirúrgicos, campos e aventais estéreis, iluminação, aspiração, cautério, entre outros.[8]

Pacientes que não apresentam melhora hemodinâmica, com falha no *clearence* de lactato ou sem melhora do déficit de base, devem ser levados ao centro cirúrgico para reexploração, com busca e correção de lesões que estejam perpetuando a instabilidade hemodinâmica.[15]

Fechamento da cavidade

O exato momento da reabordagem cirúrgica e o fechamento da cavidade abdominal dependem da evolução do paciente.[15] Após restaurada a estabilidade hemodinâmica, o paciente estando aquecido e sem coagulopatia pode retornar ao centro cirúrgico para cirurgia definitiva, o que normalmente ocorre entre 12 a 48 horas. O intensivista tem papel importante no preparo do paciente para retornar ao centro cirúrgico.[8]

Frequentemente pacientes em controle de danos foram submetidos a volumes maciços na reanimação, podendo ter recebido muitos litros desde a primeira abordagem. O intensivista deve se antecipar prevenindo a anasarca e tentar reduzir o balanço volêmico positivo tão logo seja possível; distúrbios eletrolíticos devem estar compensados.

Após o fechamento definitivo da parede abdominal e retorno do paciente à UTI, se a estabilidade clínica e com lesões críticas for corrigida, sugere-se acompanhamento com cuidados intensivos, com foco em retirada de sedação, despertar do paciente, desmame de ventilação mecânica e extubação, retirada de dispositivos invasivos, mobilização, otimização da nutrição, tratamento de eventuais novas complicações e otimização clínica para programação de alta da UTI.

Referências bibliográficas

1. Bogert JN, Harvin JA, Cotton BA. Damage control resuscitation. Journal of Intensive Care Medicine 2014 Nov. 10;31(3):177-86SAGE Publications. http://dx.doi.org/10.1177/0885066614558018.
2. Chang R, HolcombJB. Optimal fluid therapy for traumatic hemorrhagic shock. Critical Care Clinics 2017 Jan.;33(1):15-36. Elsevier BV. http://dx.doi.org/10.1016/j.ccc.2016.08.007.
3. Holcomb JB et al. Transfusion of plasma, platelets, and red blood cells in a 1:1:1 vs a 1:1:2 ratio and mortality in patients with severe trauma: The PROPPR randomized clinical trial. JAMA 2015.
4. Griggs C, Butler K. Damage control and the open abdomen. Journal of Intensive Care Medicine 2016 July 9;31(9):567-76. SAGE Publications. http://dx.doi.org/10.1177/0885066615594352
5. Rotondo MF, Schwab CW, McGonigal MD et al. 'Damage control': an approach for improved survival in exsanguinating penetrating abdominal injury. J Trauma 1993;35:375-82; discussion 382-3.
6. Ball CG. Damage control resuscitation: history, theory and technique. Canadian Journal of Surgery 2014 Feb.;57(1):55-60. https://doi.org/10.1503/cjs.020312.
7. Cannon JW et al. Damage control resuscitation in patients with severe traumatic hemorrhage. Journal of Trauma and Acute Care Surgery 2017 Mar.;82(3):605-17. http://dx.doi.org/10.1097/ta.0000000000001333.
8. Sagraves SG, Toschlog EA, Rotondo MF. Damage control surgery - The intensivist's role. J Intensive Care Med 2006 Jan.-Feb.;21:5-16.
9. Holcomb JB et al. The Prospective, Observational, Multicenter, Major Trauma Transfusion (PROMMTT) Study: Comparative Effectiveness of a Time-varying Treatment with Competing Risks. JAMA Surg 2013.
10. Rossaint R et al. The European guideline on management of major bleeding and coagulopathy following trauma: fourth edition. Critical Care 2016;20(1):20-100. Springer Nature. http://dx.doi.org/10.1186/s13054-016-1265-x.
11. Malgras B et al. Damage control: concept and implementation. J Visc Surg 2017 Dec;154 Suppl 1:S19-S29. doi: 10.1016/j.jviscsurg.2017.08.012. Epub 2017 Oct 19. PMID: 29055663.
12. Kasotakis G et al. Aggressive early crystalloid resuscitation adversely affects outcomes in adult blunt trauma patients. Journal of Trauma and Acute Care Surgery 2013;74(5):1215-22. http://dx.doi.org/10.1097/ta.0b013e3182826e13.
13. Cantle PM, Cotton BA. Prediction of massive transfusion in trauma. Critical Care Clinics 2017 Jan.;33(1):71-84 Elsevier BV. http://dx.doi.org/10.1016/j.ccc.2016.08.002.
14. Spahn DR, Bouillon B, Cerny V et al. The European guideline on management of major bleeding and coagulopathy following trauma. Crit Care 2019;23(1):98.
15. Lamb CM et al. Damage control surgery in the era of damage control resuscitation. British Journal of Anaesthesia 2014;113(Issue 2):242-9. ISSN 0007-0912, https://doi.org/10.1093/bja/aeu233.
16. Juern J, Khatri V, Weigelt J. Base excess – a reiew. Journal of Trauma and Acute Care Surgery 2012 July;73(1):27-32. doi: 10.1097/TA.0b013e318256999d.
17. CRASH-2 trial collaborators et al. Effects of tranexamic acid on death, vascular occlusive events, and blood transfusion in trauma patients with significant haemorrhage (CRASH-2): a randomised, placebo-controlled trial. The Lancet 2010 July 3;376(9734):23-32.
18. Bradley M et al. Independent predictors of enteric fistula and abdominal sepsis after damage control laparotomy results from the prospective AAST open abdomen registry. JAMA Surg. 2013.
19. Kirkpatrick AW et al. Guidelines sub-committee for the world society of the abdominal compartment syndrome. Intra-abdominal hypertension and the abdominal compartment syndrome: updated consensus definitions and clinical practice guidelines from the World Society of the Abdominal Compartment Syndrome. Intensive Care Med 2013.
20. Harrell BR, Miller S. Abdominal compartment syndrome as a complication of fluid resuscitation. Nurs Clin North Am 2017 June;52(2):331-8. http://dx.doi.org/10.1016/j.cnur.2017.01.010.

19

Embolia Gordurosa Traumática

Marcos Antonio Cavalcanti Gallindo

Introdução

Embolia gordurosa (EG) refere-se ao bloqueio da microcirculação pulmonar ou sistêmica por partículas de gordura, um evento frequente em casos de trauma envolvendo ossos longos, porém geralmente é assintomático. A síndrome da embolia gordurosa (SEG), por outro lado, é um evento raro caracterizado por disfunções orgânicas. Ela é caracterizada por predominantes sinais e sintomas pulmonares, neurológicos e dermatológicos, que costumam surgir entre 24 e 72 horas após a lesão inicial ou o trauma. A gravidade da síndrome varia, podendo resultar em óbito. A literatura atual credita a primeira descrição de embolia gordurosa a Zenker em 1861, quando relatou o caso de um paciente vítima de lesão por esmagamento.[1-4]

Além do trauma (com ou sem fraturas ósseas) e cirurgias ortopédicas, a EG e a SEG foram descritas em menos de 5% dos casos, em outras situações como transplante de medula óssea, anemia falciforme, síndrome de lise tumoral, queimaduras, pancreatite, diabetes melito, procedimentos de lipoaspiração, osteomielite, esteatose hepática alcoólica, terapia prolongada com corticosteroides, ciclosporina (solvente) e infusão de lipídios.

As fraturas mais relacionadas à SEG são as de fêmur, tíbia e quadril, particularmente se forem múltiplas. Nos casos de trauma fechado, a SEG ocorre mais frequentemente nas situações em que há envolvimento de partes moles (como quedas e espancamento).[5]

O diagnóstico requer um alto grau de suspeição clínica e o tratamento, embora predominantemente de suporte, deve ser iniciado precocemente em um ambiente de cuidados intensivos.

Epidemiologia

A EG ocorre com frequência nos traumas envolvendo estruturas ósseas, sendo encontrados glóbulos de gordura em amostras de sangue em até 67% a 95% dos casos, dependendo do local de coleta da amostra em relação ao local da fratura.[2,6,7] Também é comum o encontro de glóbulos de gordura em urina e em material de aspirado traqueal obtido por lavado broncoalveolar.[2-4]

A SEG, por sua vez, é descrita em uma frequência de 0,5% a 29% segundo diferentes autores (0,9% a 11% em estudos mais recentes). O risco é maior em fraturas bilaterais do fêmur.[2,3,8-10] Os principais fatores de risco são: pacientes jovens, múltiplas fraturas, trauma fechado, retardo na correção cirúrgica de fraturas de ossos longos e técnica cirúrgica (manipulação do canal medular como: fresagem, colocação de pinos intramedulares e uso de cimento ortopédico).[3-5,7,11,12]

A taxa de mortalidade da SEG pode chegar a 15%.[3,13]

Fisiopatologia

As duas principais teorias fisiopatológicas na SEG são a teoria mecânica[14] e a teoria bioquímica.[15]

Segundo a teoria mecânica, a lesão óssea, do tecido adiposo (medula óssea) e dos vasos próximos à lesão, permite a entrada dos glóbulos de gordura na corrente sanguínea, por meio dos sinusoides. Os êmbolos de gordura inicialmente afetam e obstruem a microcirculação pulmonar e, a partir desse ponto (passando por microfístulas arteriovenosas pulmonares anatômicas ou pela própria deformidade dos glóbulos de gordura), ou através de um forame oval patente (particularmente em casos de hipertensão pulmonar), alcançam a microcirculação sistêmica. Entretanto, essa teoria não consegue explicar o motivo da EG ser frequente, enquanto os casos de SEG serem tão raros. Além disso, essa teoria não explica o motivo para a janela de 24 a 72 horas entre o evento traumático inicial e o surgimento dos sintomas.[3-5,14]

Por outro lado, há evidências de passagem de material ecogênico pelo coração, observadas por meio de ecocardiograma transesofágico, durante procedimentos ortopédicos.[16] É importante ressaltar que a capacidade de tolerância à EG depende da capacidade cardiorrespiratória prévia de cada paciente.[5]

A teoria bioquímica justifica a SEG através da liberação de ácidos graxos livres na corrente sanguínea, após a lesão da medula óssea. Assim, a liberação dos ácidos graxos livres pela medula inflamada, ou através de metabolização dos glóbulos de gordura que atingiram os vários tecidos (os alvéolos têm a capacidade de produzir lipase), desencadeia a cascata inflamatória com seus vários mediadores, finalmente iniciando o processo de lesão dos vários órgãos. Grande parte dos ácidos graxos produzidos pela hidrólise da gordura que se depositou na microcirculação é inativada ao se ligar à albumina. Talvez por este motivo, a maioria dos pacientes com EG não desenvolve SEG. Em alguns pacientes, porém, a liberação dos ácidos graxos desencadeia a cascata inflamatória e a SEG se instala. No pulmão, a sequência fisiopatológica é praticamente idêntica à da síndrome do desconforto respiratório agudo – SDRA. Assim como na sepse e na SDRA, é possível que haja predisposição genética para a SEG. Some-se a isto, as próprias alterações fisiopatológicas desencadeadas pelo trauma, que podem vir associadas à SEG: resposta metabólica, inflamação e estado de hipercoagulação, podendo desencadear coagulação intravascular disseminada – CIVD. Essa teoria é mais compatível com o retardo entre a lesão inicial e os primeiros sintomas e consegue explicar melhor os casos não traumáticos.[3-5,15]

As duas teorias são melhor compreendidas como "fases evolutivas" e os dois mecanismos ocorrem na SEG, porém as lesões orgânicas são o resultado de uma intensa reação inflamatória (e não da simples oclusão transitória da microcirculação pelos glóbulos de gordura), que nos casos graves, levará a múltiplas disfunções, como insuficiência respiratória aguda por SDRA, edema cerebral, lesão miocárdica, renal e hematológica.[2-5]

Diagnóstico

Manifestações clínicas

O diagnóstico da SEG é predominantemente clínico, uma vez que não há exames complementares patognomônicos, sejam laboratoriais, sejam radiológicos.[2-5]

Em geral, a SEG acomete pacientes na segunda ou terceira década de vida, cerca de 24-72 horas após trauma de ossos longos ou bacia. A sintomatologia mais comum é a tríade: acometimento pulmonar, alterações neurológicas e petéquias. Raramente pode ocorrer uma EG fulminante, quando a carga de êmbolos é tanta, que desencadeia um cor *pulmonale* agudo ou quando a quantidade de êmbolos que chega à microcirculação cerebral provoca infartos na substância branca, no tronco cerebral e no cerebelo, com óbito precoce.[3,5]

Na SEG, a hipoxemia costuma ser a primeira manifestação clínica, podendo ser acompanhada de dispneia, taquipneia e cianose. Como há outras causas possíveis de insuficiência respiratória no trauma, como: contusão pulmonar, tromboembolismo pulmonar, infecção, atelectasia, edema pulmonar e broncoaspiração, essas também devem ser consideradas.[3,4] Os casos mais graves (cerca de 10%) de insuficiência respiratória na SEG, evoluem como uma SDRA, com necessidade de ventilação mecânica invasiva e níveis elevados de pressão expiratória final positiva – PEEP.[2-4] Alguns autores chegaram a sugerir que a SEG seria uma SDRA associada a comprometimento de outros órgãos devido ao trauma ósseo.[17]

Em decorrência da falta de achados patognomônicos, alguns autores desenvolveram critérios diagnósticos. Os critérios clínicos de Gurd e Wilson (Quadro 19.1) ainda são muito utilizados, apesar de pouco específicos. A presença de dois critérios maiores

QUADRO 19.1	CRITÉRIOS CLÍNICOS DE GURD E WILSON PARA A SEG - PRESENÇA DE DOIS CRITÉRIOS MAIORES OU UM CRITÉRIO MAIOR E QUATRO CRITÉRIOS MENORES É SUGESTIVA DE SEG
Critérios maiores	
Desconforto respiratório	
Sintomas neurológicos não relacionados a traumatismo craniano	
Rash cutâneo petequial	
Critérios menores	
Taquicardia (> 110 bpm)	
Febre (> 38,5°C)	
Icterícia	
Alteração da função renal	
Alterações retinianas	
Queda na hemoglobina	
Trombocitopenia de início recente	
Elevação da velocidade de eritrossedimentação (VSH)	
Macroglobulinemia gordurosa	

Fonte: Adaptado das referências 4, 7 e 18.

ou um critério maior e quatro menores, seria sugestiva de SEG.[2,7,18] Lindeque propôs critérios baseados apenas nas alterações respiratórias (Quadro 19.2).[2,3,19] Schonfeld propôs um índice baseado em sete variáveis clínicas, cada uma recebendo uma pontuação específica (Quadro 19.3). Um índice de Schonfeld maior que 5 sugere SEG.[2,3,20] Infelizmente, nenhum dos critérios existentes foi suficientemente validado até o momento.[2]

As lesões cutâneas características manifestam-se como um *rash* petequial, podendo ser observado também na conjuntiva ocular,

QUADRO 19.2 — CRITÉRIOS RESPIRATÓRIOS (LINDEQUE) PARA DIAGNÓSTICO DA SEG

Critérios
pO_2 < 8 kpa (60 mmHg)
pCO_2 > 7,3 kpa (55 mmHg)
FR > 35 irpm a despeito de sedação
Dispneia, taquicardia, ansiedade

pO_2 = pressão parcial de oxigênio arterial; pCO_2 = pressão parcial de dióxido de carbono arterial; kpa = kilopascal; mmHg = milímetros de mercúrio; FR = frequência respiratória; irpm = incursões respiratórias por minuto. (Fonte: Adaptado das referências 2, 3, 19.)

QUADRO 19.3 — CRITÉRIOS DE SCHONFELD PARA DIAGNÓSTICO DA SEG

Critério (sinais/sintomas)	Pontos
Rash petequial	5
Infiltrados alveolares difusos nas radiografias de tórax	4
Hipoxemia (pO_2 < 9,3 kpa/70 mmHg)	3
Febre (> 38°C)	1
Taquicardia (> 120 bpm)	1
Taquipneia (> 30 irpm)	1
Confusão mental	1

pO_2 = pressão parcial de oxigênio arterial; kpa = kilopascal; mmHg = milímetros de mercúrio; bpm = batimentos por minuto; irpm = incursões respiratórias por minuto. A soma de mais de 5 pontos sugere o diagnóstico de SEG. (Fonte: Adaptado das referências 2, 3 e 20.)

e predominam nas regiões axiliar e anterossuperior do tórax (Figura 19.1).[3-5]

No sistema nervoso central, os sintomas podem ser inespecíficos e de gravidade variável, surgindo após os sintomas respiratórios em até 86% dos casos. Acredita-se que a SEG provoque os sintomas principalmente por edema cerebral em decorrência do processo inflamatório local, ou secundários à hipóxia e, portanto, não costuma haver sinais de localização. A apresentação neurológica varia desde irritabilidade, agitação, e confusão mental, passando por crises convulsivas (incluindo estado de mal), rigidez, coma, posturas anormais. Raramente foram descritos sinais como desvios do olhar, anisocoria, distúrbios da fala, paraplegia, tetraplegia e até hemiparesia. Em geral, os sintomas são transitórios e reversíveis.[4,5,13,21-25]

Outros sinais e sintomas podem estar presentes, como febre, sinais de comprometimento miocárdico (alterações do eletrocardiograma, como sobrecarga de ventrículo direito, choque), icterícia, comprometimento renal (lipidúria, proteinúria, hematúria), retinopatia e distúrbios de coagulação (trombocitopenia, CIVD).[3,26]

Exames de imagem

Os infiltrados difusos e bilaterais com padrão alveolar são comuns nas radiografias de tórax, achados inespecíficos e comuns ao observado na SDRA, edema pulmonar, infecção e broncoaspiração.

A tomografia computadorizada (TC) do tórax de alta resolução é o melhor exame para avaliar o parênquima pulmonar, apesar

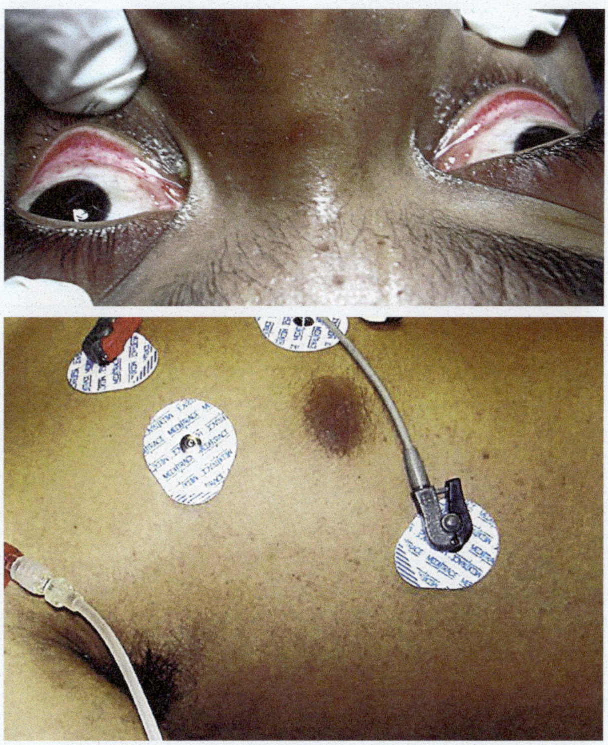

Figura 19.1. Achados cutâneos na SEG: petéquias envolvendo a conjuntiva (A) e o *rash* petequial axilar e torácico (B). (Fonte: Adaptada da referência 4.)

de não haver sinais específicos. Também é útil para identificar outros diagnósticos possíveis. O padrão mais encontrado são os infiltrados em vidro fosco de distribuição irregular, podendo poupar áreas lobulares, provavelmente pelo acometimento irregular causado pela embolização (Figura 19.2).[4,27,28]

A TC do crânio sem contraste é normal ou mostra edema cerebral inespecífico nos pacientes com acometimento cerebral pela SEG, entretanto é útil para diagnóstico diferencial (isquemia, hemorragias). Lesões hemorrágicas petequiais na substância branca podem estar presentes. Já a ressonância magnética mostra lesões hiperintensas, difusas e não confluentes tanto na substância branca quanto na cinzenta nas sequências T2 e FLAIR, com restrição à difusão, em um padrão em "céu estrelado" (Figura 19.3). Em T1, podem existir lesões de baixa intensida-

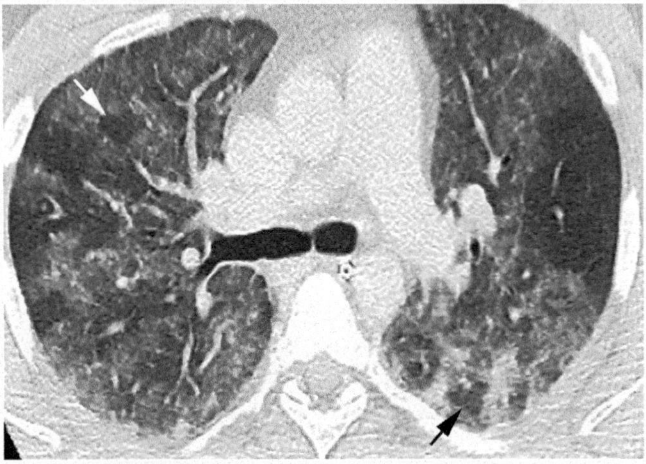

Figura 19.2. Achados tomográficos na SEG. TC de tórax evidencia áreas difusas de infiltrados em vidro fosco com espaços lobulares poupados (seta). (Fonte: Adaptada da referência 4.)

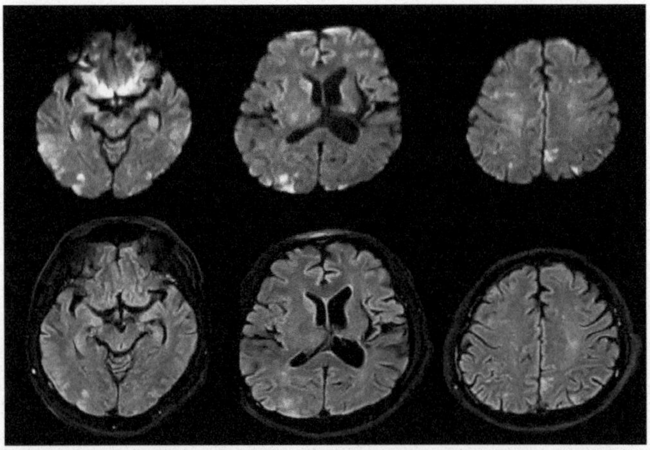

Figura 19.3. Ressonância magnética na SEG (superior - imagens de difusão; inferior - FLAIR -). (Fonte: Adaptada da referência 26.)

de predominando na substância branca em gânglios da base, tronco cerebral e gânglios cerebelares. O Doppler transcraniano pode detectar lentificação do fluxo sanguíneo cerebral por aumento da resistência devido ao edema perivascular.[2-5,24,26,29]

Laboratório

Na SEG, são frequentes os achados de anemia, queda súbita do hematócrito, elevação da taxa de eritrossedimentação (VSH), trombocitopenia e distúrbios de coagulação com hipofibrinogenemia. Também é esperado hipocalcemia e elevação do D-dímero. Níveis elevados de triglicerídios, ácidos graxos livres e lipase podem estar presentes. Gotículas de gordura podem ser identificadas no sangue, na urina e na secreção traqueal ou no material obtido por lavado broncoalveloar, porém esses achados também são inespecíficos. A gasometria pode identificar aumento inexplicável da fração *shunt* e da diferença alvéolo-arterial de O_2, além de hipoxemia e hipercapnia.[2-5,26,30,31]

Diagnóstico diferencial

São muitas as situações que fazem diagnóstico diferencial com a SEG. A hipoxemia e achados radiológicos precisam ser diferenciados de tromboembolismo pulmonar, congestão, edema pulmonar, SDRA, broncoaspiração. A sepse e outras infecções como meningoencefalites podem provocar sinais e sintomas semelhantes à SEG, incluindo alterações hematológicas, cutâneas, neurológicas, pulmonares e demais disfunções orgânicas. O próprio trauma pode desencadear resposta inflamatória grave com disfunções orgânicas significativas.[2-5]

Tratamento

O tratamento da SEG consiste em suporte às disfunções orgânicas, incluindo suporte respiratório, hemodinâmico e neurológico, em um ambiente de cuidados intensivos. Nos casos de edema cerebral importante, a monitorização da pressão intracraniana é fundamental.[2-4]

Vários tratamentos farmacológicos foram testados, incluindo glicose hipertônica, álcool etílico, dextrano, albumina e heparina. Nenhum desses tratamentos obteve resultados benéficos quando investigados. Atualmente, a heparina em doses terapêuticas é formalmente contraindicada.[3] A aprotinina tem sido investigada por seus efeitos anti-inflamatórios e antiagregação. Da mesma maneira, alguns estudos mostraram efeitos benéficos do ácido acetilsalicílico. A metilprednisolona foi testada no tratamento da SEG, porém seus resultados não foram satisfatórios. No entanto, seu uso profilático tem apresentado resultados promissores ao reduzir a gravidade e a mortalidade na SEG.[3,20]

Prevenção

A fixação precoce de fraturas utilizando técnicas que causem menos manipulação e não aumentem a pressão no canal medular, como a fixação externa, tem se mostrado eficaz em reduzir o risco de síndrome da embolia gordurosa (SEG). Apesar de ainda ser uma questão controversa, há algumas evidências que permitem uso de metilprednisolona a uma dose de 1,5 mg/kg 8/8 horas, em um total de seis doses, em pacientes com alto risco de SEG. Não existem estudos suficientes para recomendar o uso preventivo de filtros de veia cava. A terapia hiperbárica demonstrou utilidade na embolia gordurosa (EG) e pode ser considerada.[3]

Referências bibliográficas

1. Zenker FA. Beitrage zur anatomie und physiologic der lunge. J Braunsd. 1861;31.
2. Kwiatt ME, Seamon MJ. Symposium : Embolism in the Intensive Care Unit Fat embolism syndrome. Int J Crit Illn Inj Sci. 2013;3(1):64–8.
3. Singh S, Goyal R, Baghel P, Sharma V. Fat embolism syndrome: A comprehensive review and update. J Orthop Allied Sci. 2018.

4. Newbigin K, Souza CA, Torres C, Marchiori E, Gupta A, Inacio J, et al. Fat embolism syndrome: State-of-the-art review focused on pulmonary imaging findings. Respir Med. 2016;113:93–100.
5. Filomeno LTB, Carelli CR, Silva NCLF da, Barros Filho TEP de, Amatuzzi MM. Embolia gordurosa: uma revisão para a prática ortopédica atual. Acta Ortopédica Bras. 2005;13(4):196–208.
6. Allardyce DB, Meek RN, Woodruff B, Cassim MM, Ellis D. Increasing our knowledge of the pathogenesis of fat embolism: A prospective study of 43 patients with fractured femoral shafts. J Trauma - Inj Infect Crit Care. 1974.
7. Gurd A, Wilson R. The fat embolism syndrome. J Bone Jt Surg Br. 1970;52:732–7.
8. Fabian TC, Hoots AV., Stanford DS, Patterson CR, Mangiante EC. Fat embolism syndrome: Prospective evaluation in 92 fracture patients. Crit Care Med. 1990.
9. Riska EB, Myllynen P. Fat embolism in patients with multiple injuries. J Trauma - Inj Infect Crit Care. 1982.
10. Bulger EM, Smith DG, Maier RV, Jurkovich GJ. Fat embolism syndrome: A 10-year review. Arch Surg. 1997.
11. Talbot M, Schemitsch EH. Fat embolism syndrome: history, definition, epidemiology. Injury. 2006.
12. Filomeno L, Carelli C. Fat embolism: A review for current orthopaedics practice. Acta Ortop Bras [Internet]. 2005;13(4):196–208. Available from: http://www.scielo.br/pdf/%0D/aob/v13n4/en_a10v13n4.pdf.
13. Mellor A, Soni N. Fat embolism. Anaesthesia. 2001.
14. Gauss H. The Pathology of fat embolism. Arch Surg. 1924.
15. Lehman E. Fat embolism: including experimental production without trauma. Arch Surg. 1927.
16. Pell ACH, Christie J, Keating JF, Sutherland GR. The detection of fat embolism by transoesophageal echocardiography during reamed intramedullary nailing. A study of 24 patients with femoral and tibial fractures. J Bone Jt Surg - Ser B. 1993.
17. White T, Petrisor BA, Bhandari M. Prevention of fat embolism syndrome. Injury. 2006.
18. Gurd A, Wilson R. The fat embolism syndrome. J Bone Jt Surg Br. 1974;56B:408–16.
19. Lindeque BGP, Schoeman HS, Dommisse GF, Boeyens MC, Vlok AL. Fat embolism and the fat embolism syndrome. A double-blind therapeutic study. J Bone Jt Surg - Ser B. 1987.
20. Schonfeld SA, Ploysongsang Y, DiLisio R, Crissman JD, Miller E, Hammerschmidt DE et al. Fat embolism prophylaxis with corticosteroids. A prospective study in high-risk patients. Ann Intern Med. 1983.
21. Bouaggad A, Harti A, Elmouknia M, Bouderka MA, Barrou H, Abassi O et al. Neurologic manifestations of fat embolism. Cah Anesthesiol. 1995.
22. Jacobson D, Terrence C, Reinmuth O. The neurologic manifestations of fat embolism. Neurology. 1986;36:847–51.
23. Morales-Vidal SG. Neurologic Complications of fat embolism syndrome. Current Neurology and Neuroscience Reports. 2019.
24. Kamano M, Honda Y, Kitaguchi M, Kazuki K. Cerebral fat embolism after a nondisplaced tibial fracture. Clin Orthop Relat Res. 2001.
25. Zhou Y, Yuan Y, Huang C, Hu L, Cheng X. Pathogenesis, diagnosis and treatment of cerebral fat embolism. Chinese J Traumatol - English Ed. 2015.
26. Uransilp N, Muengtaweepongsa S, Chanalithichai N, Tammachote N. Fat Embolism Syndrome: A Case Report and Review Literature. Case Rep Med. 2018;2018:3–8.
27. Malagari K, Economopoulos N, Stoupis C, Daniil Z, Papiris S, Müller NL et al. High-resolution CT findings in mild pulmonary fat embolism. Chest. 2003.
28. Arakawa H, Kurihara Y, Nakajima Y. Pulmonary fat embolism syndrome: CT findings in six patients. J Comput Assist Tomogr. 2000.
29. Takahashi M, Suzuki R, Osakabe Y, Asai JI, Miyo T, Nagashima G et al. Magnetic resonance imaging findings in cerebral fat embolism: Correlation with clinical manifestations. In: Journal of Trauma - Injury, Infection and Critical Care. 1999.
30. Riseborough EJ, Herndon JH. Alterations in pulmonary function, coagulation and fat metabolism in patients with fractures of the lower limbs. Clin Orthop Relat Res. 1976.
31. Nixon JR, Brock-Utne JG. Free fatty acid and arterial oxygen changes following major injury: A correlation between hypoxemia and increased free fatty acid levels. J Trauma - Inj Infect Crit Care. 1978.

20

Qualidade na Assistência ao Politraumatizado

Fernanda Baeumle Reese

Qualidade em saúde tem sofrido mudanças em seus padrões e definições ao longo da história. Atualmente, entendemos como um processo dinâmico e ininterrupto de identificação de falhas nas rotinas e nos processos com revisões e atualizações periódicas, bem como a capacitação de todos os envolvidos. É fundamental para o sucesso da gestão de qualidade a participação de todos, desde a alta direção do hospital até a equipe operacional.[1]

A organização dos processos vem ao longo dos anos evoluindo e aprimorando seus indicadores e padrões tornando-se cada vez mais relevantes para alavancar a qualidade da assistência. A certificação da avaliação hospitalar pelo processo de acreditação aponta uma direção positiva na melhoria da assistência aos pacientes.[1]

O trauma é um problema de saúde pública, além de ser a principal causa de óbito na população jovem. Pesquisas mostram um grande número de mortes que poderiam ser prevenidas e esses óbitos evitáveis poderiam diminuir com melhorias na organização e no planejamento dos serviços de trauma.[2]

O primeiro curso de Suporte Avançado de Vida no Trauma (*Advanced Trauma Life Support* – ATLS®) surgiu em 1978, após um acidente com avião e que mudou a história dos cuidados iniciais no trauma. A implantação do ATLS® tem permitido um preparo mais adequado para os envolvidos no atendimento, a fim de atuarem na chamada "hora de ouro". Nesse período, o diagnóstico e a terapêutica precoces durante a primeira hora de atendimento ao traumatizado, podem melhorar a sobrevida.[3]

Várias particularidades específicas do atendimento ao trauma como experiência e capacitação das equipes de atendimento pré-hospitalar, rapidez, assistência em serviço especializado em trauma, sistematização do exame com a aplicação, por exemplo, do ABCDE descrito no ATLS® (A: *airways* – vias aéreas com controle da coluna cervical; B: *breathing* – respiração e ventilação; C: *circulation* – circulação com controle da hemorragia; D: *disability* – estado neurológico; E: *exposure* – exposição e controle da temperatura) para direcionar o atendimento têm comprovado efeito de reduzir mortalidade e são essenciais.[4]

O atendimento pré-hospitalar móvel representa o primeiro passo para uma rápida e mais eficiente assistência ao cliente que se encontra em situação de urgência/emergência no trauma.[5]

Ainda que na fase pré-hospitalar não se reverta um quadro extremamente grave, a rapidez de chegada à cena e ao hospital, bem como as intervenções iniciais apropriadas, previne o agravamento do quadro e o surgimento de novas lesões, melhora condições em alguns casos e até atrasa resultados fatais, dando à vítima a chance de chegar ao tratamento definitivo e se beneficiar dele.[6]

Em uma pesquisa realizada no Rio Grande do Sul evidenciou-se que a segurança que o profissional do atendimento pré-hospitalar adquire com a capacitação prévia fornece as ferramentas necessárias para que ele possa desempenhar de forma satisfatória o socorro às vítimas de trauma. Ao orientar e informar os profissionais para eficiência nas tarefas que realizam, o programa precisa dar atenção ao próprio trabalhador, com suporte psicológico para enfrentar as adversidades bem como o conhecimento para atender com precisão e rapidez o politraumatizado. As instituições devem incentivar e promover o aperfeiçoamento para que os profissionais que nele atuam se sintam seguros e bem preparados para a solução dos problemas.[5]

O segundo momento relevante desse cuidado é a admissão no hospital. Os cuidados hospitalares iniciais devem ocorrer em uma sala de reanimação ou de emergência organizada, com equipes com capacitações específicas para esse perfil de atendimento. Os equipamentos devem ter sido previamente testados e organizados de forma que o acesso a eles seja rápido e fácil e as soluções cristaloides e outros materiais de uso frequente devem estar colocadas em locais que facilitem o uso. Equipes de laboratório, setor de imagem e agência transfusional devem responder pronta e rapidamente. Não se deve esquecer, também, o uso de máscara, luvas, óculos, avental impermeável e botas para todos que têm contato com o paciente. Além disso, o paciente deve ser reavaliado constantemente em busca de novos achados ou deterioração dos sinais e sintomas já detectados.[7]

O atendimento inicia-se com o já citado exame ABCDE, fase em que identificamos todas as lesões e tratamos as condições de risco imediato de morte ao paciente. Na sequência, inicia-se a fase do tratamento definitivo, altamente complexa e dependente de vários setores, equipes e fatores que merecem atenção aos seus processos para que tudo ocorra com êxito.[7]

O desafio central para a equipe da sala de emergência é a rápida identificação e tratamento de lesões que requerem intervenções urgentes. Na sequência, a hemostasia cirúrgica é recomendada em pacientes gravemente feridos com choque hemorrágico sem resposta a medidas não cirúrgicas.[8]

Atenção especial ao choque hemorrágico também deve ser dada no planejamento dos cuidados e organização dos fluxos de atendimento junto à agência transfusional do serviço. O estudo PROMMTT, estudo multicêntrico realizado nos Estados Unidos, apoia o uso de altas proporções de plasma: concentrado de hemácias (CH) em vítimas de trauma; concluíram que não só altas proporções de plasma: CH estão associados a menor letalidade, mas quanto antes essas proporções forem atingidas, melhor é o desfecho do paciente. Essa conclusão é embasada em várias outras evidências científicas e o desenvolvimento de um protocolo de transfusão maciça rápido e eficiente é capaz de salvar vidas.[9]

Um dos objetivos do atendimento rápido e assertivo é prevenir que o paciente gravemente traumatizado evolua com a chamada "tríade da morte": hipotermia, coagulopatia e acidose metabólica. Nesses pacientes, a hipotermia é consequência de acentuada perda sanguínea, exposição do corpo da vítima, infusão de líquidos não aquecidos e/ou perda da capacidade de termorregulação e ocasiona disfunção plaquetária e dos fatores de coagulação, alterações no sistema fibrinolítico e anormalidades endoteliais. A hipóxia e o metabolismo anaeróbico culminam em acidose metabólica. Um pH baixo por tempo prolongado é sinal de prognóstico ruim e pH < 7,2 está relacionado com alta mortalidade.[10]

A coagulopatia é um fator independente de mortalidade nos pacientes traumatizados, agravada pela hipotermia e pela acidose metabólica, e que pode ser causada pela administração excessiva de fluidos como tentativa de reposição volêmica no paciente instável, além da perda de fatores de coagulação pela hemorragia e ativação da fibrinólise.[11] Estudos sugerem que os fatores que mais elevam o risco de mortalidade dos pacientes são a hipoperfusão inicial (PH, déficit de base, escala de coma de Glasgow) e condições fisiológicas ruins na admissão. A pronta correção e a prevenção dessas condições, sempre que possível têm o potencial de melhorar o prognóstico. Uma equipe bem treinada é fator decisivo para a melhoria assistencial.[12]

Todas essas variáveis devem ser consideradas no planejamento dos cuidados, na organização do atendimento desde o pré-hospitalar, sala de emergência, centro cirúrgico e unidade de terapia intensiva. As medidas cabíveis devem ser rápidas e assertivas e todos os cuidados para evitar a evolução para a tríade da morte devem ser tomadas.

É essencial alinhar e organizar esse fluxo, garantir que os protocolos institucionais sejam executados e gerar indicadores específicos que permitam entender onde é necessário agir e desenvolver planos de ações pontuais para que tudo seja realizado da melhor forma possível. Em um hospital, equipes de gestão ou setor de qualidade devem ser envolvidos e entender que qualidade em qualquer assistência hospitalar vai além da teoria médica existente.

Ao longo de muitos anos, os hospitais especializados em trauma adquiriram experiência específica em atendimento rápido, organização de protocolos de transfusão, cirurgias e atendimento de unidade de terapia intensiva efetivo. Mas, será que conhecem mesmo seus fluxos, conhecem os erros, realizam cirurgias seguras apesar do ambiente altamente estressante e por vezes sobrecarregado como são os prontos-socorros de trauma?

O diagnóstico acurado das falhas de processo assistencial, os eventos adversos e as limitações dos recursos humanos, insumos e espaço físico é ponto fundamental para os processos de melhoria.

Os sistemas de cuidados em saúde estão sob pressão para melhorar o desfecho dos seus pacientes usando medicina baseada em evidência, entretanto muitas instituições têm recorrido a técnicas de organização industrial para melhorar seus resultados, usando por exemplo a metodologia Lean para agregar qualidade e segurança. A complexidade do contexto da saúde torna um desafio implementar metodologias como essa. A definição mais comumente citada é a de que essa metodologia integra o sócio tecnológico com objetivo de eliminar o desperdício e reduzir a variabilidade interna orientando os fluxos, o que em ambiente de saúde é essencial para alinhar os processos operacionais com objetivo de um desfecho único; porém, estudos para melhor definir os papéis e a implementação na área de saúde são necessários.[13]

No Brasil, no final do ano de 2017, iniciou-se um grande movimento nacional para implementação da filosofia *Lean* nos prontos atendimentos do Sistema Único de Saúde e foi um exemplo de como garantir agilidade e eficiência nos processos de urgências de hospitais. A ideia principal é desenvolver melhoria de processos baseado em tempo e valor, desenhada para assegurar fluxos contínuos e eliminar desperdícios e atividades de baixo valor agregado. Além disso, organização impacta em redução de superlotação nas unidades de emergência por meio de sistema de gestão que padroniza processos internos, redução do tempo de permanência e maior efetividade e produtividade.

Indicadores como tempo de atendimento, número de atendimentos, tempo de permanência, entre outros, são monitorados continuamente.

Além das melhorias no setor de emergência do hospital, atuar em todos os outros setores incluindo centro cirúrgico, enfermaria e UTI também são essenciais. Garantir qualidade no atendimento desde o início, atenção aos pacotes de medidas que visam reduzir infecções relacionadas à assistência, implementar protocolos de cirurgia segura também estão intrinsecamente relacionados à qualidade na assistência ao politraumatizado. Os processos devem estar bem estabelecidos e organizados para que a urgência não transforme o atendimento em um caos e propicie erros que podem custar uma vida.

A importância de se prevenir danos e prejuízos associados aos cuidados decorrentes de processos ou das estruturas da assistência é cada vez mais reconhecida. Diante disso, são necessárias atualizações de protocolos específicos de critérios diagnósticos e medidas de prevenção para a redução das infecções relacionadas à assistência. Vários fatores contribuem para esse evento adverso. Sua prevenção, portanto, envolve ações que contemplam gestão de qualidade e recursos para garantia de estrutura de trabalho, atenção à higiene, formação e educação continuada de profissionais de saúde, além de conhecimento dos agentes infecciosos mais prevalentes em cada serviço.

São vitais o conhecimento dos processos de trabalho e a identificação de situações que podem gerar eventos adversos para que se possam traçar planos de ações específicos. Para tanto, é essencial o engajamento de todos os atores em um compromisso para transformar um ambiente complexo, como o hospitalar, em um lugar seguro para pacientes, familiares e profissionais, segundo a factibilidade da realidade local.[14]

Ao planejar mudanças, ferramentas específicas devem ser utilizadas. Dentre elas, a aplicação de uma ferramenta de gestão chamada PDSA (*Plan, Do, Study e Act*) pode ser de grande valia. Essa é uma metodologia que tem como função básica o auxílio no diagnóstico, análise e prognóstico de problemas organizacionais, útil para a solução de problemas. É um dos instrumentos que conduz a ações sistemáticas que aceleram a obtenção de melhores resultados com a finalidade de garantir o crescimento das organizações.[15] Essa ferramenta permite a realização de testes em pequena escala, o que poupa gasto de energia e de recursos. Esses testes confirmam se uma hipótese de mudança realmente se comprova e se, principalmente, gera melhoria. Após o teste ser realizado, confirma-se sua validade e implementa-se aquilo que sabidamente será útil na rotina do local. Outras ferramentas que podemos citar são: o diagrama de causa e efeito ou espinha de peixe, que ajuda a organizar o raciocínio na hora de investigar causa e efeito de determinada ação ou para avaliação de problemas, e 5W2H (*what, why, who, how much, how, when, where*) que auxilia na composição de planos de ações de maneira rápida e eficiente baseado na resposta às perguntas: o quê, por quê, quem, como, onde, quando e qual o custo. Nesse último exemplo, é possível desenhar uma tabela ao final de uma reunião com a definição de cada um desses itens com as divisões das tarefas e os prazos e na sequência acompanhar a evolução e eventualmente rever prazos ou acrescentar novos quesitos.

Ao mapear processos dentro do hospital é possível a identificação de falhas ou erros levando à um melhor gerenciamento das ações. É possível então, baseado nos resultados, identificar onde estaria o problema e investigar todos os fatores envolvidos em cada um. Diversos fatores, dos mais variados, relacionados a pessoal, rotinas, equipamentos entre outros poderão ser identificados, inclusive os que inicialmente não são óbvios. Devemos estudar cada item desenhando diagramas de causa e efeito e após, tomar a devida ação aplicando as ferramentas específicas.

Não podemos nos esquecer também da humanização do ambiente hospitalar, que tem sido nos últimos anos tema recorrente e objeto de trabalho do Ministério da Saúde. Partindo dessa ótica, tem como pressuposto que humanizar é oferecer atendimento de qualidade aos usuários do sistema de saúde agregando os avanços tecnológicos ao acolhimento para proporcionar um cuidado integral, buscando sempre a melhoria do ambiente onde o cuidado é prestado ao mesmo tempo em que proporciona melhoria das condições de trabalho aos profissionais. Para o Ministério da Saúde, a humanização é entendida como resultado da atuação sobre os processos de trabalho no cotidiano dos serviços hospitalares, no sentido de melhorar a qualidade da assistência prestada e a satisfação do usuário e do trabalhador.[16]

A qualidade no atendimento ao politraumatizado deve iniciar com aplicação de medicina baseada em evidências, métodos e padronizações, capacitações por meio de cursos específicos como ATLS. Deve incluir organização do atendimento móvel de urgência, equipe especializada e integração com o atendimento na fase hospitalar. Priorizar o atendimento rápido e assertivo desse perfil de pacientes em centros especializados. O hospital deve ser preparado e dispor de equipe especializada em qualidade que aplicará métodos para que tudo o que foi estudado amplamente ao longo dos anos possa ser realizado sem erros e sem desperdício. Os dados gerados devem ser analisados e estudados continuamente e as melhorias implementadas para corrigir pontos específicos que necessitem de intervenção.

Abandonar a cultura da culpa, rever os processos e não somente as pessoas. A superlotação e a pressa não podem transformar o atendimento em algo desumano ou suscetível a erros e tudo isso é um grande desafio que necessita ser levado em consideração diariamente.

Referências bibliográficas

1. Feldman LB, Gatto MAF, Cunha ICKO. História da evolução da qualidade hospitalar: dos padrões a acreditação. Acta Paul Enferm. 2005;18(2):213-9.
2. Fraga GP. Programas de qualidade no atendimento ao trauma. Medicina (B Aires). 2007;40(3):321-8.
3. Stewart RM, Henry SM, Rotondo MF, Henry SM, Drago M. Advanced Trauma Life Support ®Tenth Edition. Tenth Edit. Chicago; 2018.
4. Rodrigues MDS, Galvão IM, E Santana LF. Utilização do ABCDE no atendimento do traumatizado. Rev Med. 2017;96(4):278.
5. Divino E do A, Pereira QLC, Siqueira HCH de. A capacitação da equipe que atua no atendimento pré-hospitalar móvel: necessidade e importância da educação permanente na perspectiva dos trabalhadores. Rev Min Enferm. 2009;13(3):365-71.
6. Malvestio MAA, Cardoso de Sousa RM. Suporte avançado à vida: Atendimento a vítimas de acidentes de trânsito. Rev Saude Publica. 2002;36(5):584-9.
7. Albino RM, Riggenbach V. Atendimento hospitalar inicial ao politraumatizado. Arq Catarinenses Med Artig. 2004;33:18-22.
8. Frink M, Lechler P, Debus F, Ruchholtz S. Multiple trauma and emergency room management. Dtsch Arztebl Int. 2017;114(29-30):497-503.
9. Holcomb JB, Del Junco DJ, Fox EE, Wade CE, Cohen MJ, Schreiber MA, et al. The prospective, observational, multicenter, major trauma transfusion (PROMMTT) study: Comparative effectiveness of a time-varying treatment with competing risks. JAMA Surg. 2013;148(2):127-36.
10. Neves A de S, Carneiro PR, Miranda D de CS, Vieira HE, Abrantes WL. Damage control surgery in the abdominal trauma. Rev Médica Minas Gerais. 2016;26(Supl 4):13-5.
11. Edelmuth RCL, Buscariolli Y dos S, Ribeiro Junior MAF. Cirurgia para controle de danos: estado atual. Rev Col Bras Cir. 2013;40(2):142-51.
12. Liao LM, Fu CY, Wang SY, Liao CH, Kang SC, Ouyang CH, et al. Risk factors for late death of patients with abdominal trauma after damage control laparotomy for hemostasis. World J Emerg Surg. 2014;9(1):1-7.
13. Rotter T, Plishka C, Lawal A, Harrison L, Sari N, Goodridge D, et al. What Is Lean Management in Health Care? Development of an Operational Definition for a Cochrane Systematic Review. Eval Health Prof. 2019;42(3):366-90.
14. Silva ATFEAS de MCFCV, Eid JNC dos SJCRVLC - coordenadora LFA coordenador MM de MCMSC de APCRC, Grinbaum RS. Medidas de Prevenção de Infecção Relacionada à Assistência à Saúde 4. 2017.
15. Pacheco APR, Salles BW, Garcia MA, Osmar Possamai D. O ciclo PDCA na gestão do conhecimento: Uma abordagem sistêmica. PPGEGC - Univ Fed St Catarina [Internet]. 2012;2012:1-10. Available from: http://isssbrasil.usp.br/isssbrasil/pdfs2/ana.pdf.
16. Saúde M da. HumanizaSUS Volume 3. 1 ED. Brasilia DF; 2013.

21

Criança Politraumatizada: Abordagem Inicial

Raquel Lira Torres | Soraya Luiza Campos Silva | Luís Fernando Andrade de Carvalho

Introdução

As causas externas são o principal motivo de morte em crianças com mais de 1 ano de idade e adolescentes no Brasil. Na última década, foram mais de 200 mil mortes na faixa etária entre 0 e 19 anos.[1] Entretanto, a morte é apenas parte desse problema e estima-se um número ainda maior de sobreviventes com sequelas graves.

A mudança desse cenário depende da prevenção da ocorrência de acidentes, com orientação e educação de pais e adolescentes,[2] e da sistematização do atendimento inicial às vítimas de trauma, conforme proposto pelo Advanced Trauma Life Support (ATLS).[3]

As principais características das lesões traumáticas não intencionais em crianças são: a) as lesões causadas por trauma contuso estão entre as mais comuns e podem ser frequentemente tratadas sem intervenção cirúrgica; b) o traumatismo craniano é a causa mais comum de morte; c) as fraturas de costelas são menos prováveis devido à calcificação incompleta e à transmissão da força no tórax pode resultar em contusão pulmonar ou pneumotórax hipertensivo; d) pode ocorrer perda significativa de sangue, 25%-30% do volume total, antes de a criança manifestar hipotensão; e) a distinção entre pseudossubluxação e lesão da coluna cervical pode ser difícil; f) as lesões ligamentares da coluna ocorrem mais comumente, com necessidade de realização de ressonância magnética; g) os aspectos psicológicos do paciente e da família devem ser considerados.[3,4]

Atendimento e avaliação inicial – particularidades no atendimento pediátrico

As prioridades no atendimento à criança vítima de trauma são as mesmas da população adulta, porém, pacientes pediátricos possuem características anatômicas e fisiológicas que resultam em algumas particularidades (Tabela 21.1).[3]

Diferenças anatômicas

As crianças apresentam massa corporal menor que os adultos, o que resulta em maior força por área corporal quando submetidas à energia do trauma. A menor quantidade de tecidos gorduroso e conjuntivo e a proximidade dos órgãos abdominais e torácicos com a superfície também fazem com que o impacto da transferência da

TABELA 21.1	CARACTERÍSTICAS ANATÔMICAS E FISIOLÓGICAS DE PACIENTES PEDIÁTRICOS VÍTIMAS DE TRAUMA E SUAS IMPLICAÇÕES
Características anatômicas ou fisiológicas	**Implicações**
Via aérea: cabeça relativamente grande, tecidos da cavidade oral aumentados, laringe em forma de funil, pregas vocais localizadas mais cefálicas e anteriorizadas	Mais propensos a desenvolver obstrução das vias aéreas, requerem manobra de tração da mandíbula e maior dificuldade para obter uma via aérea segura
Respiração: aumento do consumo de oxigênio e diminuição da capacidade residual funcional (com base no peso)	Maior risco de desenvolver hipoxemia
Circulação: o débito cardíaco depende da frequência cardíaca, é possível que haja perda de grande quantidade de volume antes de alterar a pressão arterial	A bradicardia pode contribuir para baixa perfusão; 30% a 40% da perda de sangue pode ocorrer antes que a hipotensão se manifeste
Neurológico: os pacientes podem ser pré-verbais devido à idade e/ou apresentar limitações de desenvolvimento	Pode tornar a ECG padrão inadequada; considerar o uso de ECG modificada pediátrica
Ambiental: pacientes com menor massa muscular e das reservas de gordura	Risco aumentado de hipotermia

ECG: Escala de Coma de Glasgow. (Fonte: Adaptada de American College of Surgeons. Advanced trauma life support, 10th ed. Chicago: American College of Surgeons, Committee on Trauma; 2018.)

energia seja mais intenso, resultando, com maior frequência, em lesões de vísceras sólidas e múltiplas.[3,4]

A cabeça é proporcionalmente maior que o corpo, aumentando o risco de lesão cerebral. Há uma desproporção entre crânio e face. O occipito protuberante em menores de 2 anos de idade facilita a flexão da cabeça que pode comprometer a permeabilidade das vias aéreas. A mandíbula é menor, a laringe é mais anteriorizada e alta em relação à coluna cervical, trazendo peculiaridades à intubação. Até 18 meses de vida, as fontanelas e suturas ainda estão abertas e as cisternas e espaços subaracnóideos apresentam tamanhos maiores, com maior tolerância a hematomas e edemas associados a trauma.[3]

As crianças têm maiores chances de lesões internas sem fraturas associadas. Essas, quando presentes, significam trauma de alta energia e possíveis lesões correlacionadas.[3-5]

Diferenças fisiológicas

Na população pediátrica existe alta variabilidade nos valores dos dados vitais considerados normais (Tabela 21.2), diferentes doses de medicamentos e tamanhos de materiais de acordo com a idade ou peso.[5] Estar habituado com o atendimento dessa população com equipe treinada e com materiais adequados disponíveis melhora os desfechos. Algumas estratégias para agilizar o atendimento e torná-lo mais dinâmico são: o uso de tabelas

TABELA 21.2	FREQUÊNCIA CARDÍACA, RESPIRATÓRIA E PRESSÃO ARTERIAL NORMAIS EM PEDIATRIA DISTRIBUÍDAS POR FAIXA ETÁRIA		
Idade	**Frequência cardíaca vigília/sono (bpm)**	**Frequência respiratória (respirações/min)**	**Pressão arterial sistólica/média (mmHg)***
Neonatos	100-205/90-160	Até 60	67-84/45-60
Bebê	100-180/90-160	30-53	72-104/50-62
Infância	98-140/80-120	22-37	86-106/49-62
Idade pré-escolar	80-120/65-100	20-28	89-112/58-69
Idade escolar	75-118/58-90	18-25	97-115 / 66-72
Adolescente	60-100/50-90	12-20	110-131/73-84

Bpm: batimentos por minuto. *As faixas de PAS e PAM consideram o percentil 50 para altura em crianças de 1 ano de idade ou mais; para cálculo do percentil 5 da PAS utiliza-se a fórmula: idade × 2 + 70. (Fonte: Adaptada de Pediatric Advanved Life Support (PALS)® - American Heart Association, atualização 2020.)

com doses de medicamentos preestabelecidas pelo peso, das fitas de reanimação com base no comprimento estimando o peso, como a fita de *Broselow*, com doses de medicamentos e tamanho de materiais, além de alguns aplicativos onde essas informações podem ser consultadas (Figura 21.1). A fórmula sugerida pelo ATLS para estimar o peso da criança é: peso estimado = 2 × idade (anos) + 10.[3]

Atendimento e avaliação inicial

Tratando-se de uma emergência, recomenda-se a adoção de métodos para avaliação rápida e identificação precoce de condições ameaçadoras à vida para que o tratamento seja instituído o mais precocemente possível. O Pediatric Advanced Life Support (PALS) e o ATLS sugerem algoritmos para que seja realizado um atendimento sequencial, sistematizado e rápido, objetivando melhores desfechos.[4,5]

A avaliação inicial da criança (ABC) começa pela aparência (A), respiração (B de *briething*) e cor (C), permitindo, em poucos segundos, a identificação de condições ameaçadoras à vida. Caso sinais de gravidade sejam identificados, deve-se monitorizar a criança, ofertar oxigênio em alto fluxo e obter um acesso venoso seguro (periférico ou intraósseo).[5]

Avaliação primária

Inicia-se a avaliação primária utilizando-se o mneumônico ABCDE.

- A (*Airway*): observa-se a perviedade das vias aéreas, que podem estar obstruídas por secreção, corpo estranho ou queda de língua, avaliando se há rebaixamento do sensório.

Intervenções: posicionamento do paciente com cabeceira a 30 graus, leve elevação do queixo ou com anteriorização da mandíbula nos casos de suspeita de trauma cervical para desobstruir a via aérea. Aspirar secreção, retirar corpos estranhos sob visualização e manualmente, e utilizar dispositivos para manter a via aérea patente em pacientes

Folha de Atendimento da Emergência em Pediatria
Folha de Parada Cardiorrespiratória
COMPLEXO HOSPITALAR DE URGÊNCIA - CHU

Nome	Peso:	kg		Leito:
	Idade:	anos	0	Meses

DROGA E APRESENTAÇÃO	DOSE	PRESCRIÇÃO							Doses menores 1 mL	
Epinefrina 1:1.000	1,0 mL/kg	EV ou IO: Diluir 1 mL em 9 mL de ABD e								
		fazer	0,00	mL					0	ue 100
		ET: Fazer	0,00	de 5 em 5 min.						
Atropina 0,5 mg/mL	0,02 mg/kg	Fazer	0,20	mL sem diluir EV, ET, IO					20	ue 100
Bicarbonato de Sódio 8,4%	1 mL/kg	Diluir	0,0	mL em	0,0	mL de ABD e fazer	0	mL EV		
Glicose a 50%	5 g/kg	Diluir	0,0	mL em	0,0	mL de ABD e fazer	0	mL EV		
Cloreto de Cálcio 10%	5,4 mg/kg	Diluir	0,0	mL em	0,0	mL de ABD e fazer EV				
Gluconato de Cálcio 10%	5,4 mg/kg	Diluir	0,0	mL em	0,0	mL de ABD e fazer EV				
Adenosina (6 mg/2 mL)	0,1 mg/kg	Fazer	0,0	mL EV em bolus rápido 1ª dose					0	ue 100
	0,2 mg/kg		0,00	mL EV em bolus rápido 2ª dose					0	ue 100
Amiodarona (50 mg/mL)	5 mg/kg	Diluir	0,0	mL em	0	mL de ABD e fazer EV ou 10			0	ue 100
Naloxona (0,4 mg/mL)	0,1 mg/kg	Fazer	0,0	mL EV - IO - IN - IM - Bolus					0	ue 100
Lidocaína 1%	1 mg/kg	Fazer	0,0	mL EV - IO					0	ue 100
Midazolam (15 mg/3 mL)	0,2 mg/kg	Fazer	0,0	mL EV - ET - IO - IN - SL lento - Bolus					0	ue 100
Fentanil (50 mcg/mL)	2 mcg/kg	Fazer	0,0	mL + 3 mL de ABD EV lento - Bolus					0	ue 100
Morfina (10 mg/mL)	0,1 mg/kg	Fazer	0,0	mL EV - IO - IM - SC					0	ue 100
Cetamina (50 mg/mL)	2 mg/kg	Fazer	0,0	mL IV - IM					0	ue 100
Etomidato (2 mg/mL)	0,2 mg/kg	Fazer	0,0	mL EV - IO					0	ue 100
Propofol (200 mg/20 mL)	2,5 mg/kg	Fazer	0,0	mL EV					0	ue 100
Rocurônio (10 mg/mL)	1 mg/kg	Fazer	0,0	mL EV - IO					0	ue 100
Succinilcolina (100 mg/10 mL)	1 mg/kg	Fazer	0,0	mL EV - IO					0	ue 100
Cisatracúrio (2 mg/mL)	0,15 mg/kg	Fazer	0,0	mL EV - IO Bolus					0	ue 100
Fenitoína 50 mg/mL	15 mg/kg	Diluir	0,0	mL em 20,0 mL de ABD e fazer EV em 15 min						
Fenobarbital 100 mg/mL	10 mg/kg	Diluir	0,0	mL em 20,0 mL de ABD e fazer EV em 15 min						
Manitol 20%	0,5 g/kg	Fazer	0	mL EV lento em 2 h					0	ue 100
Cloreto de sódio 20%	3% - 2,5 mEq/kg	Diluir	15	mL em 85 mL de ABD e fazer 0 mL EV em 15 min						
DROGAS PARA INFUSÃO CONTÍNUA										
Midazolam (15 mg/3 mL)	1 µg/kg/m	Diluir	0,0	mL em 50,0 mL de SGI e correr a 1,0 mL/h EV						
Fentanil (50 mcg/mL)	1 µg/kg/h	Diluir	0,0	mL em 50,0 mL de SGI e correr 1,0 mL/h EV						
Dobutamina (250 mg/20 mL)	5 µg/kg/min	Diluir	0,0	mL em 50,0 mL de SGI e correr a 2,5 mL/h EV						0 µg/mL
Epinefrina/Norepinefrina (1 mg/mL)	0,2 µg/kg/min	Diluir	0,0	mL em 50,0 mL de SGI e correr 2 mL/h EV						0 µg/mL
Milrinona (1 mg/mL)	0,25 mcg/kg/min	Diluir 10 mL em 90 mL de SGI e fazer correr a 0,0 mL/h EV								
Ácido tranexâmico 50 mg/mL	15 mg/kg Bolus	Fazer	0,0	mL EV ou 10					0	ue 100
	15 mg/kg em 8 h	Diluir	0,0	mL em 0 mL de NaCl 0,9% e correr a 0,0 mL/h EV						

Tubo	Lamina	Fixação	Sonda	Jelco Desc.	Dreno	Cateter venoso	Jelco	SVD
traqueal	Laringosc.	gengiva:	aspirar:	Torácica:	Tórax	Central	PIA	
3,0 com cuff	reta 0-1	7-8	5-6	20	8-10	3F/24G	24	4-6
Bougie:	6 Fr							
Desfibrilação:			1ª dose:	0 J	21ª dose:	0 J	Cardioversão	0 J
Data/Hora:		30/8/22 22:15				Médico/CRM		

EV = endovenoso; ET = endotraqueal;
IO = intraósseo; SC = subcutâneo; IM = intramuscular.

ELABORADO POR: Equipe de Pediatria CHU APROVADO POR: Silvana Tenório Simão VALIDADO POR: Vera Chaves DATA: 07/2022 VERSÃO: 00

BROSELOW PEDIATRIC TAPE

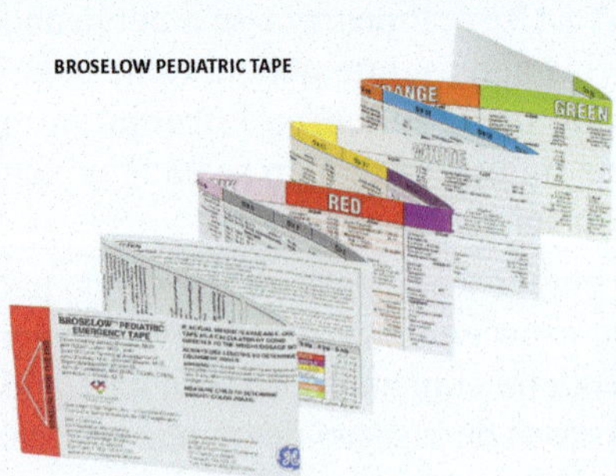

BROSELOW PEDIATRIC TAPE

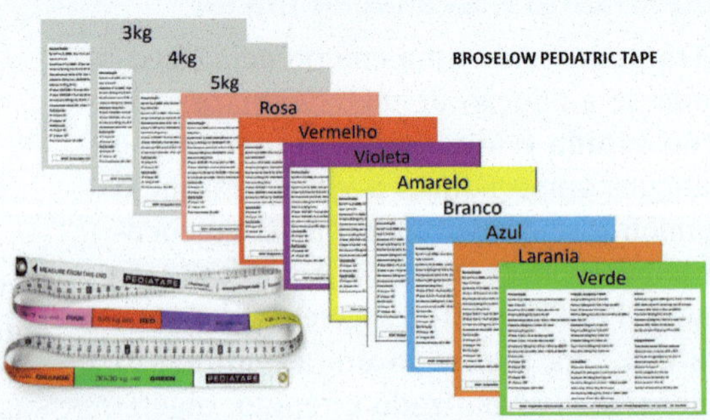

Figura 21.1. Folha de atendimento de emergência, fita de Broselow e tabelas com medicações e materiais pré-calculados.

inconscientes, como a cânula naso/orofaríngea ou o tubo endotraqueal para garantir via aérea definitiva.[5]

- B (*Breathing*): avalia-se o padrão e a frequência respiratória, a presença de sinais de desconforto, a ausculta pulmonar e ruídos adventícios e a monitorização da oximetria. O objetivo é reconhecer alterações que possam causar comprometimento de oxigenação e/ou ventilação. A hipóxia é a principal causa de parada cardiorrespiratória em crianças. Essa população apresenta maior demanda metabólica com maior consumo de oxigênio. Apneia, hipóxia e hipoventilação ocorrem com maior frequência e rapidez. Hipovolemia e hipotensão, comuns no trauma, pioram ainda mais a oferta de oxigênio podendo levar à parada cardiorrespiratória (PCR) em poucos minutos.[4,5]

Lesões como pneumotórax, contusão pulmonar, tórax instável e hemotórax podem prejudicar a ventilação e precisam ser reconhecidas e tratadas rapidamente. A abordagem de via aérea pode ser necessária em muitos casos e deve ser realizada por equipe treinada, considerando as particularidades da via aérea na criança e a possibilidade de descompensação respiratória (hipóxia), hemodinâmica (choque) ou neurológica (hipertensão intracraniana). Material para acesso à via aérea difícil como máscara laríngea, *bougie*, videolaringoscópio e cricotireoidostomia adequado para a idade devem estar disponíveis.[4,5]

- C (*Circulation*): avalia-se a circulação com controle de hemorragia, medindo a frequência e ritmo cardíacos, pulsos, enchimento capilar de extremidades, pressão arterial e débito urinário. Tabelas com valores de referência para cada idade devem estar disponíveis para consulta (Tabela 21.2).[5]

A taquicardia é o sinal mais precoce de instabilidade hemodinâmica em uma criança, mas também está presente em outras situações associadas ao trauma como dor, ansiedade e medo. Lesões traumáticas em crianças podem resultar em hemorragia significativa e, na presença de choque, deve-se procurar por perdas sanguíneas não identificadas no tórax, abdome, pelve, fratura de ossos longos e couro cabeludo. A hipotensão é um sinal tardio, conforme citado anteriormente.[4,5]

O início precoce e adequado de reposição volêmica tem como objetivo o restabelecimento do compartimento intravascular. Sugere-se administração de solução cristaloide isotônica, preferencialmente aquecida, com volume inicial de 20 mL/kg, seguida de transfusão permissiva de hemocomponentes em alíquotas de 10-20 mL/kg. A resposta esperada é a redução de frequência cardíaca, melhora do enchimento capilar, retorno de pulsos periféricos, aumento de valores pressóricos (> 20 mmHg) e do débito urinário, com melhora do sensório e dos marcadores de hipoperfusão e hipóxia.[4]

- D (*Disability*): avalia-se o nível de consciência, pupilas e sinais de lateralização (paresia, plegia e hiper-reflexia). A escala de coma de Glasgow (ECG) deve ser adaptada à faixa etária da criança (Tabela 21.3). Outra forma de avaliação rápida e sucinta é a utilização do mnemônico AVDI, em que: A – criança está alerta, V – responde somente ao chamado, D – responde à dor e I – não responde.[4]

Excluídas hipóxia e hipovolemia, toda alteração do nível de consciência deve ser considerada como originária de traumatismo cranioencefálico (TCE).[4]

A avaliação das pupilas é extremamente importante: tamanho, simetria e reação à luz. A presença de alterações é um forte indício de lesão estrutural de tronco encefálico ou herniação.

- E (*Exposure*): procura-se por evidências de trauma como queimaduras, tatuagens traumáticas, petéquias, sangramento, entre outros, para correlacionar o mecanismo de trauma e as lesões associadas. A criança deve ficar o mais confortável possível com o controle da temperatura. Para avaliação do dorso, realiza-se a movimentação em

TABELA 21.3 ESCALA DE COMA DE GLASGOW ADAPTADA PARA DIFERENTES FAIXAS ETÁRIAS

	Lactentes	Crianças	Adultos
Melhor abertura ocular	4. Espontânea 3. Ao chamado 2. Ao estímulo doloroso 1. Sem abertura	4. Espontânea 3. Ao chamado 2. Ao estímulo doloroso 1. Sem abertura	4. Espontânea 3. Ao chamado 2. Ao estímulo doloroso 1. Sem abertura
Melhor resposta verbal	5. Balbucia 4. Choro irritado 3. Chora com estímulo doloroso 2. Geme com estímulo doloroso 1. Sem resposta	5. Orientado 4. Confuso 3. Palavras inapropriadas 2. Palavras incompreensíveis 1. Sem resposta	5. Orientado 4. Confuso 3. Palavras inapropriadas 2. Palavras incompreensíveis 1. Sem resposta
Melhor resposta motora	6. Movimentação proposital e espontânea 5. Localiza a dor 4. Movimento de retirada à dor 3. Flexão 2. Extensão 1. Sem resposta	6. Obedece a comandos 5. Localiza a dor 4. Movimento de retirada à dor 3. Flexão 2. Extensão 1. Sem resposta	6. Obedece a comandos 5. Localiza a dor 4. Movimento de retirada à dor 3. Flexão 2. Extensão 1. Sem resposta

Fonte: Adaptada de Fhurman and Zimmerman's. Pediatric critical care, 6th ed. Philadelphia: Elsevier; 2022.

bloco na suspeita de lesão de coluna. Nessa etapa avalia-se também o abdome, a estabilidade da pelve e a glicemia – valor adequado para recém-nascidos é o maior que 45 mg/dL e para crianças, maior que 60 mg/dL. Geralmente, no trauma, observa-se um estado hiperglicêmico transitório.[6]

Sempre que se identifica uma alteração na avaliação, é necessário intervir e, após a intervenção, reavaliar; esse é o triângulo de avaliação.

Avaliação secundária

Na avaliação secundária é realizado um exame físico detalhado de cada sistema e uma anamnese direcionada com os acompanhantes, utilizando o mnemônico SAMPLE. Perguntamos sobre sinais e sintomas (S), presença ou não de alergias (A), medicações em uso ou que possam ter sido ingeridas acidentalmente (M), história prévia/comorbidades (P), última refeição (L) e os eventos associados (E) com o quadro clínico, com uma história detalhada do evento que produziu o trauma identificando os possíveis mecanismos das lesões.[5]

Os exames complementares auxiliam no diagnóstico: radiografias, tomografias computadorizadas, ultrassonografia (*focused abdominal sonogram for trauma – FAST*) e exames laboratoriais, incluindo os toxicológicos. Toda criança vítima de trauma deve ter uma amostra de prova cruzada enviada ao laboratório caso sejam necessárias hemotransfusões. Em situações de emergência, sangue O negativo é utilizado até que a tipagem esteja disponível.[4]

Trauma de tórax

O trauma de tórax é responsável por 4% a 13% das admissões por trauma pediátrico nos Estados Unidos e representa a segunda causa de morte por trauma (15%-25%), atrás apenas do TCE.[6]

A parede torácica na criança é mais complacente com conteúdo cartilaginoso maior em decorrência da ossificação incompleta. Por isso, as fraturas são raras e, quando presentes, indicam mecanismo de trauma de alta energia e a ausência de fraturas não exclui o trauma intratorácico. Por ser menor e mais fina, a parede torácica transmite os sons respiratórios de maneira mais fácil, podendo estar audíveis e simétricos mesmo em casos de pneumotórax ou efusões pleurais volumosas.

A radiografia de tórax é o exame de escolha para avaliação inicial. O uso rotineiro da tomografia de tórax não é indicado, devendo ser reservada para diagnósticos mais detalhados ou nos casos de lesões penetrantes.

- Tórax instável: quando há fraturas de múltiplas costelas contíguas com pelo menos 2 pontos de fratura por costela ou fratura do esterno ou luxação das cabeças das costelas. O tórax instável resulta em um movimento respiratório paradoxal em que a parede torácica do segmento instável colapsa durante a inspiração, dificultando a ventilação do pulmão.[4]
- Pneumotórax: o pneumotórax pequeno produz sintomas leves como taquipneia, desconforto respiratório leve e queda de saturação. O diagnóstico pode ser feito por meio do exame clínico, assimetria dos sons e movimentos respiratórios e da radiografia de tórax. O pneumotórax hipertensivo resulta em rápido desconforto respiratório, desvio do mediastino para o lado contralateral, redução do retorno venoso levando à rápida descompensação e choque. Todo paciente com suspeita de pneumotórax e sinais de descompensação respiratória ou cardíaca deve ser imediatamente submetido à descompressão de alívio da cavidade torácica através de punção com agulha. Essa descompressão pode ser realizada através da colocação de um cateter no segundo espaço intercostal, na linha hemiclavicular, perpendicularmente à parede torácica. Em adultos, uma revisão sistemática e metanálise comparando as regiões hemiclavicular e axilar anterior demonstraram a localização axilar anterior com menor profundidade (3,42 cm × 4,28 cm), levando o programa ATLS a adotar esse local como o preferido para a descompressão de pneumotórax com agulha.[3,7]

  A drenagem torácica deve ser feita com a inserção de um dreno no quinto espaço intercostal na linha axilar média.
- Hemotórax: é a presença de sangue no espaço pleural, podendo levar a comprometimento respiratório e colapso cardiovascular. O diagnóstico é feito pelo exame clínico e radiografia de tórax. Na maioria das vezes a drenagem torácica é suficiente para a resolução do problema, ocorrendo hemostase à medida que o pulmão se expande. Drenagem superior a 20%-30% do volume sanguíneo da criança (15-25 mL/kg) ou acima de 3-4 mL/kg/h nas primeiras horas após a inserção do dreno indicam necessidade de toracotomia.
- Contusão pulmonar: resultado de impacto de alta energia no parênquima pulmonar. Os traumas de alta energia no tórax causam duas vezes mais contusões em crianças do que em adultos. Contusão, hemorragia, edema e dano no espaço alveolar podem levar à insuficiência respiratória. É importante ter atenção com a analgesia e aporte volêmico, porque a dor mal controlada pode levar a hipoventilação e atelectasias, enquanto o excesso de líquidos leva à

congestão pulmonar, podendo agravar o quadro respiratório.

- **Contusão cardíaca:** geralmente associada a traumas contusos de tórax, as manifestações mais comuns são arritmias e hipotensão em virtude de débito cardíaco reduzido. O diagnóstico e o acompanhamento são feitos com dosagens das enzimas cardíacas (CK total, CKMB e troponina), eletrocardiograma e ecocardiograma.

Trauma abdominal

No trauma abdominal contuso, as vísceras sólidas, como fígado, baço e rim, são mais frequentemente lesionadas do que as vísceras ocas.[6] Crianças que sofrem lesões associadas a cinto de segurança, guidão de bicicleta ou chutes podem sofrer perfuração do intestino delgado. Os traumas abdominais perfurantes são menos comuns e, na maioria das vezes, requerem laparotomia exploradora para avaliação das lesões.

A ausência de 7 sinais ou sintomas na história ou exame físico tem alta predição para identificar crianças de muito baixo risco para lesão intra-abdominal com alguma necessidade de intervenção: (1) lesão de parede abdominal ou sinal de cinto de segurança; (2) traumatismo cranioencefálico; (3) sensibilidade à palpação abdominal; (4) trauma torácico; (5) queixa de dor abdominal; (6) redução de sons respiratórios; (7) vômitos.[8]

A avaliação abdominal inclui observação de sinais externos seguida da ausculta, percussão e palpação para avaliação de sensibilidade, distensão e tensão. A avaliação complementar dos pacientes com suspeita de trauma abdominal pode ser realizada por meio do *FAST*, da tomografia de abdome e exames laboratoriais como hemograma, enzimas hepáticas e pancreáticas e urinálise, dependendo da suspeita clínica e do mecanismo de trauma. Pacientes que apresentam estabilidade hemodinâmica após avaliação e intervenção iniciais devem ser submetidos à tomografia computadorizada para identificação das lesões intra-abdominais.[4]

O FAST em crianças não tem a mesma sensibilidade que em adultos. Seu objetivo é a pesquisa de líquido livre na cavidade abdominal pela avaliação dos quadrantes superiores direito e esquerdo, região subxifóidea e pelve, porém, até 40% das crianças podem ter lesão intra-abdominal sem líquido livre na cavidade.[9,10] Apresenta baixa sensibilidade e especificidade para identificar lesão intra-abdominal clinicamente significativa em crianças e não demonstrou melhorar o atendimento clínico em crianças hemodinamicamente estáveis.[11] Não substitui a tomografia em sua capacidade de definir a natureza específica e a extensão da lesão abdominal.

Manejo das lesões abdominais específicas

Manejo conservador das lesões de órgãos sólidos

O padrão ouro no tratamento de crianças hemodinamicamente estáveis com trauma abdominal contuso é o tratamento conservador, ou seja, não cirúrgico. As indicações de laparatomia são: ar livre intraperitoneal, instabilidade hemodinâmica após ressuscitação volêmica (transfusão superior a 50% da volemia), lesão por arma de fogo ou outro trauma penetrante ou evisceração.[10]

Lesão esplênica

O baço é o órgão abdominal mais comumente lesionado no trauma contuso. A intervenção cirúrgica resulta em esplenectomia. O manejo conservador deve ser a conduta em crianças estáveis, independentemente da gravidade da lesão, sendo bem-sucedido em mais de 90% dos casos. A angiografia e a embolização dos vasos esplênicos podem controlar a hemorragia sem laparotomia.

As indicações para intervenção cirúrgica geralmente são limitadas à hipotensão persistente, reposição de volume sanguíneo superior a 50% ou lesões abdominais adicionais com risco de vida. O manejo não cirúrgico consiste em ressuscitação volêmica, monitoramento em unidade de terapia intensiva, avaliações seriadas do hematócrito e restrições de atividade física.

Lesão hepática

O fígado é o segundo órgão mais comumente lesionado no trauma abdominal fechado. Lesões hepáticas em pacientes estáveis devem ser tratadas sem cirurgia. O tratamento cirúrgico pode ser necessário para grandes traumas hepáticos associados a lesões da veia hepática ou da veia cava retro-hepática. O reparo definitivo, muitas vezes, não é possível no momento da exploração inicial em pacientes instáveis, necessitando de cirurgia de controle de danos com tamponamento do sangramento, manutenção de abdome aberto, reanimação adicional, estabilização na unidade de terapia intensiva pediátrica e nova laparotomia. Pacientes selecionados com sangramento contínuo por lesão hepática podem ser estabilizados com embolização dos vasos sanguíneos hepáticos.[6]

Lesão do intestino delgado

A lesão intestinal secundária ao trauma contuso é relativamente rara, porém, mais comum em crianças que em adultos. Os mecanismos de traumas contusos associados à lesão intestinal incluem: atropelamento, lesões de cinto de segurança e abuso infantil. As lesões por desaceleração em crianças com cinto de segurança abdominal podem ocorrer como uma tríade que inclui lesão intestinal, equimose da parede abdominal e lesão na coluna lombar. As lesões intestinais incluem ruptura intestinal, avulsão mesentérica e contusão da parede intestinal, e as áreas particularmente propensas à lesão são os pontos de fixação retroperitoneal, como o jejuno proximal no ligamento de Treitz ou o íleo terminal próximo à junção com o ceco.

A dor e a tensão abdominal podem estar presentes no exame físico. Achados tomográficos consistentes com lesão do intestino delgado são: líquido livre, extravasamento de contraste, espessamento intestinal focal, pneumoperitônio e acúmulo de gordura ou líquido no mesentério. As lesões intestinais são tratadas por laparotomia.

Lesão pancreática

Pode exigir intervenção cirúrgica dependendo da gravidade da lesão e da integridade do ducto pancreático. Dor no andar superior do abdome, hiperamilasemia, edema da glândula e líquido inexplicável na região do pâncreas na tomografia sugerem lesão pancreática. Os mecanismos de trauma mais comuns são aqueles envolvendo guidão de bicicleta, cinto de segurança abdominal, golpe direto no abdome e atropelamento.

Lesão renal e de bexiga

Os achados sugestivos de lesão renal incluem dor, massa ou equimoses em flancos. A hematúria micro ou macroscópica geralmente indica lesão renal grave. Em pacientes hemodinamicamente estáveis, a tomografia com contraste intravenoso permite diagnóstico preciso da lesão e função renal. A ultrassonografia pode demonstrar a presença de coleções líquidas extrarrenais. Crianças hemodinamicamente estáveis podem ser tratadas com segurança de forma não cirúrgica. A angiografia com embolização pode controlar a hemorragia quando o extravasamento de contraste é visto na tomografia. A laparotomia exploradora é necessária em crianças hemodinamicamente instáveis, com hematoma em expansão ou com lesão abdominal associada que necessite de abordagem cirúrgica.

Em crianças a bexiga é predominantemente intra-abdominal, portanto, as lesões por explosão são mais comuns do que em adultos. A ruptura da bexiga está associada a fraturas pélvicas e sua apresentação clínica pode ser sutil. A hematúria é o achado mais consistente. Rupturas extraperitoneais controladas são tratadas sem cirurgia com drenagem por cateter urinário. Ruptura extraperitoneal extensa e lesões intraperitoneais requerem intervenção cirúrgica.

Traumatismo cranioencefálico

O TCE é uma das principais causas de procura ao pronto atendimento pediátrico. Embora as crianças de 5 a 15 anos de idade geralmente tenham resultados favoráveis em comparação com os adultos, lactentes e crianças menores têm evolução clínica pior. O traumatismo craniano por agressão é a principal causa de TCE grave em bebês e acredita-se que seja o principal contribuinte para resultados ruins nesse subgrupo mais jovem.

O TCE é classificado em leve, moderado ou grave, de acordo com a pontuação na escala de coma de Glasgow (Tabela 21.3). Todas as crianças com TCE admitidas com ECG inferior a 15 deverão ser submetidas à tomografia de crânio para diagnóstico de lesões intracranianas e definição de necessidade de correção cirúrgica, monitorização de pressão intracraniana ou monitorização clínica. Nas crianças com TCE leve, com ECG 15, a realização da tomografia poderá ser definida pelos critérios sugeridos no estudo PECARN:[12] crianças com menos de 2 anos com nível de consciência normal, sem céfalo-hematoma (exceto frontal), sem perda de consciência ou perda inferior a 5 segundos, mecanismo de trauma não grave, sem fratura de crânio palpável, com comportamento normal segundo os pais e crianças com mais de 2 anos com nível de consciência normal, sem perda de consciência, sem vômitos, mecanismo de trauma não grave, sem sinais de fratura de base de crânio e sem cefaleia grave não precisam realizar TC. Esse grupo praticamente não apresenta risco de lesão intracraniana que necessite de alguma intervenção, chance inferior a 0,05%.

A lesão primária é o resultado direto da lesão mecânica provocada pelo trauma, podendo ser causada por dois mecanismos: pelo impacto ou por aceleração e desaceleração. Ocorre no momento do trauma e geralmente não pode ser amenizada pela intervenção médica, e sim por meio de medidas de prevenção primária. Já a lesão cerebral secundária é causada no SNC em decorrência da resposta fisiológica sistêmica ao trauma inicial. As causas mais comuns de lesão cerebral secundária são hipoxemia, hipercapnia ou hipocapnia, hipotensão arterial, hipertensão intracraniana, crises convulsivas, hipertermia e distúrbios hidroeletrolíticos e metabólicos, principalmente de sódio e glicose. A prevenção e a correção dos fatores causadores de lesão cerebral secundária são as medidas mais eficazes no tratamento da criança com TCE. Três categorias básicas de mecanismos envolvidos na evolução do dano após TCE podem ser definidas como aquelas associadas a (1) isquemia, excitotoxicidade, falta de energia e cascatas de morte celular resultantes; (2) edema cerebral secundário; e (3) lesão axonal.[6,13]

Para evitar ou minimizar as lesões secundárias e o agravamento da lesão cerebral, algumas medidas devem ser tomadas nos pacientes com TCE grave:[14,15]

- Cabeceira elevada a 30º e cabeça na linha média: melhoram o retorno venoso, reduzindo a pressão intracraniana e aumentando a pressão de perfusão cerebral (PPC).
- Controle da temperatura corporal com monitorização da temperatura esofágica: a hipertermia aumenta o metabolismo cerebral, levando a hiperemia e aumento da pressão intracraniana.
- Analgesia e sedação adequadas: para redução do metabolismo cerebral, evitando a hiperemia e o edema cerebral.
- Controle do CO_2 com monitorização de capnografia: a hipercapnia provoca vasodilatação com aumento do fluxo sanguíneo cerebral e hipertensão intra-

craniana e a hipocapnia leva à vasoconstrição com redução do fluxo sanguíneo cerebral e isquemia.

- Manutenção da pressão de perfusão cerebral com monitorização da pressão arterial invasiva e da pressão intracraniana: manter pressão de perfusão cerebral acima 40-50 mmHg, sendo: PPC = PAM (pressão arterial média) – PIC (pressão intracraniana). A hipotensão deve ser tratada imediatamente para manter PPC adequada e evitar agravamento de isquemia cerebral.
- Evitar a ocorrência de crises convulsivas que aumentam o metabolismo cerebral e a pressão intracraniana: fazer ataque de fenitoína venosa, seguida de manutenção por 1 semana.
- Controle de sangramentos, correção de coagulopatia e manutenção de níveis de hemoglobina adequados para manter oferta de oxigênio cerebral.

Naqueles pacientes em que não haja indicação ou condições de monitorização da PIC, a avaliação pode ser feita pelo acompanhamento tomográfico seriado da lesão intracraniana.

Os dados atualmente disponíveis sugerem que logo após a lesão, o TCE grave produz um estado de hipoperfusão e perda da autorregulação do fluxo sanguíneo, com aumento simultâneo das demandas metabólicas por excitotoxicidade. Esse é um estado de maior vulnerabilidade a insultos secundários (hipotensão e hipoxemia). Esses processos estão intimamente ligados à evolução da morte neuronal.[6]

Após os minutos e horas iniciais de hipoperfusão e hipermetabolismo pós-traumáticos, ocorre a depressão metabólica. A taxa metabólica cerebral de oxigênio diminui para cerca de um terço do normal e é mantida nesse nível durante o coma, a menos que seja perturbada por insultos secundários, como convulsões. A etiologia desse estado permanece sem definição; no entanto, as contribuições da redução da atividade sináptica e da falha mitocondrial podem ser importantes. O inchaço cerebral se desenvolve e geralmente atinge o pico entre 24 e 72 horas após a lesão.

A Figura 21.2 mostra a abordagem da hipertensão intracraniana em crianças com TCE grave sugerida pelas últimas diretrizes publicadas em 2019.[14,15]

Maus-tratos e violência doméstica

A violência contra crianças e adolescentes é, infelizmente, condição frequente nas emergências pediátricas. Abuso e maus-tratos, em suas várias formas de apresentação como negligência, violência sexual, psicológica ou física são considerados crime pelo código penal brasileiro.[16]

Algumas características da anamnese ou das lesões encontradas podem sugerir abuso e o profissional responsável pelo atendimento deve conhecê-las (Tabela 21.4 e Figura 21.3). Existem condições que devem ser lembradas como diagnóstico diferencial nos casos de trauma e abuso, como traumas acidentais, hemorragias retinianas secundárias ao parto, quadros clínicos com distúrbios de coagulação ou doenças metabólicas, infecciosas e ósseas como a osteogênese imperfeita.[17,18]

Lesões em sistema nervoso central estão associadas à alta morbimortalidade. O *shaken baby* é a lesão mais comum, principalmente em crianças com menos de 6 meses e do sexo masculino. Nesse tipo de trauma ocorre um movimento de chacoalhar do cérebro com a superfície rígida da calota craniana, gerando hemorragia retiniana, edema cerebral e hemorragia subdural. Os lactentes podem apresentar sintomas diversos e inespecíficos como letargia, irritabilidade, vômitos, convulsões e/ou apneia. Outras lesões podem estar associadas a esse trauma, como fraturas de arcos costais posteriores.[17]

A notificação compulsória, o registro adequado no prontuário e a avaliação multidisciplinar são importantes.

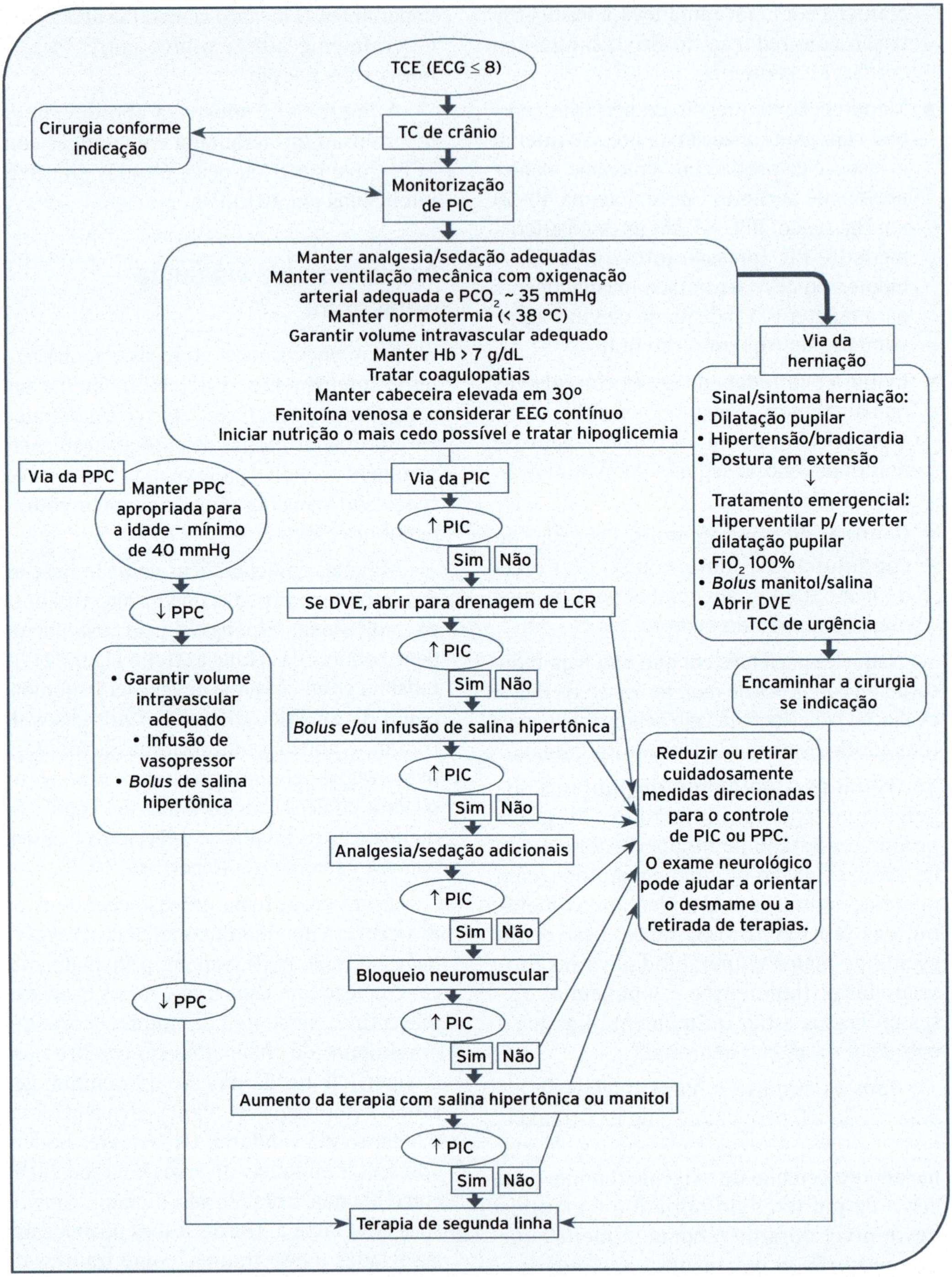

Figura 21.2. Fluxograma de abordagem de primeira linha da hipertensão intracraniana em crianças com TCE grave. (Fonte: Adaptada de Management of Pediatric Severe Traumatic Brain Injury: 2019 Consensus and Guidelines-Based Algorithm for First and Second Tier Therapies. Pediatr Crit Care Med 2019 Mar;20(3):269-79. doi: 10.1097/PCC.0000000000001737.)

TABELA 21.4	CARACTERÍSTICAS DE LESÕES SUGESTIVAS DE ABUSO
Lesões não justificadas pelo mecanismo do trauma descrito	
Não compatíveis com a idade e/ou desenvolvimento neuropsicomotor da criança	
Equimoses intraorais, fraturas, lesões intracranianas ou abdominais em crianças que não andam	
Lesões em várias partes do corpo, simétricas ou bilaterais	
Lesões múltiplas em diferentes estágios de evolução e cicatrização	
Lesões em localizações não usuais (tronco, orelhas, face, pescoço, dorso das mãos ou parte superior dos membros superiores)	
Lesões em áreas usualmente cobertas ou protegidas (dorso, pescoço, região interna da coxa, genitália e nádegas	
Marcas de objetos	

Fonte: Adaptada do Protocolo de abordagem da criança ou adolescente vítima de violência doméstica. Sociedade Brasileira de Pediatria. São Paulo; 2018.

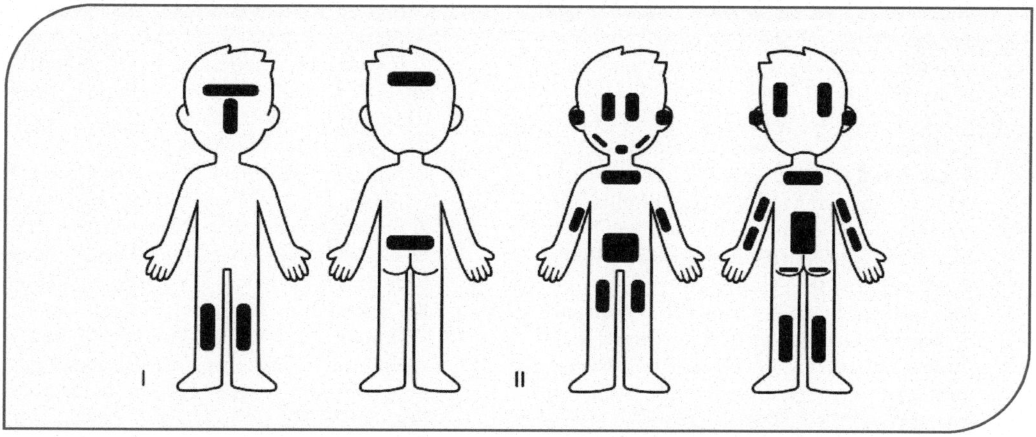

Figura 21.3. Topografia de leões sugestivas de trauma acidental (I) e de lesões de abuso (II). (Fonte: Adaptada de Maguire S, Mann M. Systematic reviews of bruising in relation to child abuse-what have we learnt: an overview of review updates. Evid Based Child Health 2013 Mar 7;8(2):255-63. doi: 10.1002/ebch.1909.)

Internação e observação devido ao quadro clínico e para proteção da criança são frequentemente necessárias.

Comunicação às autoridades policiais e judiciais deve ser realizada após o atendimento médico, estabilização inicial e propedêutica adequada.[16,18]

Referências bibliográficas

1. MS/SVS/CGIAE – Sistema de informações sobre mortalidade – SIM. http://tabnet.datasus.gov.br/cgi/tabcgi.exe?sim/cnv/ext10uf.def. Acessado em 02.08.2022.
2. Pfeiffer LY. Os acidentes são evitáveis e na maioria das vezes, o perigo está dentro de casa!

Manual de Orientação Departamento Científico de segurança da Sociedade Brasileira de Pediatria. Nº 4, Abril de 2020. https://www.sbp.com.br/fileadmin/user_upload/_22337c-manorient_-os_acidentes_sao_evitaveis__1_.pdf.
3. Galvagno SM Jr, Nahmias JT, Young DA. Advanced Trauma Life Support® Update 2019: Management and Applications for Adults and Special Populations. Anesthesiol Clin 2019 Mar;37(1):13-32. doi: 10.1016/j.anclin.2018.09.009.
4. American College of Surgeons. Advanced trauma life support. 10th ed. Chicago: American College of Surgeons, Committee on Trauma; 2018.
5. Topjian AA, Raymond TT, Atkins D et al. Part 4: Pediatric basic and advanced life support: 2020 American Heart Association guidelines for cardiopulmonary resuscitation and emergency cardiovascular care. Circulation 2020;142(16_suppl_2):S469-S523.
6. Fhurman and Zimmerman's. Section XII: Pediatric critical care: environmental injury and trauma. In: Pediatric critical care, 6th ed: 1317-424. Philadelphia. Elsevier; 2022.
7. Laan DV, Vu TD, Thiels CA et al. Chest wall thickness and decompression failure: a systematic review and meta-analysis comparing anatomic locations in needle thoracostomy. Injury 2016;47:797-804.
8. Holmes JF, Lillis K, Monroe D, Borgialli D, Kerrey BT, Mahajan P et al. Pediatric Emergency Care Applied Research Network (PECARN). Identifying children at very low risk of clinically important blunt abdominal injuries. Ann Emerg Med 2013 Aug;62(2):107-116.e2. doi:10.1016/j.annemergmed.2012.11.009.
9. Holmes JF, Gladman A, Chang CH. Performance of abdominal ultrasonography in pediatric blunt trauma patients: a meta-analysis. J Pediatr Surg 2007 Sep;42(9):1588-94. doi: 10.1016/j.jpedsurg.2007.04.023.
10. Lynch T, Kilgar J, Al Shibli A. Pediatric abdominal trauma. Curr Pediatr Rev 2018;14(1):59-63. doi: 10.2174/1573396313666170815100547.
11. Holmes JF, Kelley KM, Wootton-Gorges SL, Utter GH, Abramson LP, Rose JS et al. Effect of abdominal ultrasound on clinical care, outcomes, and resource use among children with blunt torso trauma: a randomized clinical trial. JAMA 2017 June 13;317(22):2290-6. doi: 10.1001/jama.2017.6322.
12. Kuppermann N, Holmes JF, Dayan PS, Hoyle JD Jr, Atabaki SM, Holubkov R et al. Pediatric Emergency Care Applied Research Network (PECARN). Identification of children at very low risk of clinically-important brain injuries after head trauma: a prospective cohort study. Lancet 2009 Oct 3;374(9696):1160-70. doi: 10.1016/S0140-6736(09)61558-0
13. Carvalho LF, Affonseca CA, Guerra SD, Ferreira AR, Goulart EM. Traumatismo cranioencefálico grave em crianças e adolescentes. Rev Bras Ter Intensiva 2007 Mar;19(1):98-106.
14. Kochanek PM, Tasker RC, Carney N, Totten AM, Adelson PD, Selden NR et al. Guidelines for the management of pediatric severe traumatic brain injury, 3rd ed. Update of the Brain Trauma Foundation Guidelines. Pediatr Crit Care Med 2019 Mar;20(3S Suppl 1):S1-S82. doi: 10.1097/PCC.0000000000001735.
15. Kochanek PM, Tasker RC, Bell MJ, Adelson PD, Carney N, Vavilala MS et al. Management of pediatric severe traumatic brain injury: 2019 Consensus and Guidelines-Based Algorithm for First and Second Tier Therapies. Pediatr Crit Care Med 2019 Mar;20(3):269-79. doi: 10.1097/PCC.0000000000001737.
16. Hirschheimer MR, Blank D, Ferreira AL, Pfeiffer LY, Gama MAC, Waksman RD et al. Protocolo de abordagem da criança ou adolescente vítima de violência doméstica. Manual de Orientação Sociedade Brasileira de Pediatria. São Paulo/SP, Setembro de 2018.
17. Waksman RD, Hirschheimer MR. Manual de atendimento às crianças e adolescentes vítimas de violência. Conselho Federal de Medicina. Brasilia/DF, 2011.
18. Maguire S, Mann M. Systematic reviews of bruising in relation to child abuse-what have we learnt: an overview of review updates. Evid Based Child Health 2013 Mar 7;8(2):255-63. doi: 10.1002/ebch.1909.

Índice remissivo

Marcos Antonio Cavalcanti Gallindo | Claudia Corrêa Bulhões
Feliciana Rodrigues Castelo Branco | Renata Cirne Azevedo

A

B

C

D

E

M

N

O

P

Q

R

S

T

U

V